Das perfekte Training

SEYIT ALI SHOBEIRI
Martin Werner
Stefania Lou

südwest

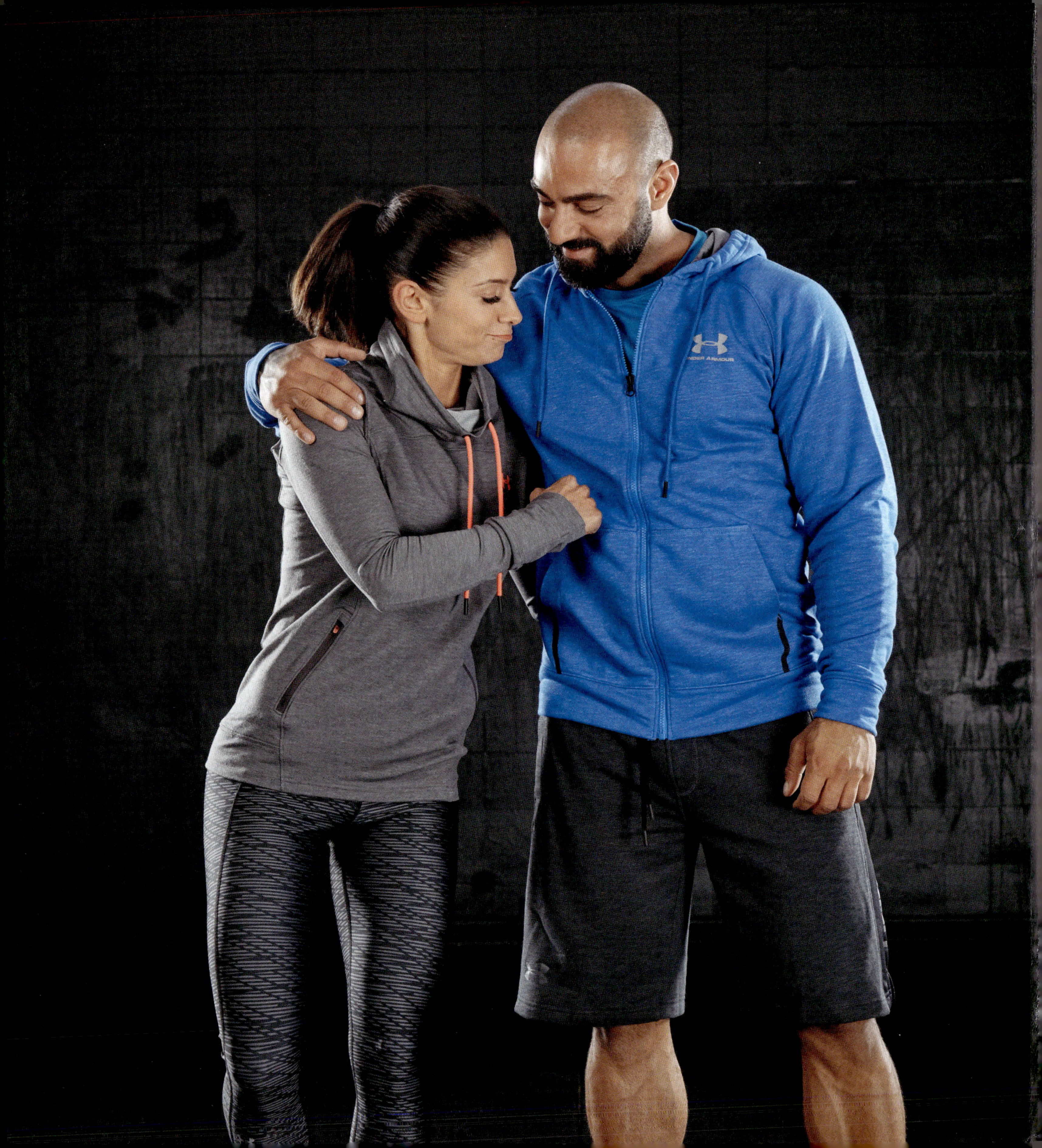

Das perfekte Training

SEYIT ALI SHOBEIRI
Martin Werner
Stefania Lou

südwest

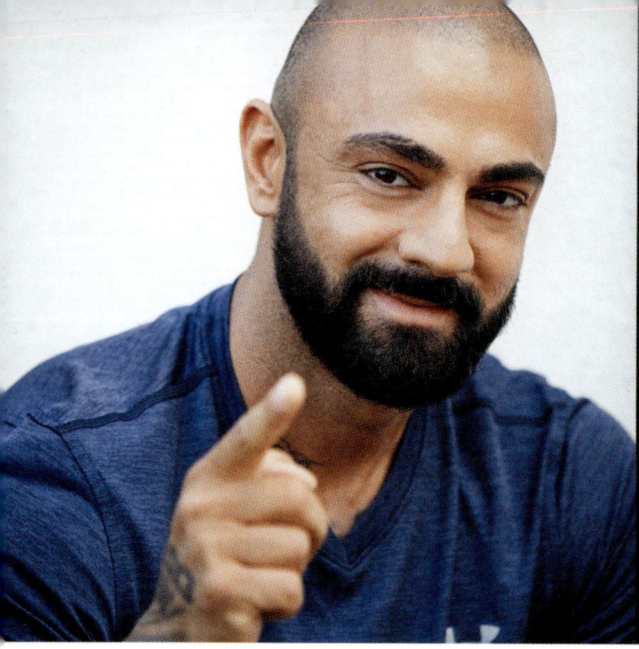

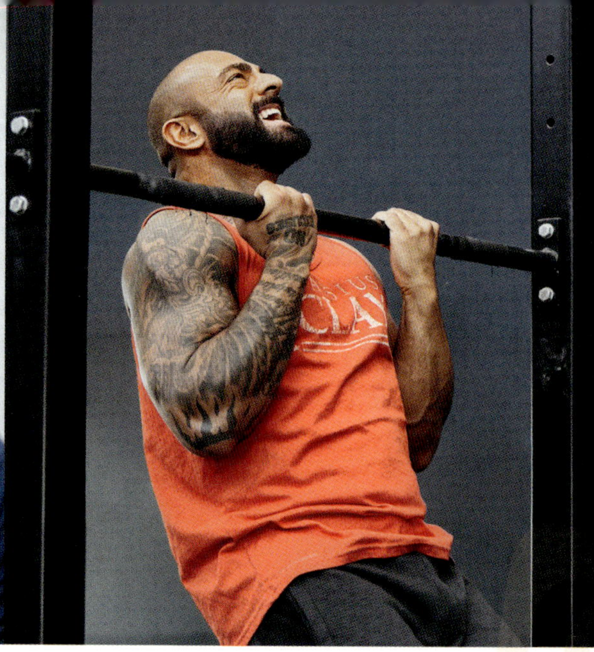

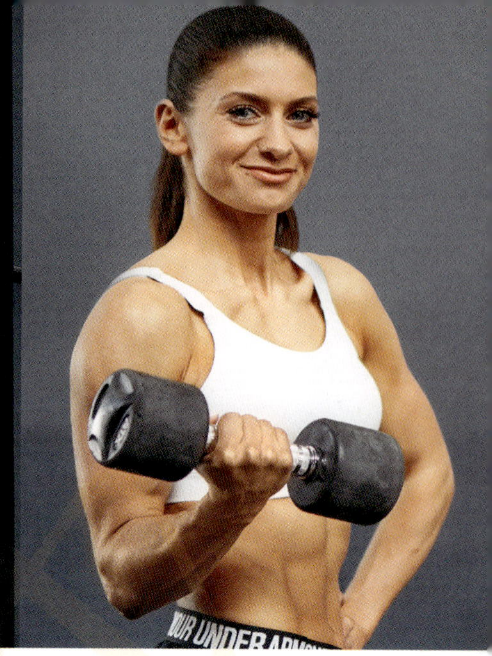

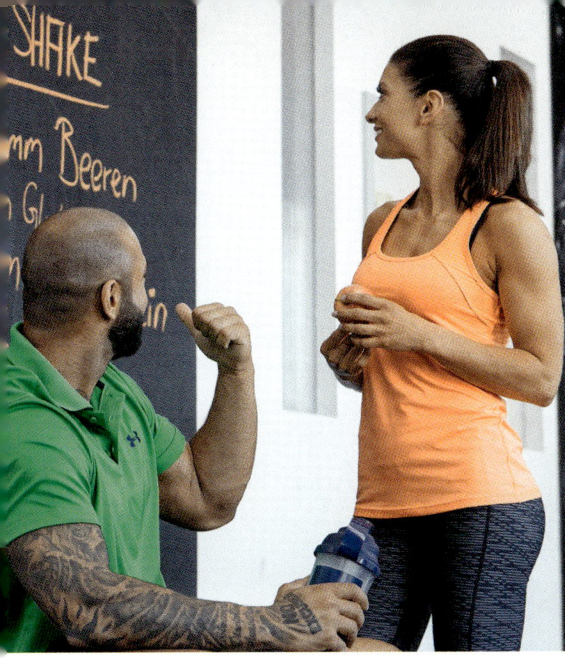

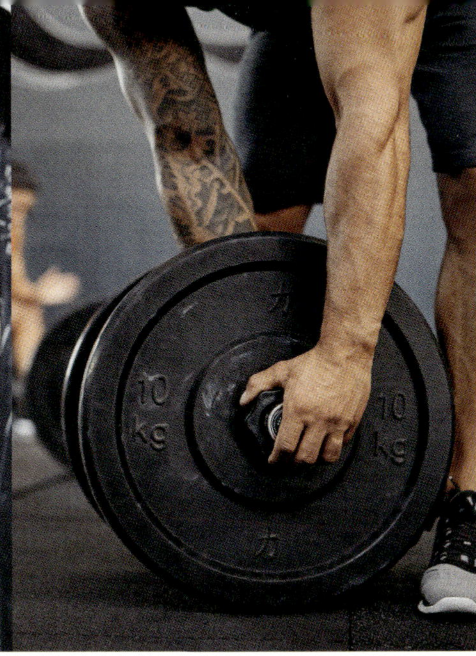

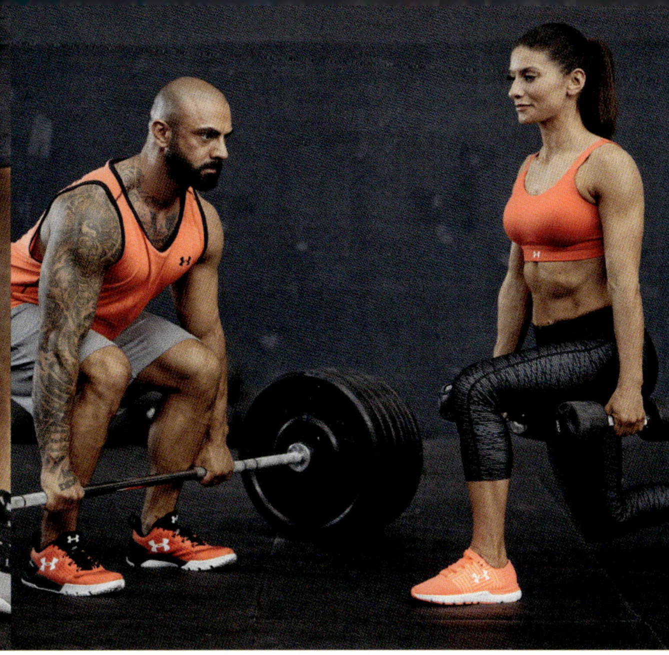

Inhalt

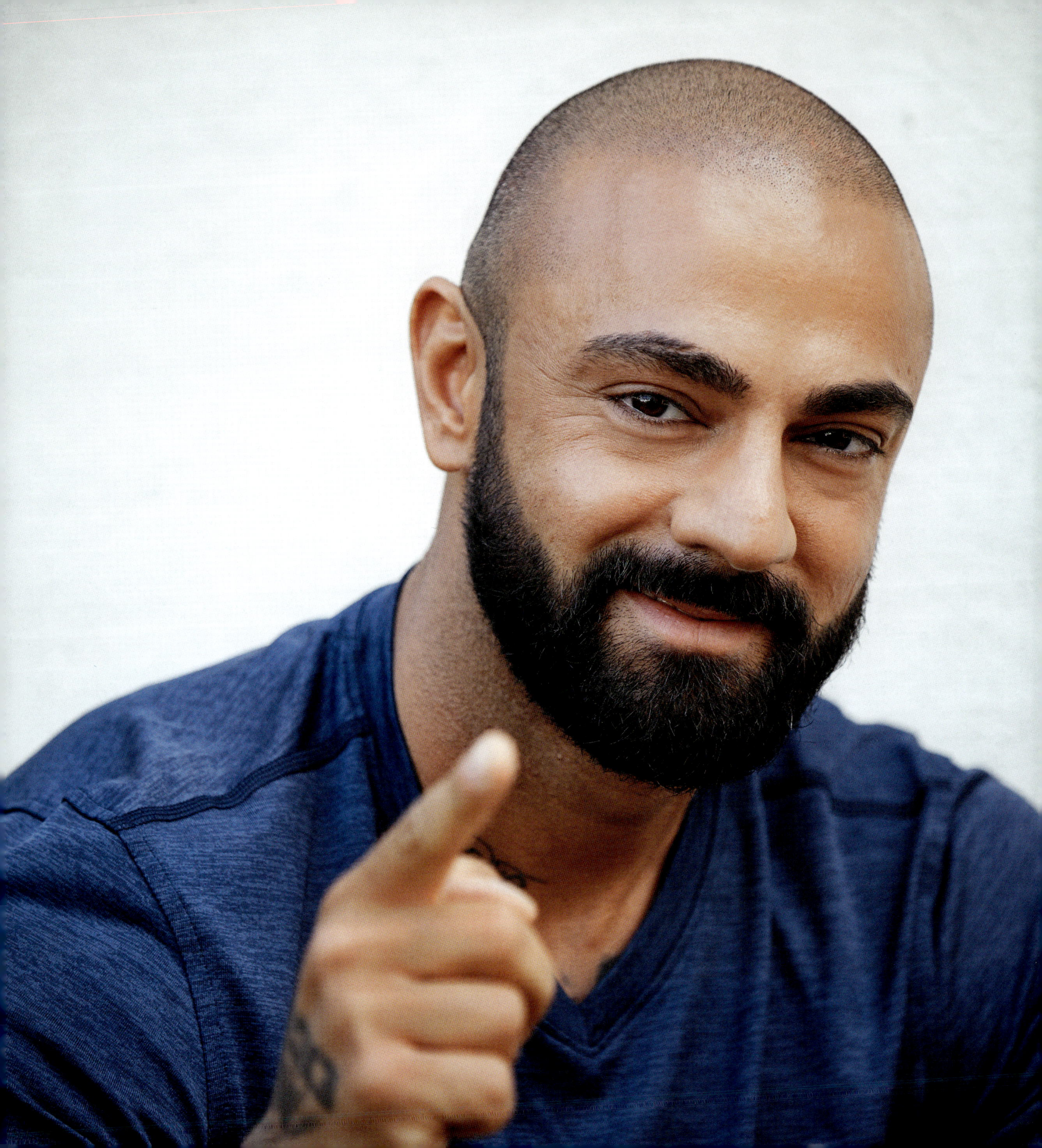

Vorwort

Den inneren Schweinehund überwinden, die inneren Barrieren und eingefahrenen Muster durchbrechen, sich selbst beweisen, dass körperlicher Erfolg plan- und steuerbar ist ... Was du dafür brauchst? Willenskraft, Motivation und mentales Durchhaltevermögen!

Was ich dir hierfür direkt zu Beginn mit auf den Weg geben will, hört sich relativ einfach an, und doch ist es der Schlüssel für ganzheitlichen Erfolg. Egal, in welcher körperlichen Verfassung du dich aktuell befindest, egal, welche Ziele du bislang mehr oder minder ehrgeizig verfolgt hast, nutze dieses Buch als Ratgeber und Neustart für deinen Antrieb, um endlich etwas zu verändern, etwas so zu verändern und zu optimieren, wie du es für dich persönlich richtig findest.

Auf insgesamt 176 Seiten werde ich dich an die Hand nehmen, dir erklären, worauf es ankommt, damit du endlich das erreichst, wovon du stets geträumt hast: eine Rundum-Optimierung deines Körpers. Zu Beginn möchte ich dir ein paar Fragen stellen, die du dir notierst und die du in einer ruhigen Minute ganz ehrlich für dich beantwortest. Nimm dir die Zeit, die Antworten werden dir in den folgenden Monaten wieder und wieder als Gradmesser dienen. Als Kontrolle deiner aufgerufenen Ziele. Hinterfrage dich selbst, ob du die folgenden Werte immer zu 100 Prozent beachtest und verfolgst:

Ist deine Motivation stets so hoch, dass du jeden Tag ans Limit gehst und das Optimale aus deinem Körper herausholst?
Startest du morgens mit dem nötigen Willen und Ehrgeiz, der immens wichtig ist, um es in den Tag zu packen?
Beachtest du Ernährungsvorgaben, die deinem Körper den nötigen Kraftschub verpassen?
Hast du die besten Übungen samt Trainingsplan vorliegen, um auch deine Muskeln auf dieses Level zu pushen?

Wenn du alle diese Fragen mit einem überzeugenden „Ja" beantworten kannst, kann ich dir nur gratulieren – du bist bereits bestens aufgestellt, Körper, Geist und Seele harmonieren perfekt. Wenn du aber auch nur eine einzige Sekunde bei einer der Antworten gezögert hast, ist dieses Buch dein Begleiter in Richtung Erfolg. Um dir den Einstieg zu erleichtern, steht dir auch meine Partnerin Stefania Lou zur Seite. Wir verraten dir Tipps und Tricks, die du dir unbedingt zu Herzen nehmen solltest! Worauf wartest du noch? Setz dir dein Ziel, verfolge es und geh mit mir den Weg nach oben, bis an die Spitze, denn mit diesem Buch kann es jeder zum Traumkörper schaffen!

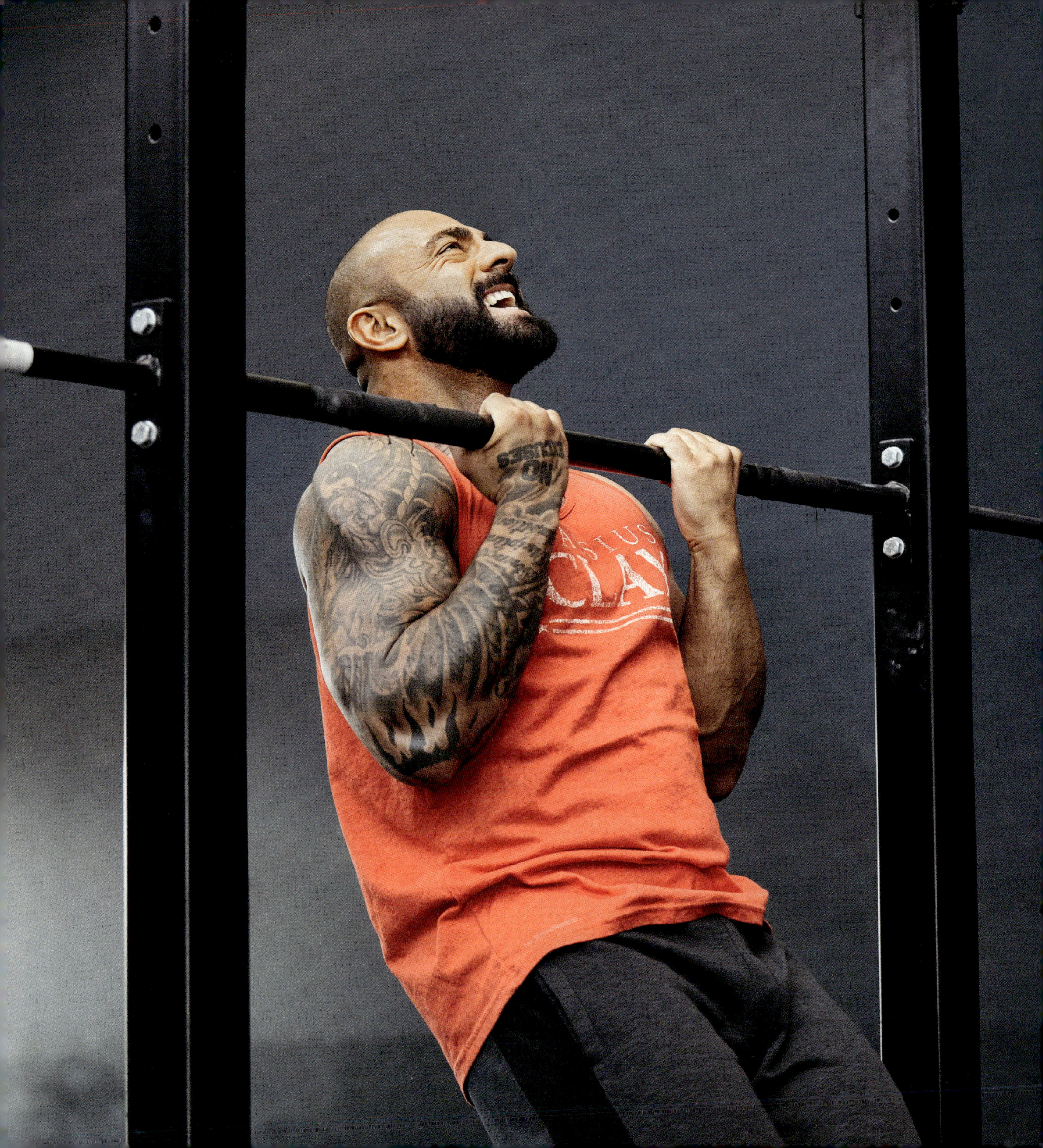

Kapitel 1: Motivation

Den allerersten Schritt zu einem besseren, stärkeren und leistungsfähigeren Körper bist du bereits gegangen. Das erste Zeichen an dich und deinen inneren Schweinehund hast du mit dem Kauf dieses Buches gesetzt.

DIE ERSTEN SCHRITTE

Eines will ich dir direkt zu Beginn mit auf den Weg geben: Wenn du denkst, dass sich ein toller Body lediglich durch ein paar Besuche im Gym und eine kleine Anpassung deiner Essgewohnheiten einstellt und du dann gleich deutliche Erfolge feiern kannst, muss ich dich enttäuschen. Denn dein wichtigster Trainingspartner, dein engster Wegbegleiter, dein „stärkster Muskel" für die kommenden Wochen ist dein Kopf. Er wird entscheiden, ob du stetige Fortschritte erzielst oder dein Training aufgrund von fehlender Einstellung ins Leere läuft. Also, lass uns zuerst an deiner Basis arbeiten – gemeinsam räumen wir die Selbstzweifel aus dem Weg, pushen dein mentales Level ans Limit und schießen deine Motivation durch die Decke!

NACHVOLLZIEHBARER ERFOLG

Um dir genau diese Punkte vor Augen zu führen, werde ich in diesem Kapitel kurz die wichtigsten Basics erläutern, die es dir erleichtern, deine Ziele konsequent zu verfolgen und diese auch zu erreichen. Warum ich nicht tiefer ins Detail gehe? Warum ich nicht mit wissenschaftlichen Studien bestimmte Herangehensweisen bis ins kleinste Detail aufdrösle? Ganz einfach: Die Besonderheit an diesem Buch ist, dass dir zwei meiner Sportler ihre persönliche Geschichte schildern. Mit all ihren Höhen, aber auch mit den vielen Tiefen, die den Weg zum Gipfel immer wieder erschweren. Du fragst dich, was daran so besonders ist? Meiner Meinung nach kann man noch so viel schreiben, noch so viel erzählen und Phrasen über Phrasen raushauen – aber das, was wirklich zählt, ist der echte Erfolg. Ich will dir so zeigen, dass meine Methoden, mein Training und mein Ernährungskonzept funktionieren – und auch du mit diesem Ansatz, mit dieser Unterstützung deinen Körper optimieren wirst. Garantiert!

MENTALE STÄRKE ALS BASIS

Alle meine Profisportler, die bei mir trainieren, bekommen eine tägliche Ansprache von mir mit auf den Weg. Mein Ansatz für die gewählten Worte: Ich möchte meine Jungs und Mädels motivieren und ihnen die Angst vor einem möglichen Misserfolg nehmen. Soll ich dir sagen, warum ich mir die Mühe mache und tagein, tagaus mein Team kontaktiere? Ganz einfach, denn eines ist sicher: Erfolg wird einem nicht geschenkt! Wer hart arbeitet und alles dafür gibt, kann sich nie etwas vorwerfen. Und genau das gilt für meine Sportler und genauso auch für dich! Glaub mir, ich weiß genau, wovon ich rede. Auch ich musste durch viele Täler gehen, viele Rückschläge hinnehmen und mich von vielen Menschen in meinem Leben trennen, die mich aufgehalten haben.

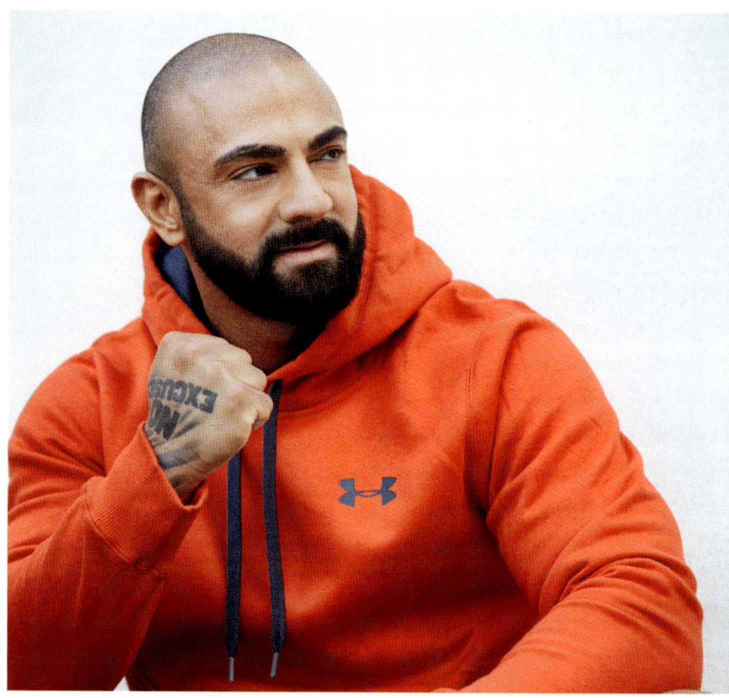

MOTIVATIONSBOOSTER FÜR ZWISCHENDURCH

Notiere dir die folgenden Mental-Kracher, drucke Sie so groß wie möglich aus und häng sie bei dir zu Hause oder an einem Platz, den du täglich siehst, auf – so behältst du stets den Fokus auf deine Ziele.

1. DAS KOPFKINO

Erfolgreiche Sportler wirken auf dich unfassbar souverän, siegessicher und fast schon ein wenig arrogant, wenn Sie ins Training oder in den Wettkampf gehen? Du denkst, sie sind resistent gegen Drucksituationen? Ich kann dich beruhigen, denn genau dieser Zustand ist das Ergebnis mentaler Stärke. Bald ist genau das auch deine Stärke! Gewöhne dir an, die Situationen, die dich im Training und im Leben erwarten, bildlich durchzuspielen. Wieder und wieder. Stell dir vor, wie du neue Rekorde an der Klimmzugstange feierst, wie du beim Bankdrücken die magische 100-Kilo-Grenze knackst, wie deine Freunde dich anerkennend auf deine neu gewonnenen Muskeln ansprechen, wie dein neues Selbstbewusstsein bemerkt wird. Je intensiver du dir diese Situationen vorstellst, desto besser ist deine Vorstellungskraft. Wenn du visualisierst, wächst deine Motivation und der absolute Wille, deinen inneren Schweinehund zu besiegen, enorm.

2. DAS ZIEL

Einer der wichtigsten Punkte und einer, bei dem ich dich am meisten beruhigen kann, betrifft das Ziel. Nichts ist zeitraubender und frustrierender, als ohne konkretes Ziel ins Training zu gehen. Wenn du bislang wahllos ins Gym gegangen bist, um einfach ein wenig Sport zu treiben, du aber von Muskelgruppen, Übungsausführungen, Work-outs und Trainingsplänen überhaupt keine Ahnung hast, ist das Ergebnis mit Sicherheit nicht von Erfolg gekrönt. Denn: Sich Ziele zu setzen ist essenzieller Bestandteil, um dranzubleiben und weiterzukommen. Ein Fehler vieler Anfänger im Fitnessstudio ist, sich viel zu hoch gesteckte Ziele zu setzen. Körper-Tuning ist jedoch ein Prozess, der nicht von heute auf morgen abläuft. Aus diesem Grund – und natürlich gibt es noch viele weitere – habe ich dieses Buch für dich geschrieben. Mit meinen Übungen, Work-outs und Trainingsplänen arbeitest du zielgerichtet, Schritt für Schritt und effizient! Ein besseres Rundum-Paket wirst du nicht finden, dafür stehe ich mit meinem Namen – Coach Seyit, der härteste Trainer Deutschlands!

3. DER TRAININGSPARTNER

Im Doppelpack geht vieles einfacher: gegenseitige Kontrolle bei der Übungsausführung, spotten bei schweren Gewichten oder der Trainingspartner ist einfach der- oder diejenige, den oder die man mal braucht, wenn man nicht hochkommt. Ein Trainings-Buddy schafft Verantwortung. Mit Sicherheit wirst du in den kommenden Wochen immer mal wieder mal mehr und mal weniger an den Punkt kommen, an dem du dein Work-out lieber gegen eine entspannte Zeit auf dem Sofa eintauschen möchtest. Genau dann profitierst du von deinem Partner. Er wird dafür sorgen, dich aus diesen Mini-Motivationslöchern zu ziehen. Er wird dir sagen, wie geil das Gefühl nach dem Training ist. Wie cool das Gespräch nach der Einheit bei einem gemeinsamen Shake wird. Und ganz nebenbei nimmst du dieselbe Rolle für deinen Kumpel ein – die Abhängigkeit schafft ein besonderes Gefühl. Du für deinen Partner, dein Partner für dich. Gemeinsam ans Ziel!

OPFER BRINGEN, ERFOLGE EINFAHREN

Um erfolgreich zu sein, musst du den anstrengenden Weg wählen. Ohne Opfer zu bringen, wirst du keinen Erfolg verbuchen können, vor allem nicht im Beruf und im Sport. Das ist leider die Wahrheit, die nicht viele sehen. Du musst dir selbst die Frage stellen, ob du bereit bist, dafür alles zu geben und vollen Einsatz zu zeigen, auch wenn dadurch andere Bereiche in deinem Leben zurückstehen müssen und du zum Beispiel weniger Zeit für Freunde und deine Hobbys hast. Ob du bereit bist, dich wirklich zu 100 Prozent auf die Erfolgsspur zu begeben, kannst nur du entscheiden. Ich werde dir mit diesem Buch zur Seite stehen, dir Tipps und Tricks verraten, mit denen du es bis an die Spitze schaffst – aber DU musst es wollen!

Du willst den Erfolg genauso, wie ich ihn damals wollte? Du bist bereit, alles dafür zu geben? Dann sage ich dir Folgendes:

Um erfolgreich zu sein und das Beste aus jedem einzelnen Tag herauszuholen, solltest du dir eine ganz klar strukturierte Vorgehensweise aneignen. Denn sonst vergeht Tag um Tag, Woche um Woche, und nichts verändert sich. Mein Tipp für dich: Ab jetzt ist jeder Sonntag für dich der Tag, an dem du deine eigene Checkliste für die kommende Woche erstellst. Folgende Punkte solltest du dabei berücksichtigen:

- **Termine im Büro und mögliche Kundentermine**
- **Trainingszeiten**
- **Zeit für Familie und Freunde**
- **„Me-Time"**

Der letzte Punkt ist besonders wichtig, damit du in Bezug auf bestimmte Themen für dich Klarheit gewinnst und bewusste, wirklich bewusste Entscheidungen für die Zukunft triffst.

Wichtig: Sobald du einen Punkt „erledigt" hast, streich diesen von deiner Wochenliste – so siehst du direkt und Schwarz auf weiß, was du erledigt hast. Und du wirst direkt merken, wie sehr dich dieses Gefühl nach vorne pusht.

Nichts ist so entscheidend für deinen Erfolg im Sport wie die richtige Einstellung und der Charakter. Mit den perfekten Trainingsplänen – du findest sie ab Seite 129 – und mit der richtigen Ernährung – ab Seite 25 – hast du die perfekten Hilfsmittel am Start, aber ohne den eisernen Willen wirst du deine Leistung nicht steigern können. Aus meiner Erfahrung kann ich dir sagen, dass oft diejenigen erfolgreich sind, die eine überaus starke Willenskraft besitzen. Es gibt unzählige Menschen, die schwach sind, ständig grübeln und immer alles ins Negative drehen! Diese Schwarzmalerei führt zu Stress, Angst und verschlechtert die eigene Leistungskraft um ein Vielfaches.

JETZT wird es Zeit, dieser Negativspirale ein Ende zu setzen. Arbeite an deinen Schwächen. Genau wie bei deinem Computer oder Smartphone kannst auch du deine ganz eigenen Systemeinstellungen ändern und optimieren. Um das zu schaffen beziehungsweise um diesen Prozess einzuleiten, muss die Veränderung im Kopf und in deinem Unterbewusstsein starten. So legst du den Grundstein für deine zukünftigen Erfolge.

5 LEITSÄTZE, DIE DU VERINNERLICHEN SOLLTEST

1. **Schließe Frieden mit der Vergangenheit – um die Zukunft nicht zu sabotieren.**

2. **Was andere über dich denken – ist nicht dein Problem.**

3. **Vergleiche dich nicht mit anderen – jeder geht nämlich seinen eigenen Weg.**

4. **Hör auf, dir so viele Sorgen zu machen – die meisten davon treffen sowieso niemals ein.**

5. **Gib deine Verantwortung nicht ab – nur du selbst bist für dein Glück verantwortlich.**

Das Leben hat zwei Regeln, die ich mir jeden Morgen direkt nach dem Aufstehen vor Augen halte und den gesamten Tag berücksichtige. Versuche, diese beiden Regeln in deinen Alltag zu integrieren.

Regel 1: Niemals aufgeben!
Regel 2: Denke immer an Regel 1!

Und noch etwas solltest du dir auf die Fahne schreiben: Wenn du etwas haben möchtest, was du noch nie gehabt hast, dann musst du etwas tun, was du noch nie getan hast! Wenn du dann merkst, dass es viel zu anstrengend ist, dann merke dir: Dein Körper macht nur das, was er kennt, nicht das, was er kann. Also: Verändere deine Gewohnheiten und setze neue Reize, nur dann wirst du weiterkommen.

EINSTELLUNG ÄNDERN, VISIONEN SCHAFFEN

Vor ein paar Jahren saß ich auf einem Trainerstuhl im Fitnessstudio und hatte eine Vision. Eine Vision, den Menschen zu zeigen, dass die Art meines Trainings einzigartig ist. Ich wollte die Mischung aus Einstellung und Leidenschaft verbreiten. Ich wollte Menschen motivieren, an sich zu glauben, ihnen vermitteln, dass jeder einzelne Tag eine unglaubliche Chance ist, sich und das Leben zu genießen und jede Sekunde zu schätzen. In meiner Heimatstadt Hamburg habe ich begonnen, Leute von meinem Weg zu überzeugen. Nach kurzer Zeit habe ich gemerkt, dass viele Menschen meiner Inspiration und meinem Trainingsansatz, gepaart mit den ultimativen Motivationsboostern, folgen – ich kann dir sagen, dieses Gefühl ist unbezahlbar. Und der unglaubliche Support zeigte mir, dass der Weg, den ich gewählt habe, der absolut richtige war!

Mit meinen Fans an meiner Seite wollte ich mehr, mehr als nur meine Hamburger Crew erreichen. Ich habe meine ganze Kraft gebündelt und versucht, so viele Menschen wie möglich zu erreichen, mit meiner Trainingsinspiration neuen Mut für die Zweifler zu entwickeln. Auch ich bin dabei sowohl an meine körperlichen als auch an meine mentalen Grenzen gegangen. Aber ich habe keine Zweifel zugelassen, denn im Leben gibt es kein Limit. Die einzigen Grenzen setzt ganz allein du dir. Hör auf zu zweifeln! Mit der richtigen Einstellung ist alles möglich. Mit diesem Buch bist du ein Teil meines Teams geworden und MEIN TEAM ist durch nichts und niemanden aufzuhalten!

BEWUSSTSEIN SCHÄRFEN, ERFOLG DEFINIEREN

Einer Sache solltest du dir dringend bewusst werden – was ich von dir wissen möchte, ehe du mit dem Training startest, ist, was Erfolg für dich bedeutet. Kannst du sagen, was Erfolg für dich bedeutet? Nicht? Wie kannst du dann Erfolg haben, wenn du nicht weißt, was es für dich bedeutet?
Es ist doch so: Jeder Erfolg ist anders zu definieren und du solltest nicht den Fehler machen, die Definition von Erfolg von anderen Menschen zu übernehmen. Denn du bist nicht die anderen – du bist du und ganz allein für dich verantwortlich. Es ist also ausschlaggebend, dass du ganz genau und nur für dich weißt, was Erfolg für dich bedeutet! Also, setz dir Ziele – und du wirst sehen, dass sich durch deinen Fokus und deine Klarheit der Erfolg einstellen wird! Und jetzt lass aus den Worten Taten werden! Rein ins Training, Vollgas geben und ungeahnte Grenzen überwinden!

FINALER FOKUS

Aber stopp! Einen Punkt will ich dir noch mit auf deinen Weg geben, noch bevor es richtig zur Sache geht! Auch ich hatte in meinem Leben oft Situationen oder negative Einflüsse, die schmerzhaft waren. Und immer dann gab es für mich genau zwei Optionen:

1. Beschäftige dich mit dem Negativen.
2. Vergiss das Negative und mach weiter.

Und auch für dich gilt, genau diese Einstellung mit in das bevorstehende Training zu nehmen. Der Leitsatz „Erst wenn du nicht mehr kannst, fängt das Training für dich an!" sollte immer in deiner Trainingstasche dabei sein!

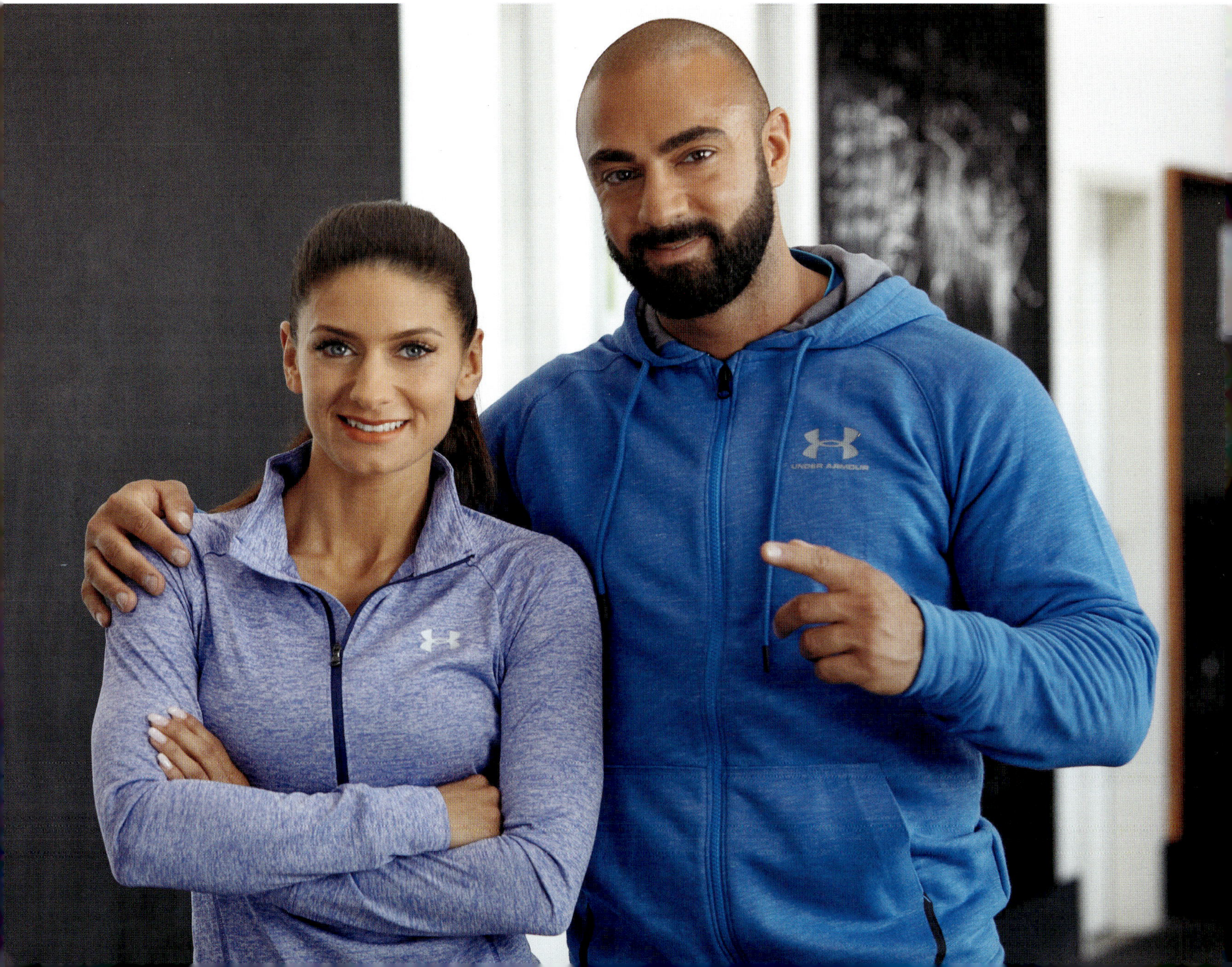

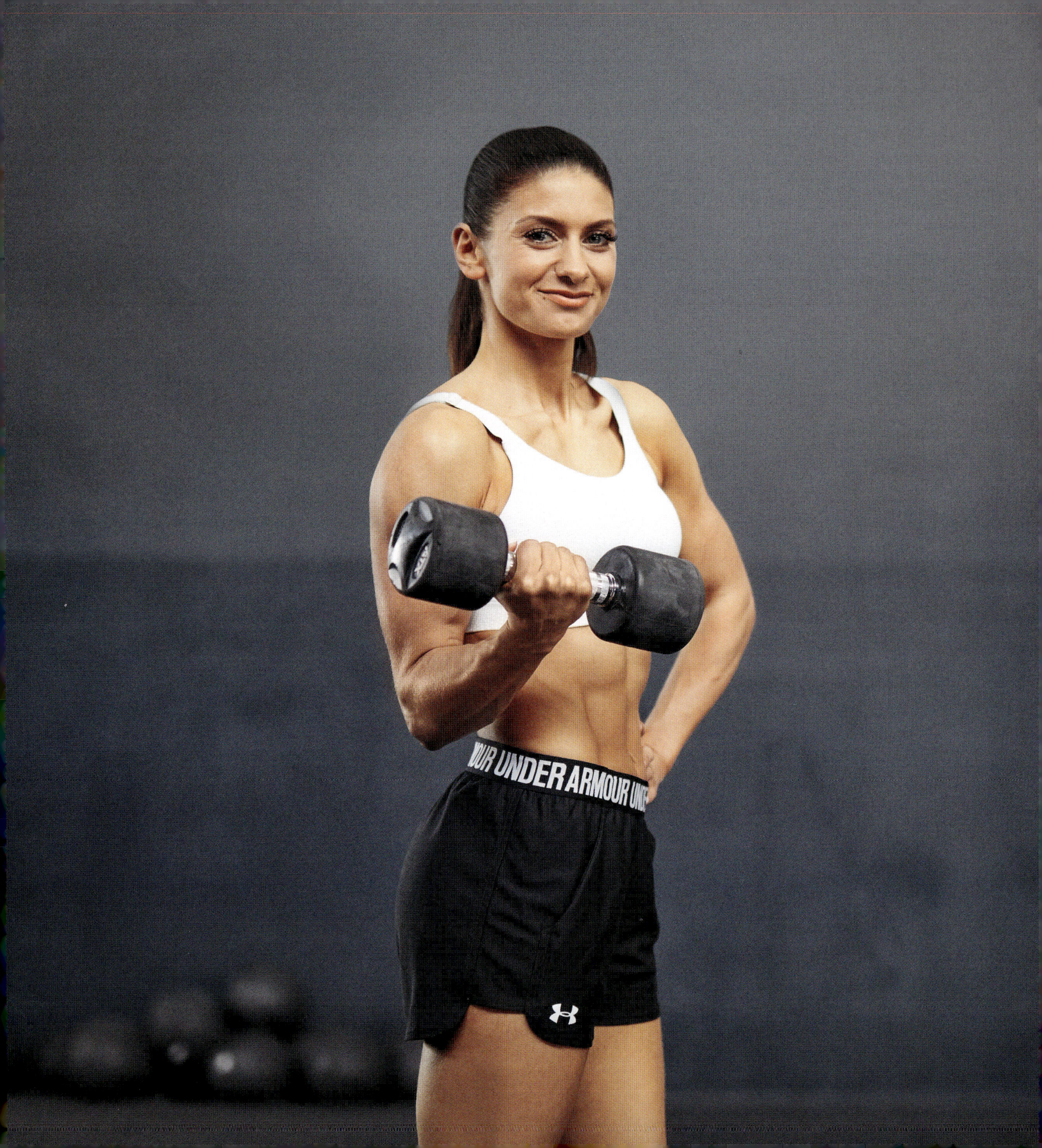
UNDER ARMOUR

Kapitel 2: Stefanias Weg

Du fragst dich vielleicht, was ich in diesem Buch mache? Warum gerade ich mit Coach Seyit auf dem Cover zu sehen bin? Diesbezüglich will ich dir eines direkt von Anfang an mit auf deinen Weg geben: So, wie du mich auf dem Titel dieses Buches siehst, so sah ich gewiss nicht immer aus. Mein Körper, meine Einstellung, mein Durchhaltevermögen – all diese Punkte sind Ergebnisse eines langen Prozesses, das Ergebnis extrem harter Arbeit. Und ich kann nach all meinen Erfahrungen voller Stolz und mit größter Überzeugung sagen: Auch du kannst das erreichen, was ich geschafft habe!

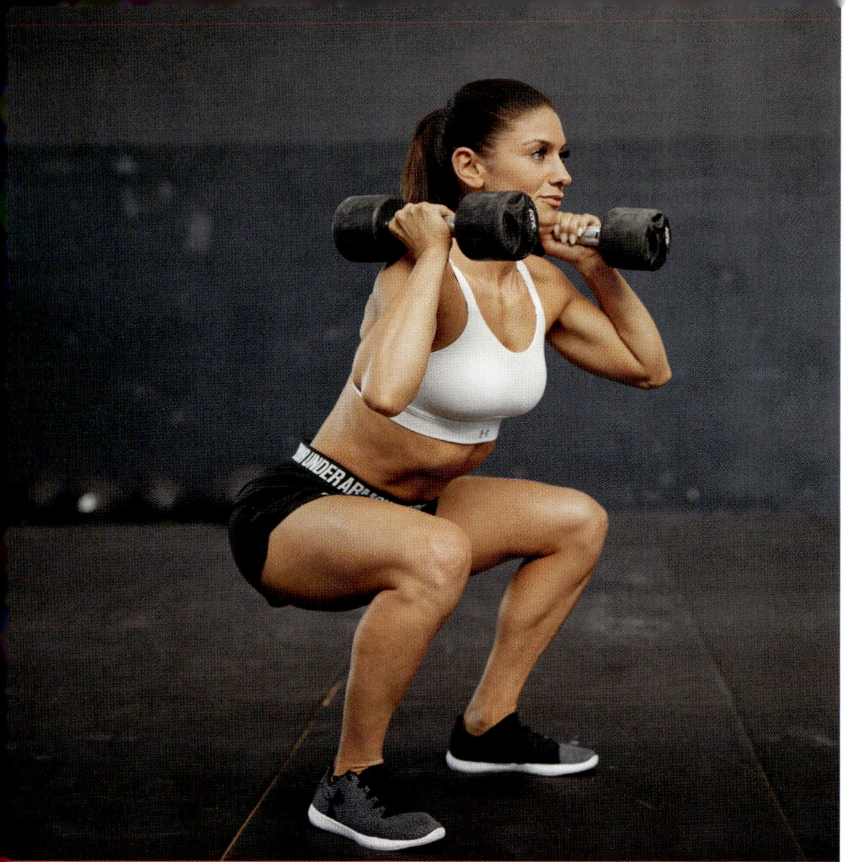

STECKBRIEF STEFANIA LOU

Name: Stefania Lou

Alter: 31

Größe: 161 cm

Gewicht: 57 Kilo

Beruf: Personal Trainerin

**Ausbildung: Sales Manager,
Groß- und Außenhandelskauffrau**

**Unternehmerin, Personal Trainerin,
Pre- und Postnatal-Trainerin**

**Fitnessrekorde:
(Gewicht gilt für eine Wiederholung mit Maximalgewicht):**

**Kniebeugen: 95 Kilo
Bankdrücken: 60 Kilo
Kreuzheben: 115 Kilo**

Ich nehme dich mit auf meine Reise, will dich mit wichtigen Tipps und Tricks versorgen, will dir helfen, unnötige Fehler schon im Vorfeld zu vermeiden, und dich dabei begleiten, wie auch du deine Ziele erreichst. Denn gemeinsam ist man stärker! In meinem Entwicklungsprozess war Seyit ein entscheidender Faktor und jetzt ist es an der Zeit, meine Erfahrungen weiterzugeben, meine Erfolge, die für mich erst durch den Coach sichtbar wurden, mit dir zu teilen!

TRAINING OHNE SINN UND VERSTAND

Sport war schon immer ein wichtiger Bestandteil meines Lebens. Seitdem ich 18 Jahre alt bin, gehe ich nahezu regelmäßig ins Fitnessstudio. Mein Programm damals: Cardio, Cardio, Cardio, ein paar Geräte sowie hin und wieder mal eine isolierte Übung – ich habe einfach nach Lust und Laune trainiert, ein wirkliches Konzept oder gar ein strukturierter Plan mit einem klaren Ziel war nicht vorhanden. Das Einzige, was ich dachte zu wissen, war: Je mehr Ausdauereinheiten ich absolviere, desto mehr Kalorien verbrenne ich. Zeigte die Kalorienanzeige auf dem Laufband 1.000 Einheiten an, war ich froh und habe dementsprechend gegessen. Ich hatte im Training ordentlich verbrannt, also konnte ich mir doch auch den Teller vollpacken und deftig zuschlagen – ein absoluter Irrglaube, nur leider war mir das zu dieser Zeit nicht mal ansatzweise bewusst.

DAS NÖTIGE AHA-ERLEBNIS

Trotz meines häufigen Trainings war kein wirklicher Fortschritt erkennbar – ich ackerte Stunde um Stunde auf dem Crosstrainer, doch mein Körper hielt es nicht für nötig, endlich mal die richtige Richtung einzuschlagen. Endlich mal in die Form zu kommen, die ich mir vorstellte. Doch kurz bevor sich die ersten Zeichen von Verzweiflung in meiner Stimmung breitmachen konnten, kam er, dieser eine Moment. Dieser Moment, den man manchmal einfach braucht. Der Kick von einer anderen Person, die dich mitreißt, dich pusht, dich an deine Grenzen bringt und weit darüber hinaus. Coach Seyit hatte mich immer wieder auf den Cardio-Geräten gesehen – das war ja auch nicht schwer, schließlich habe ich täglich an den Geräten gearbeitet, nur leider ohne großen Erfolg. Er grüßte immer mit einem freundlichen Schmunzeln. Nach einigen Wochen fragte er mich, was denn eigentlich mein Trainingsziel sei, und bot mir an, ein einziges Mal seinen Kurs im Gym zu besuchen. Seine Worte von damals werde ich nie vergessen …

„Hast du mal Lust, so richtig zu trainieren? Willst du deine Zeit sinnvoller und effektiver nutzen, als sie stundenlang auf irgendwelchen Cardio-Geräten zu verschwenden? Dann komm zu meinem Kurs und glaub mir: Anschließend wirst du deine endlosen Trainingssessions infrage stellen. Du wirst an dir und deinem Training zweifeln, aber dann, dann geht es so steil bergauf, dass du dir gewünscht hättest, schon viel früher in meinen Kurs gekommen zu sein. Also, die Einladung steht."

Zunächst dachte ich: Der kann mir ja viel erzählen. Ich tue doch schon täglich etwas für meinen Körper, für die Fettverbrennung und auch für meine Kondition. Sportlicher und fitter als ich kann man doch eigentlich gar nicht sein! Wieder ein absoluter Irrglaube.

ZURÜCK AUF DEN BODEN DER TATSACHEN

Irgendwie gingen mir die Worte von Coach Seyit nicht mehr aus dem Kopf. Mit jeder weiteren Einheit, die ich im Ausdauerbereich des Studios verbrachte, wurde meine Neugier immer größer. Konnte er wirklich recht haben mit seiner Aussage? Habe ich wirklich all die Stunden, Tage und Monate falsch trainiert? Kann man überhaupt falsch trainieren? Die Gier auf die Antworten meiner Fragen steigerte sich von Tag zu Tag. Also, was hatte ich eigentlich zu verlieren? Nichts! Meine Entscheidung stand fest – ich werde es mir und dem Coach beweisen, wie fit, stark und ausdauernd ich bin. Es wäre doch gelacht, wenn sich meine zeitintensiven Ausdauereinheiten nicht gelohnt hätten. Doch genau dieses Lachen sollte mir in Rekordzeit vergehen! Die Kurzform meiner ersten Kursteilnahme bei Seyit: Bereits nach dem Warm-up-Programm war ich völlig am Ende. Genau 15 Minuten der 60 Work-out-Minuten habe ich durchgehalten. Das Resultat: Ich ging heulend nach Hause, voller Selbstzweifel und Unmut über mein bisheriges Training. All die endlosen Kilometer – umsonst. Scheinbar war ich alles andere als sportlich. Und genau diesen Moment brauchte ich in meiner Entwicklung – es war der Startschuss, damit ich endlich reflektierte, was ich eigentlich die ganze Zeit falsch gemacht hatte. Direkt am nächsten Tag startete ich die 180-Grad-Wendung.

ERSTE ZIELE SETZEN

Die nächsten Schritte waren klar, es ging um niemand anderen als um mich. Ich wollte es mir beweisen. Wie ich das am ehesten konnte? Die erlittene Niederlage in einen Sieg umwandeln – mein erstes Teilziel war ganz klar und sichtbar: einmal den krachenden Kurs von Coach Seyit durchziehen, und das komplett ohne Pausen, mit Volldampf Wiederholung um Wiederholung abreißen. Ich wollte mir selbst beweisen, dass ich es schaffen kann, dass ich alles schaffen kann. Ich wollte diesen Tiefpunkt nutzen und ihn zum Positiven verändern, nicht für meine Familie, nicht für meine Freunde und auch nicht für irgendeine Person im Gym – sondern nur für mich!

SICH MIT MENSCHEN UMGEBEN, DIE EINEN WEITERBRINGEN

Die unsinnigen und ergebnislosen Pläne irgendwelcher Personal Trainer, die sich überhaupt nicht mit mir, meinen Voraussetzungen und Zielen beschäftigt hatten, warf ich weg. Mir war klar, dass ich etwas verändern musste, um erfolgreich zu werden.

Ab dem ersten Kursbesuch bei Seyit stand ich jede Woche auf der Matte, holte den Coach mit in mein Entwicklungsboot und erzählte ihm von meinen bisherigen scheinbar nicht sehr sinnvollen Work-outs. Mit seinem Know-how und meinem Ehrgeiz begann ich schließlich, mich immer mehr mit dem Thema Fitness und Gesundheit zu beschäftigen. Die ersten eigenen Trainingspläne entstanden, Vorgabe: ganz langsam Kontakt mit Gewichten aufnehmen. Klar hatte ich anfangs meine Bedenken. Welche Frau trainiert denn bitte mit Hanteln und Gewichtsscheiben? Aber als ich erste wirkliche Fortschritte erzielte, waren alle meine Zweifel wie weggeblasen. Es funktionierte tatsächlich. Der Körper veränderte sich in meine Wunschrichtung und ich wurde von Freitag zu Freitag immer besser.

DER KOPF ENTSCHEIDET

Einen Punkt solltest du dir direkt von Anfang an hinter die Ohren schreiben bei deinem Vorhaben: Bei der Verwirklichung deines Ziels helfen dir keine angezogene Handbremse und keine halben Sachen. Und glaub mir, ich weiß, wovon ich rede! Du bist unsicher oder denkst, dass es auch mit halber Kraft funktioniert? Da muss ich dich leider enttäuschen. Schau dir gerne meinen Vorher-nachher-Vergleich (auf Seite 23) an, er soll dir als Beispiel dienen. Als Beispiel dafür, dass alles möglich ist, aber auch als Beispiel dafür, dass du für Veränderungen bereit sein musst.

Einer der wichtigsten Momente in meiner Entwicklung hat genau in dieser Situation stattgefunden und dieser Moment muss auch bei dir stattfinden. Entscheide dich. Entscheide dich für dein Ziel. Und wenn du dich entscheidest, dann zu 100 Prozent. Der ausschlaggebende Punkt wird dein Kopf sein. Entfache deinen Ehrgeiz und lasse dich von nichts und niemandem von deinem Weg abbringen – denn es ist schließlich dein ganz eigener Weg!

ERFOLG – STEP BY STEP

Mach dir bewusst, was dich an dir und deinem Körper stört. Wenn die Entscheidung in deinem Kopf gefallen ist, bist du schon mal einen der wichtigsten Schritte gegangen. Mache jetzt nur nicht den Fehler, dein Vorhaben zu utopisch anzugehen. Deine Ziele müssen realistisch sein und es auch bleiben. Wie du aus meiner Geschichte bisher weißt, war mein erstes Ziel, den Kurs von Coach Seyit komplett durchzustehen. Ich wollte einfach nur fit werden. Als ich merkte, dass mein Körper sich positiv veränderte, kamen in mir die ersten Glücksgefühle auf, die erste Form der Selbstbestätigung. Ganz langsam, aber stetig wurden erste Veränderungen im Bereich meiner Taille sichtbar, mein Po nahm zum ersten Mal Formen an. Spätestens jetzt wusste ich: Ich bin zu 1.000 Prozent auf dem richtigen Weg. Als wichtige Kontrollmaßnahme führte ich den täglichen Gang zu meinem härtesten und ehrlichsten Kritiker in meinem Tagesablauf ein. Ab sofort ging es jeden Morgen nach dem Aufstehen vor den Spiegel. Dieses Ritual solltest du dir unbedingt zu eigen machen – ein offeneres Feedback deiner Leistungen, deines Erfolges und deines Ehrgeizes kannst du definitiv nicht bekommen.

VERÄNDERUNGEN WOLLEN UND WAHRNEHMEN

Du musst lernen, Stagnation zu erkennen. Wenn du vor dem Spiegel stehst und keine Veränderung erkennst, wenn deine Kleider(größen) auch weiterhin passen, hast du die Indizien dafür, dass irgendwas bei deinem Training oder bei deiner Ernährung nicht optimal läuft. Wenn du Veränderungen bewirken willst, musst du etwas in deinem Leben ändern. Alles, was du bislang gemacht hast, hat dich nicht weitergebracht – also musst du an grundlegenden Stellschrauben die Richtung ändern. Denk dran: Stillstand ist Rückschritt. Also, ändere noch heute deinen Weg!

Mache dabei kleine Schritte, schon kleine Erfolge vor dem Spiegel oder im Wohlbefinden sollten dir einen ordentlichen Motivationsschub verpassen. Nutze jedes Erfolgserlebnis als Anreiz dafür, mehr zu schaffen. Vergiss dabei aber nie: Dein Weg zum Erfolg funktioniert nur, wenn du einen Schritt nach dem anderen machst. Fernziele sind okay, aber auch gefährlich – die Gefahr der Demoralisierung durch Misserfolg wird dadurch nur unnötig erhöht. Deswegen meine Bitte an dich: Arbeite mit kleinen und vor allen Dingen realistischen Etappenzielen. Und wo ein Wille ist, da ist auch ein Weg. Wenn du bereit bist, etwas zu verändern, ist absolut alles, wirklich alles möglich! Klar, es gibt verschiedene Voraussetzungen, die es zu beachten gilt: unterschiedliche Körpertypen, jobbedingte Zeitfenster für intensive Trainingseinheiten und verschiedene Ernährungsgewohnheiten. Meiner Meinung nach ist ein Hausbau ein idealer Vergleich für die Entwicklung und das Erreichen deiner Ziele. Du beginnst mit dem Fundament, baust anschließend Stockwerk für Stockwerk auf und vollendest das Haus mit einem wunderschönen Dach – vielleicht kommst du sogar so weit, dass du als großes Finale noch einen Wintergarten und einen Balkon dazubaust. Halte dir immer vor Augen: Niemand beginnt den Hausbau mit dem Giebel! Denke immer an das Prinzip „Step by Step“.

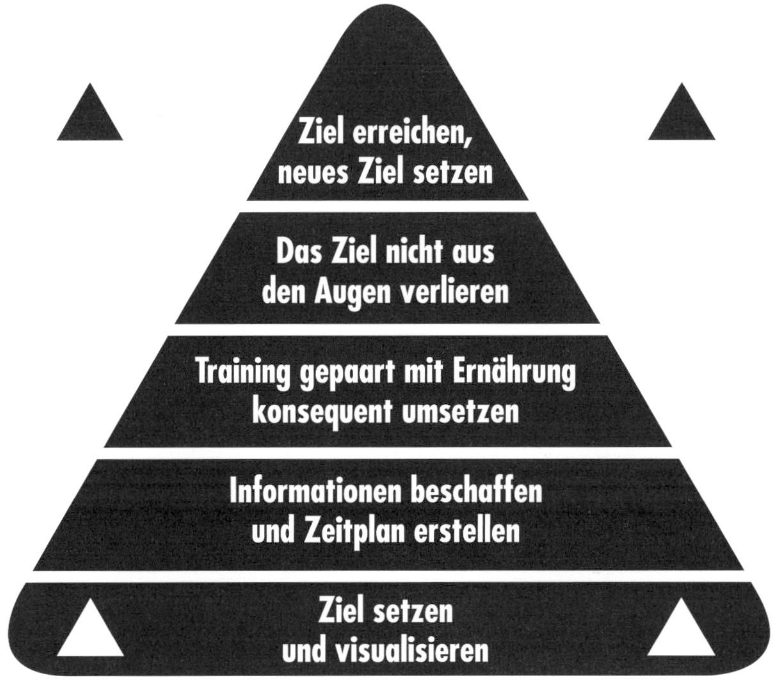

Ziel erreichen, neues Ziel setzen
Das Ziel nicht aus den Augen verlieren
Training gepaart mit Ernährung konsequent umsetzen
Informationen beschaffen und Zeitplan erstellen
Ziel setzen und visualisieren

Diese Struktur lässt sich auf jedes Fitnessziel anwenden. Hast du eines deiner Ziele erreicht, beginnt der Kreislauf von Neuem.

WEITERE STELLSCHRAUBEN

Gerade für Fitness-Neulinge ist es meist schwer, kontinuierliche Fortschritte zu erzielen. Der Grund ist klar, gleichzeitig aber kein Problem – schließlich will ich dir ja mit meinen Erfahrungen helfen. Stagnation ist ein Thema, an dem viele nach und nach zu scheitern drohen. Auch ich war oft an diesem Punkt. Wichtig ist: Denke ganzheitlicher. Beschäftige dich mit dem Rund-um-Paket, welches du für einen tollen Körper benötigst. Ein weiterer ausschlaggebender Part dieses Pakets ist die Ernährung. Bei mir war es zu Beginn so, dass ich dachte, mich relativ gesund zu ernähren – schließlich habe ich ja immer mal wieder Grünzeug gegessen. Die langweiligen Salate ohne Gewürze, ohne Öl, ohne Pep – unbefriedigend. Relativ schnell wurde mir klar, dass mich diese Ernährungsweise auf Dauer nicht glücklich macht – ein anderer Ansatz musste her.

Ich entschied mich dazu, deutlich weniger zu essen. Was ich damit bezwecken wollte? Klar! Ich wollte abnehmen.

Die Quittung dafür bekam ich umgehend bei meinen Work-outs. Mein Gewicht auf der Waage wurde zwar geringer, mit ihr aber auch meine Kraft beim Training. Für mich als Newcomer war der Zusammenhang nicht klar, ich brauchte also auch hier dringend Rat von außen. Wieder war es Coach Seyit, der mir den richtigen Weg zeigte. Seine Tipps und Tricks rund um das Thema Ernährung katapultierten mich und meine Leistungen auf ein ungeahntes Level. Und weißt du, was das Beste daran ist? Auch dir gibt er in diesem Buch diese ultimativen Ratschläge! Ab Seite 25 findest du das Kapitel über Ernährung – Basiswissen, Snacks, Rezepte, Supplemente, alles, wirklich alles, was deinen Körper auf Touren bringt, kannst du dort nachlesen!

Ich will dir zu diesem Thema eine weitere Erfahrung mitgeben: Bekämpfe dich nicht selbst. Genau wie dein Körper müssen sich auch deine Geschmacksnerven an die Umstellung beziehungsweise die Anpassung gewöhnen. Gib dir ein wenig Zeit, aber vergiss nicht, dass du ein Ziel hast – also arbeite dafür an dir.

Und zack, schon bin ich bei einem weiteren Rat für dich: Denk dran, zu leben. Es ist keine Schande, auch mal schwach zu werden. Die sogenannten Cheat Days sollst du dir sogar gönnen, wichtig bleibt dabei nur, dass du es dann auch genießt und diese Tage nicht zur Regel werden lässt. Im Idealfall suchst du dir einen bestimmten Tag in der Woche, an dem du einfach nur genießt. Du kannst dir gar nicht vorstellen, wie sehr diese Aussicht dich auch mental stärkt. Ich habe einen Tipp von Seyit direkt in die Tat umgesetzt, und das rate ich auch dir: Schreibe einen Tag lang genau auf, was du gegessen hast. Wichtig ist dabei: Was hast du gegessen, wie viel hast du gegessen und warum hast du gegessen? Sei dabei ganz ehrlich zu dir selbst, es geht schließlich nur um dich, wie du dich siehst, wie du dich fühlst.

Worauf wartest du noch? Willst du weiter an deinem Körper arbeiten, ihn weiter optimieren? Dann befolge die Anweisungen im Kapitel über Ernährung – sie sind ideal für deinen Erfolg.

GEWINN AUF ALLEN EBENEN

Einer der wichtigsten Punkte deiner Entwicklung wird gar nicht auf den ersten Blick sichtbar werden. Deinem Körper wird man die positive Entwicklung ansehen, definitiv! Aber der größte Gewinner dieses Weges wird deine gesamte Persönlichkeit betreffen. Ich liste dir hier die wichtigsten Punkte auf. Halte sie dir stets vor Augen – auch sie sind mit entscheidend und du wirst auch in diesen Bereichen riesige Fortschritte machen!

Du wirst selbstbewusster!

Du wirst geselliger und offener für andere Menschen!

Du wirst deinen Biss und dein Durchhaltevermögen vom Sport auf deinen Alltag übertragen!

Du wirst deutlich teamfähiger!

Du wirst in deinem Job mehr Power zeigen und Anerkennung ernten!

Du kannst im Endeffekt nur gewinnen und all deine Mitmenschen mit deiner neu gewonnenen Power anstecken!

KEINE ZWEIFEL AUFKOMMEN LASSEN, KEINE AUSREDEN ZULASSEN

Wie oft höre ich von Leuten den Satz: „Ich habe einfach keine Zeit zum Trainieren." Klar, einfach gesagt, einfache Ausrede gefunden. Idealerweise notierst du dir jede Aktivität rund um dein Training: Wann hab ich eine Einheit ausfallen lassen? Wann hatte ich wirklich einen triftigen Grund, mein Work-out zu verschieben? Wann habe ich einen Cheat Day eingebaut? Dokumentiere, wann du dich vor dem Spiegel fotografiert hast (idealerweise einmal pro Woche, gleiche Tageszeit, gleiches Licht, gleiches Outfit). Welche Veränderungen sind für dich sichtbar? Wie fühlst du dich? All diese Fakten solltest du in dein Fitnesstagebuch notieren. Und wenn du mal eine Schwächephase hast, hilft dir genau dieses Buch, um deine Motivation wieder nach oben zu bringen!
Solltest du noch immer nicht vollends überzeugt sein, kann ich dir noch weitere positive Entwicklungen nennen: Rückenschmerzen werden seltener, Kopfschmerzen lassen nach, Knieschmerzen werden minimiert, die Haut wird vitaler – was willst du mehr?

UNTERSTÜTZUNG AUS DEM ENGSTEN KREIS

Ein weiterer, wenn nicht sogar der wichtigste, Support kommt von deiner Familie und deinen Freunden. Berichte ihnen von deinem Vorhaben, von deinem Weg, den du dir vorgenommen hast. Zum einen werden sie dich pushen, dir helfen, dir dein Ziel immer wieder vor Augen zu halten. Zum anderen kannst du aber auch für sie Motivator sein, sie mitreißen, sie begeistern. Du kannst sie sogar davon überzeugen, deinen Weg mitzugehen!

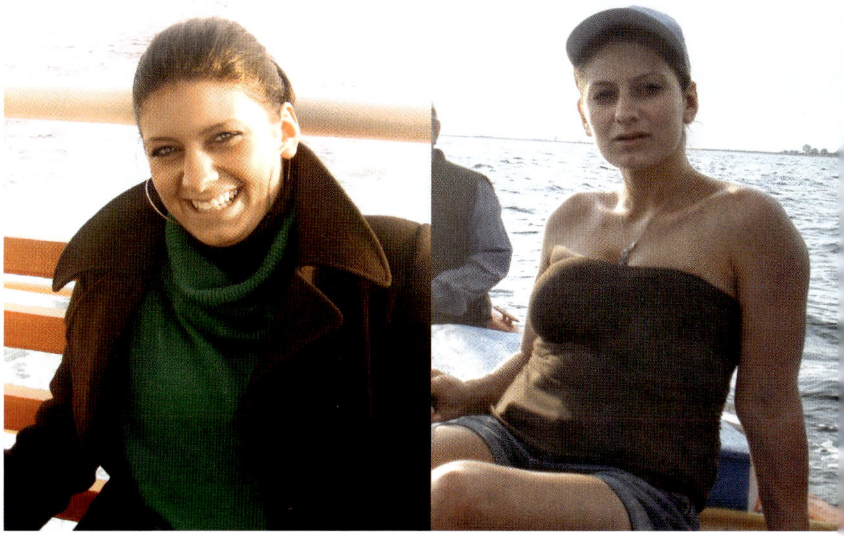

Stell dir mal dieses Gefühl vor, wenn du auf einmal zum Vorbild für dein Umfeld wirst! Wenn du deinen Liebsten sogar vermitteln kannst, wie toll das Gefühl nach einem absolvierten Work-out ist. Wahnsinn, oder?

DER ABSOLUTE TRIUMPH

Nach harter Arbeit und unfassbar tollem Feedback bekam ich mehr und mehr Freude daran, auch andere Menschen in meinen positiven Bann zu ziehen. Ich wollte mehr, ich wollte mein angelerntes Wissen erweitern und belegte Weiterbildungen im Fitnessbereich.
Mittlerweile habe ich sogar mein Hobby zum Beruf gemacht – mehr hätte ich mir wirklich niemals erträumen können!
Was ich dir damit sagen will, ist klar: Jeder, wirklich jeder kann seine Träume verwirklichen. Auch du kannst deine Ziele erreichen, wenn du bereit bist, alles dafür zu geben! Dieses Buch wird dir definitiv helfen, dein Fitnessziel zu erreichen. Schau mich an, ich bin der beste Beweis dafür, dass das Gesamtkonzept aus Motivation, Ernährung, Übungen und Trainingsplan garantiert funktioniert! Also, worauf wartest du noch? Starte noch heute deine Transformation!

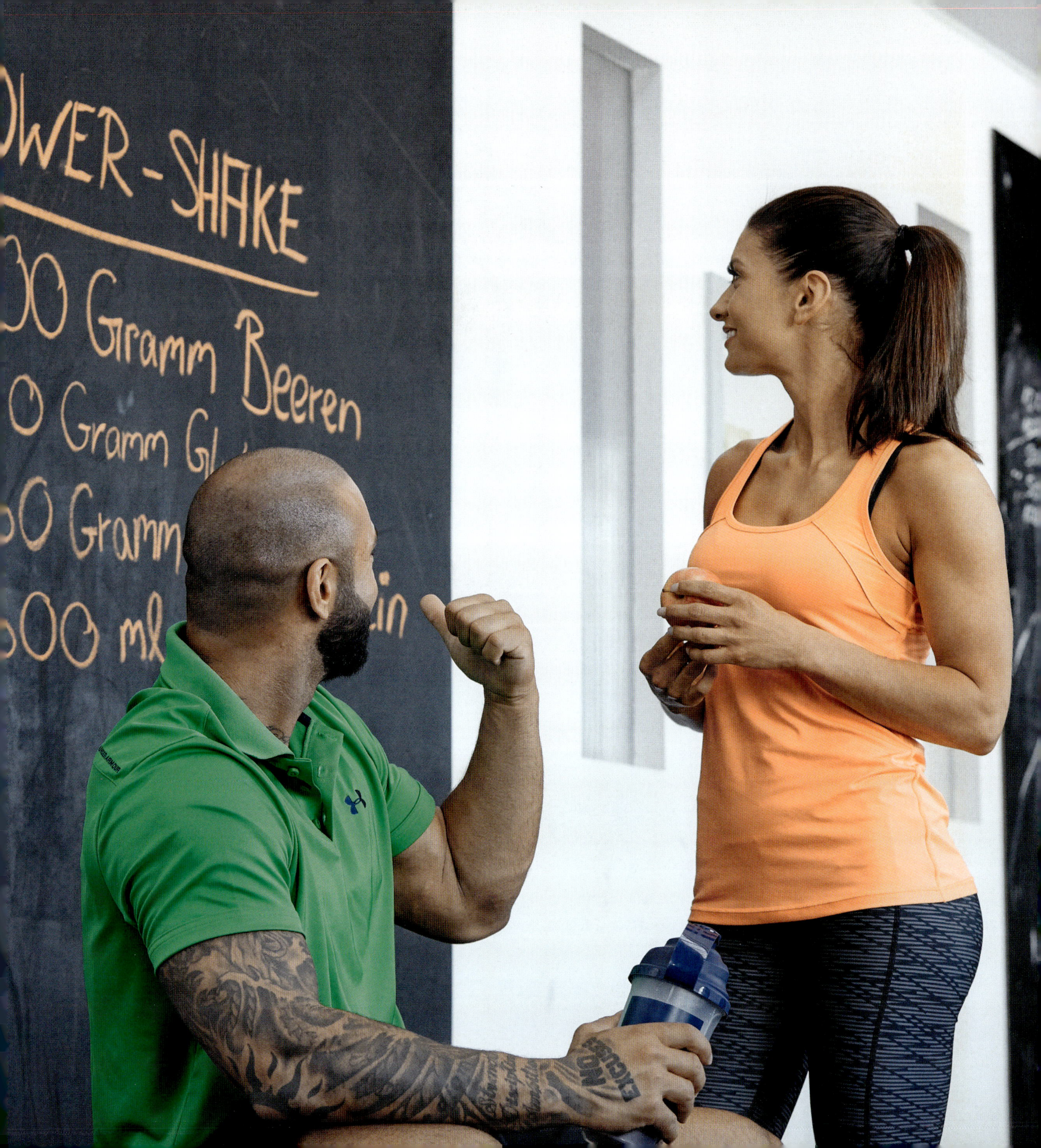
OWER-SHAKE
Gramm Beeren

Kapitel 3: Ernährung

Die richtige Ernährung ist wie Treibstoff für deinen Körper. Isst du das Falsche, kommt deine Maschine nicht auf Touren. Erst mit der richtigen Ernährung bist du zu Höchstleistungen fähig.

WARUM DEINE ERNÄHRUNG ZÄHLT, UM SPORTLICHE LEISTUNG ZU BRINGEN

Wenn das Training das Motorrad ist, mit dem du deine Leistung auf Hochtouren bringst, ist die Ernährung der Treibstoff, die Wartung und das Tuning deiner Maschine. Der Vergleich mit dem Treibstoff ist logisch – ohne Benzin kommt kein Bike auch nur einen Zentimeter voran. Zweitens lässt sich Ernährung mit der Wartung des Fahrzeugs gleichsetzen, da dein Körper bei schlechtem Essen sportliche Anstrengung nur schwer wegsteckt und zusätzlich öfter mit Krankheiten zu kämpfen hat. Was Ernährung schließlich mit Tuning zu tun hat? Futterst du optimal, fühlst du dich nicht nur leistungsfähiger, sondern bist es auch. Wer seine Ernährung clever kontrolliert, bekommt außerdem eine deutlich athletischere Figur. Du siehst also auch im Spiegel, dass dein Essen eine enorme Rolle spielt. Das wirkt sich ebenfalls positiv auf deine Performance aus.

TIMING UND MENGE

Bist du schon mal mit leerem Magen und großem Hunger ins Training oder in einen Wettkampf gegangen? Falls ja, hast du an diesem Tag sicher nicht deine beste Leistung abgerufen. Statt dass du dich auf die Einheit konzentrierst, kreisten deine Gedanken nur um die nächste Mahlzeit. Dazu kamen merkwürdige Geräusche aus der Magengegend, ein leeres Gefühl im Bauch sowie Kraftlosigkeit. Das ist ganz normal, denn wer seinem Körper eine hohe Leistung abverlangt, muss diesen vorher (und natürlich auch nachher) mit Treibstoff versorgen. Was dieser Treibstoff beinhalten sollte, erfährst du im Laufe dieses Kapitels. Andersrum lähmt es deine Leistung aber auch, wenn du zu viel oder zu kurz vor dem Training oder dem Wettkampf isst. In diesem Fall ist dein Körper voll und ganz mit der Verdauung beschäftigt. Wie soll er sich dann bloß auf die ihm auferlegten schnellen Bewegungen konzentrieren?

Beim Essen zählt also nicht nur, ob und welche Menge du zu dir nimmst, sondern ebenso, wann du dies tust. Stimmen Menge und Timing, fühlst du dich weder hungrig noch aufgebläht, sondern voller Energie. Es herrscht Explosionsgefahr, aber nicht aufgrund deines vollen Bauches, sondern weil du vor Motivation und Tatendrang nur so strotzt.

Neben dem Ob und Wann spielt natürlich auch das Was bei der Sporternährung eine Schlüsselrolle. Ein übler, aber typischer Fall: Nach dem Training hast du keine Lust zu kochen und schiebst dir stattdessen lieber eine Tiefkühlpizza in den Ofen. Liest sich auf den ersten Blick gar nicht so übel, oder? Im Hinblick auf das, was du nach der sportlichen Anstrengung benötigst, ist es das aber. Der dominierende Makronährstoff, den sich dein Körper aus der Pizza zieht, sind die Kohlenhydrate. Diese treiben deinen Blutzuckerspiegel rasch in die Höhe, wodurch du einen kurzfristigen Energieschub erhältst, danach jedoch einen rasanten Abfall verbunden mit spürbarer Müdigkeit erfährst. Und das war nur der Blick auf die Makro-, nicht auf die Mikronährstoffe. In diesem Vergleich schneidet der Italien-Klassiker nämlich noch schlechter ab. Die Pizza nach dem Training ist also definitiv keine gute Wahl. Stattdessen verlangt dein Körper vor allem nach einem anderen Makronährstoff, nämlich Eiweiß. Dieses benötigt er, um die gerade geforderte Muskulatur aufrechtzuerhalten und sie zu reparieren, damit du bestens auf die nächste Belastung vorbereitet bist. Eine bessere Wahl nach dem Training wäre zum Beispiel ein Rindersteak mit Tomaten und Süßkartoffeln. Besteht dein Essen aus den richtigen Zutaten, pushst du nach der Belastung deine Regeneration, aber du kannst auch während des Sports zusätzliche Kräfte und geschärfte Konzentration freisetzen. Cool, oder?

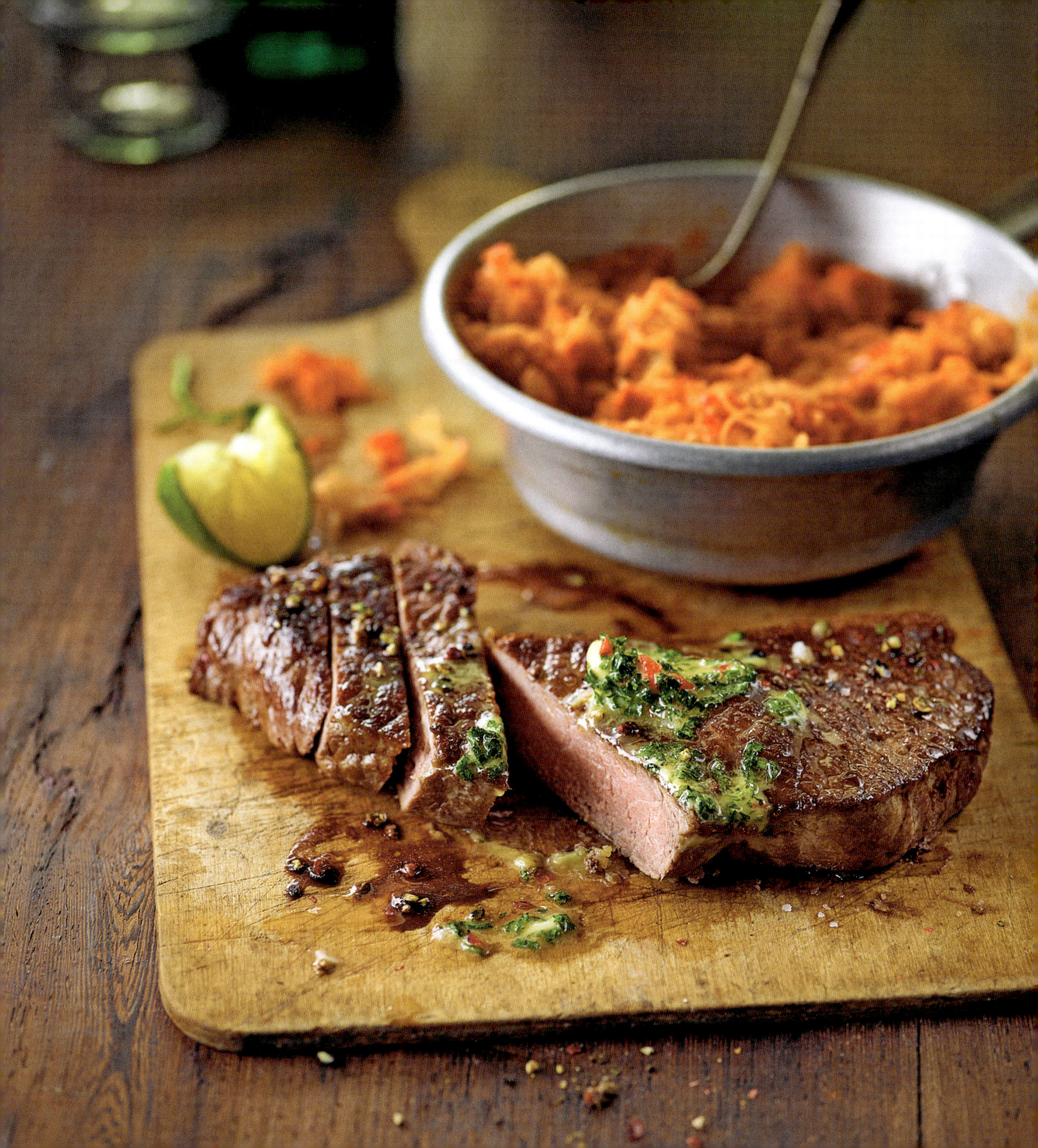

Makronährstoffe: Die grundlegenden Bestandteile deiner Nahrung werden Makronährstoffe genannt. Es handelt sich dabei um Eiweiß, Kohlenhydrate und Fette, die deinem Körper und Gehirn Energie liefern.

Kohlenhydrate: Ein Makronährstoff, der deinen Körper kurzfristig mit schneller Energie versorgt, etwa vor dem Training. Kohlenhydrate bestehen aus Zuckerketten, müssen aber nicht zwingend süß schmecken. Zwar gibt es Einfach-, Zweifach- und Mehrfachzucker, doch dein Körper spaltet die Ketten zur Energiegewinnung unterm Strich immer in Einfachzucker auf.

Mikronährstoffe: In dieser Kategorie befinden sich vor allem Vitamine, Mineralstoffe und Spurenelemente, die innerhalb der Zellen die Grundfunktionen des menschlichen Körpers sicherstellen. Mangelt es dir an bestimmten Mikronährstoffen wie etwa Vitamin C oder Vitamin D, schwächt dies dein Immunsystem, was etwa zu häufigen Erkältungen führen kann.

Eiweiß (auch Protein genannt): Eiweiß ist ein Makronährstoff, bestehend aus Ketten von Aminosäuren, die auch den Großteil deiner Muskeln ausmachen. Wer nicht genügend Eiweiß isst, läuft bei sportlicher Belastung also Gefahr, Muskelmasse abzubauen. Neben der Aufrechterhaltung der Muskulatur und einer verbesserten Regeneration kurbelt eine eiweißreiche Kost zudem deinen Stoffwechsel an.
Der Nährstoffgehalt deiner Nahrung bestimmt außerdem, wie stark dein Immunsystem ist – oder wie schwach es ist. Dazu gehört nicht nur eine ausreichende Versorgung mit Vitaminen, sondern auch mit Mineralien, Spurenelementen und Ballaststoffen. 70 bis 80 Prozent aller Zellen, die Antikörper produzieren, befinden sich übrigens in der Darmschleimhaut. Man sollte sich also genau überlegen, welche Lebensmittel man in den Magen-Darm-Trakt hineinlässt. Schließlich können einige diese wichtige Barriere (und damit dein Immunsystem) auch schädigen. Das wäre doch schade, denn kaum etwas wirft die eigene Form so sehr zurück wie eine nervige Erkältung.

Antikörper: Antikörper sind quasi die Bodyguards deines Immunsystems. Sie bekämpfen fremde Erreger im Körper, die sogenannten Antigene.
Was du isst, zeigt sich unterm Strich auch im Spiegel. Stimmen Nährstoffe (und Mengen), entwickelst du dich mit jeder Mahlzeit in eine Richtung: wenig Fett und ausreichend Muskelmasse für deinen Sport. Nicht umsonst ist dies der typische Look eines erfolgreichen Athleten, denn eine optimale Body-Composition hat sich in fast allen Sportarten als extrem vorteilhaft bewiesen. Die dominierenden Athleten verschiedenster Sportarten unterstreichen dies. Schau dir bloß mal Bilder dominierender Athleten ohne T-Shirt an: Cristiano Ronaldo, Anthony Joshua oder Serena Williams. Die ideale Body-Composition erlaubt schnelle Bewegungen, Dynamik, Robustheit und Durchhaltevermögen. Warum also die Ernährung außen vor lassen, wenn sie dir hilft, dein volles Potenzial erst auszuschöpfen? Die gute Nachricht: In diesem Kapitel erhältst du alle wichtigen Regeln, Erklärungen, Tipps, Lebensmittel, Mahlzeiten, Nahrungsergänzungen, Rezepte, Einkaufslisten und sogar Ernährungspläne, die du für die perfekte Sporternährung brauchst.

Body-Composition: Das individuelle Verhältnis von Muskelmasse und Körperfett ist deine Body-Composition. Die Werte von Muskelmasse und Körperfett eignen sich deutlich besser als etwa der BMI zur Einschätzung der körperlichen Grundvoraussetzungen eines Sportlers. Grund dafür ist, dass Muskelmasse mehr wiegt als Körperfett.

WELCHE ERNÄHRUNG DICH ALS ATHLET WEITERBRINGT

Low Carb, High Carb, vegetarisch, vegan oder doch lieber mediterran? Zugegeben, die Liste der unterschiedlichen Ernährungsformen wird von Tag zu Tag länger. Einige Trends verschwinden, andere kommen hinzu. Das größte Problem daran: das daraus resultierende Chaos an verwirrenden und nicht selten widersprüchlichen Informationen. Beispiel: Dein Freund hat dank Low Carb ein respektables Spiegelbild erreicht. Dein Trainer hingegen schwört auf die berühmte Pasta-Party, sprich: massig Kohlenhydrate vor dem Wettkampf. Wer behält da noch den Überblick?

Bleiben wir beim eben genannten Beispiel, denn ein bisschen recht haben sowohl dein Freund als auch dein Coach. Letzterer liegt insofern richtig, als dass Kohlenhydrate schnelle Energie liefern. Was zunächst wie ein absolutes Plus klingt, bringt aber auch einen entscheidenden Minuspunkt mit sich: Kohlenhydratreiche Speisen wie belegte Brote, Reisgerichte oder die Pasta aus unserem Beispiel erhöhen deinen Blutzuckerspiegel (je nach Zuckerart unterschiedlich schnell). Daraus resultiert der beschriebene Energieschub. Doch infolgedessen sinkt der Blutzuckerspiegel nach einiger Zeit auch wieder, was dich innerhalb kurzer Zeit müde macht. Ein stabiler Blutzuckerspiegel schützt dich davor. Kohlenhydrate vor einer sportlichen Belastung klingen infolgedessen nach einer schlechten Idee. Hier setzt sich also die Low-Carb-Einstellung deines Freundes klar durch.

Regel 1: Kohlenhydrate sind nur ein kurzfristiger Energiespender. Betrachte sie daher nicht als primäre Energiequelle, sondern als Belohnung, die du erst verdienen musst. Gering dosiert und clever getimt geben sie dir unmittelbar vor dem Wettkampf einen Extraschub Energie. Auch beim Thema Eiweiß herrscht in vielen Sportlerkreisen allgemeine Verwirrung. Häufigste Fehlannahme: Eine eiweißreiche Kost sei nur wichtig für Bodybuilder, die riesige Muskelberge aufbauen möchten. Zugegeben, Eiweiß ist ein entscheidender Faktor beim Muskelaufbau. Doch selbst wenn du keine Muskeln aufbauen willst, solltest du reichlich Eiweiß konsumieren, um deine bestehende Muskulatur zu schützen. Gerade nach hoher körperlicher Belastung benötigt der Körper zudem Protein zur schnellstmöglichen Regeneration. Schließlich profitiert auch dein Stoffwechsel von einer erhöhten Eiweißzufuhr. Halten wir bis hierhin also fest: Low Carb ist eine gute Idee, die mit hohem Eiweißgehalt für Sportler noch sinnvoller wird.

Regel 2: Eiweiß ist dein Schlüsselnährstoff und ein echter Regenerationsbooster. Die Basis jeder Mahlzeit sollte also auf einer tierischen oder pflanzlichen Eiweißquelle basieren. Konkret sollte eine Hälfte deines Tellers aus einer hochwertigen Eiweißquelle bestehen.

Wer viel Sport macht, also viel Energie verbraucht und zudem viel schwitzt, verliert auch mehr der bereits angesprochenen Mikronährstoffe, sprich: Mineralstoffe, Vitamine und Spurenelemente. Damit dir jede Mahlzeit dabei hilft, alle entscheidenden Speicher wiederaufzufüllen, sind Mikronährstoffe enorm wichtig, auch wenn weder dein Trainer noch dein Freund bisher davon gesprochen haben. Diese könntest du auch komplett über Nahrungsergänzungsmittel zu dir nehmen. Das wäre allerdings ein teurer Spaß mit einem großen Nachteil: Die Nährstoffe in echten Lebensmitteln kann dein Körper schlichtweg besser aufnehmen.

Regel 3: Mikronährstoffe machen dich unschlagbar, indem sie dein Immunsystem fördern. Stelle also sicher, dass die zweite Hälfte deines Tellers immer aus Gemüse besteht. Je abwechslungsreicher, desto besser kann dein Körper die Nährstoffe aufnehmen.

Und was ist mit Fetten? Die sind zuallererst mal nicht so schlimm wie ihr Ruf. Im Gegenteil: Gesunde Fette können eine sinnvolle Energiequelle sein. Generelle Richtlinie: Die meisten gesättigten Fette sind, trotz ihres schlechten Rufs, gesünder als ungesättigte. Welche Lebensmittel gute Fette enthalten und welche Fette du unbedingt meiden solltest, erfährst du auf Seite 35.

Regel 4: Speisefett hat nichts mit Körperfett zu tun. Wer viel gesundes Fett isst, kann also auch sehr schlank sein und vor allem sportliche Bestleistungen bringen, da Fett ein Energieträger ist. Prüfe, welche Fette du dir zuführst!

Übrigens habe ich kürzlich bei den Weight Watchers angerufen. Dort hat jedoch keiner abgenommen. Warum? Weil alle damit beschäftigt waren, Kalorien zu zählen. Spaß beiseite! Doch das Zählen von Kalorien überlassen wir tatsächlich den Anti-Sportlern. Zwar funktioniert es kurzfristig, mithilfe von Kalorienkontrolle an Gewicht zu verlieren, doch nicht langfristig. Der Grund: Nicht jede Kalorie is(s)t gleich. Vergleicht man etwa eine Kalorie aus Gummibärchen mit einer Kalorie aus Brokkoli, vergleicht man den Euro mit dem Yen. Anders gesagt: Unterschiedliche Währungen benötigen immer auch eine Umrechnungstabelle. So enthalten Gummibärchen im Vergleich zu Brokkoli deutlich weniger Nährstoffe, aber auch deutlich mehr schädliche Bestandteile wie Zucker und Farbstoffe.

Regel 5: Dein natürliches Hungergefühl leitet dich cleverer als vorgesehene Kalorienangaben. Kaum ein Mensch hat sich je an gesunden Lebensmitteln überfressen. Orientiere dich nur an den Mengenangaben, den Rest des Weges leitet dich dein eigener Hunger und Durst!

Nach diesen theoretischen Grundlagen soll es nun in die Praxis gehen. Du erfährst also im nächsten Schritt ganz genau, wie deine Ernährung als Athlet aussehen sollte. Eins vorweggenommen: Sportler sollten so natürlich wie möglich essen.

WAS DIR DIE NATÜRLICHE SPORTERNÄHRUNG SONST NOCH BRINGT

Keine Sorge, zu extrem wird's an dieser Stelle nicht. Weder brauchst du für jeden Einkauf in den Bioladen zu rennen noch auf leckeren Geschmack zu verzichten. Stattdessen bedeutet eine natürliche Ernährung möglichst unverarbeitete Lebensmittel. In ihrer Ursprungsform geben dir Lebensmittel schließlich ihren maximalen gesundheitlichen Nutzen. Und je gesünder du bist, desto bessere Leistungen kannst du abrufen. Ein Beispiel: Ketchup hat seinen Ursprung in Tomaten. Leider werden diese bei der Herstellung so lange verarbeitet und mit Zucker gestreckt, dass unterm Strich kaum noch Nährstoffe übrig bleiben. Dabei kann dir eine rohe Tomate eine ganze Reihe von Vorteilen verpassen und ist daher auch eins von etlichen Bestandteilen zielgerichteter Sporternährung. Unterscheide also immer zwischen vollwertigen Lebensmitteln und verarbeiteten Produkten. Das bedeutet natürlich nicht, dass du ab sofort nur noch rohes Obst und Gemüse essen sollst. Im Gegenteil: Das Erhitzen und Kombinieren von Lebensmitteln erhöht in vielen Fällen die Wertigkeit der einzelnen Bestandteile und vieler Gerichte. In jedem Fall kannst du dich also darauf einstellen, dass du in der Küche ab sofort öfter selbst Hand anlegen wirst. Also, leg schon mal dein schärfstes Küchenmesser bereit!
Warum sich die investierte Zeit und Arbeit in deine neue Ernährungsweise lohnt? Aus sportlicher Sicht haben wir

Gesundheit	▶ Starkes Immunsystem, optimierte Verdauung, erholsamer Schlaf
Energie	▶ Konstantes und nachhaltiges Energielevel (körperlich und geistig)
Optik	▶ Gesunde Body-Composition, reine Haut
Vorbeugung vor Zivilisationskrankheiten	▶ Diabetes Typ 2, Herz-Kreislauf-Erkrankungen, Allergien etc.

das schon geklärt. Dazu kommen folgende Vorteile auf gesundheitlicher Ebene:

Alle der hier genannten Aspekte wirken sich positiv auf deine sportliche Power und Beständigkeit aus. Eine Fast-Food-Mahlzeit mag dich kurzfristig nicht außer Form bringen, regelmäßige Besuche beim Currywurst- oder Döner-Mann jedoch schon. Daher statten wir dich hier mit erprobten Ernährungswerkzeugen für langfristige Leistungsfähigkeit aus.

WELCHE LEBENSMITTEL DU BESSER MEIDEN SOLLTEST

Getreide

Egal ob Weizen oder Roggen, Getreide hat in einer natürlichen Sporternährung keinen Platz. Das hat mehrere Gründe. Einer davon ist Gluten. Dieses sogenannte Klebereiweiß ist ein Stoffgemisch aus Proteinen, das für einen geschmeidig-dehnbaren Brot- oder Pizzateig sorgt. Doch das Problem steckt nicht in der Konsistenz. Tatsachlich ist Gluten für die meisten Menschen eher schwer verdaulich. Davon sind nicht nur Menschen betroffen, die an einer Unverträglichkeit (Zöliakie) leiden. Zum Problem wird Gluten spätestens, wenn man sich dessen Konzentration in den modernen Getreidesorten ansieht. Diese ist nämlich verdammt hoch. Grund dafür: Die heutigen Sorten wurden hochgezüchtet, um ihre Backfähigkeit zu optimieren. Zudem fügen Bäcker ihren Produkten bis zu 30 Prozent zusätzlichen Weizenkleber hinzu, um das Volumen ihres Backwerks zu maximieren. Damit aber noch nicht genug. Gluten kann zudem eine durchlässige Darmwand, den sogenannten Leckdarm (Leaky Gut) provozieren. Das fördert Entzündungen im Körper. Wie du dich vor diesen Risiken schützen kannst? Indem du schlichtweg auf Getreide verzichtest.

Klingt zunächst nach einer schlechten Nachricht, ist für deine sportlichen Ziele jedoch eine gute. Zugegeben, gerade zu Beginn wird das sicher keine leichte Aufgabe sein. Verantwortlich dafür ist ein im Gluten enthaltener Stoff, das sogenannte Gliadin. Dieses aktiviert die Opioidrezeptoren im Gehirn – dieselben Rezeptoren, die auch durch Opiate (wie Opium und Morphin) aktiviert werden. Dadurch ist das typische Frühstück meist nicht mit einem Croissant erledigt. Man will mehr – ein suchtartiger Effekt, der oft in unerwünschtem Fettzuwachs mündet.

Somit sprechen viele Gründe gegen Getreide. Klar, in Westeuropa haben wir uns seit unserem Kindesalter an den leckeren Geschmack von Pasta und Brötchen gewöhnt. Doch der gesundheitliche Gewinn wird unterm Strich den Geschmacksverlust übertreffen. Aller Anfang ist schwer, auch dieser. Doch mit der Zeit werden sich auch deine Geschmacksnerven an deine neuen Ernährungsgewohnheiten anpassen. Pizza weg, Power her – klingt nach einem fairen Deal, oder?

Milch

Milch macht müde Menschen munter. Den Spruch kennst du vielleicht noch. Leider stimmt genau das Gegenteil. Milch- und Milchprodukte wie Quark oder Sahne enthalten nämlich reichlich Laktose, also Milchzucker. Wusstest du, dass der Großteil der Menschen auf der Welt Laktose überhaupt nicht verträgt? Egal, ob du dazugehörst oder nicht, der Milchzucker steigert deinen Blutzuckerspiegel. Du bist munter, jedoch nur so lange, bis dein Blutzuckerspiegel einen Crash erleidet, also schlagartig abfällt. Trinkst du also regelmäßig Milch oder isst Milchprodukte, bewegt sich dein Energielevel auf und ab wie bei Kniebeugen. Wäre es nicht genial, konstant viel Energie zu bekommen?

Auch Kasein macht Milch- und Milchprodukte zu einer schlechten Wahl bei der Nahrungssuche. Milcheiweiß enthält neben der Molke auch Kasein, was Hersteller zu Käse weiterverarbeiten. Im Gegensatz zu Molkeprotein, auch als Whey-Protein bekannt, hat Kasein zwei entscheidende Nachteile. Erstens ist es hochallergen, sprich: Es kann die Bildung von Allergien begünstigen, selbst wenn du davon glücklicherweise bisher nicht be-

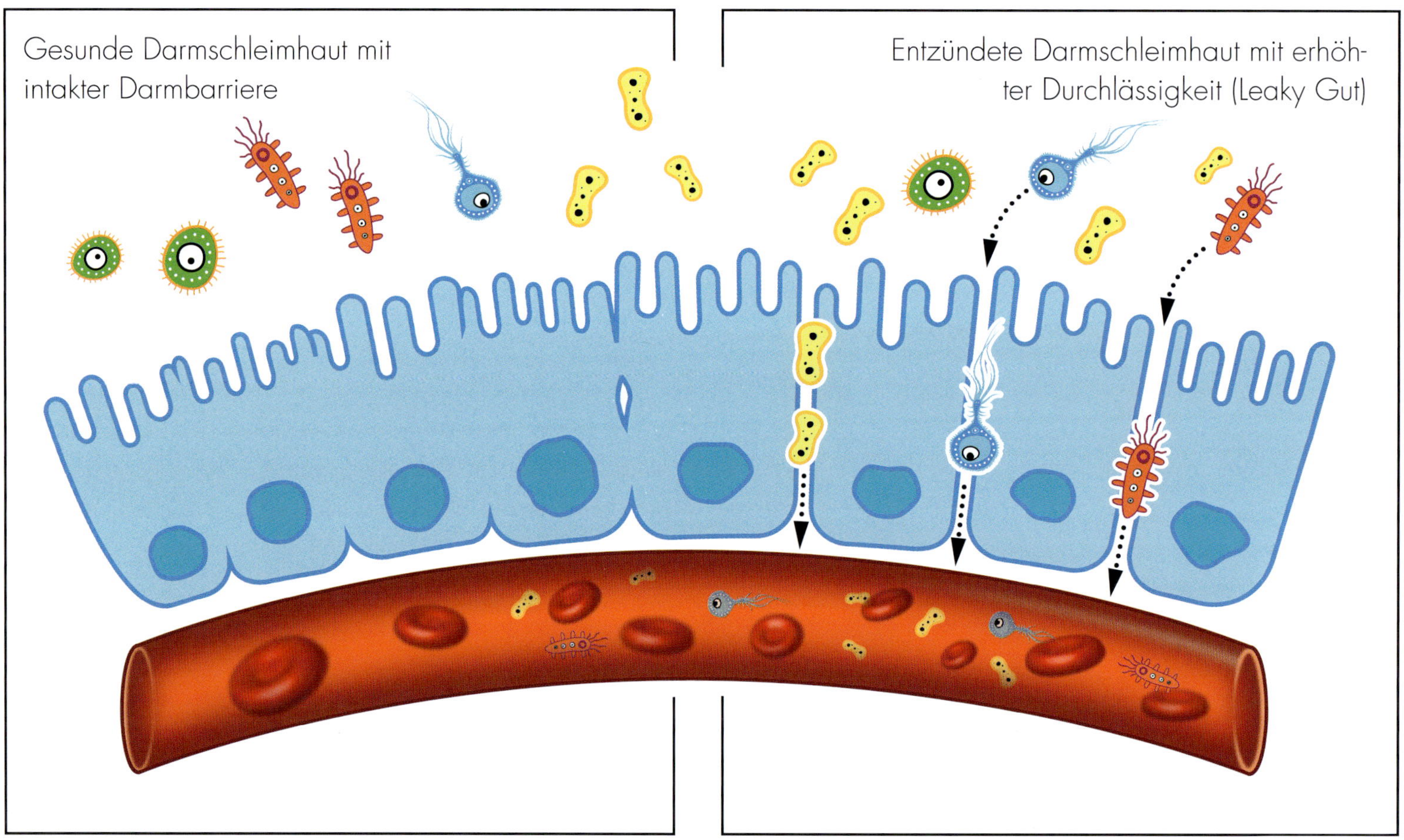

troffen bist. Wer mit Heuschnupfen kämpft, kann seine verstopfte oder laufende Nase in vielen Fällen unmittelbar auf den Konsum von kaseinhaltigen Lebensmitteln wie Quark oder Käse zurückführen. Das zweite Problem: Kasein kann eine durchlässige Darmwand hervorrufen – genau wie Getreide. Gemeinsam haben Getreide und Kasein zudem einen suchtartigen Effekt. Schuld daran ist das sogenannte Kasomorphin, das ebenfalls eine opiatähnliche Aktivität hervorruft. Kein Wunder also, dass Kombinationen von Getreide und Käse so beliebt sind: Pizza, Nudelauflauf, Cheeseburger …

Dazu kommt, dass Milch heutzutage alles andere als ein natürliches Lebensmittel ist. Verantwortlich dafür sind nicht die armen Tiere, sondern die begleitenden Umstände der Massenproduktion. Dazu gehören etwa die Pasteurisierung, die Homogenisierung und die Erhöhung der Milchleistung der Kühe durch Eingriffe in ihren Hormonhaushalt. Unterm Strich muss man sich außerdem vor Augen führen, dass der Inhalt einer Milchpackung nie von einem Tier kommt, sondern stets von zig Lebewesen. Jeder Liter Milch enthält also das Genmaterial (die DNA) von etlichen Kühen. Ein komischer Gedanke, oder?

Es sprechen also diverse Gründe gegen den Konsum von Milch und Milchprodukten, insbesondere für Sportler, die auf eine intakte Energieproduktion angewiesen sind. Wie beim Verzicht auf Getreide könnte es auch hier vorkommen, dass du zu Beginn Käse oder Quark vermisst. Doch die gesundheitlichen Vorteile und die Geschmackserlebnisse deiner neuen Ernährung können auch diesen Verzicht mehr als ausgleichen.

Hülsenfrüchte

Bevor du nun das Gefühl bekommst, dass dir kaum noch Lebensmittel bleiben, lass dir gesagt sein, dass du in Zukunft vielseitiger als je zuvor speisen wirst. Bevor es darum geht, was auf deinen neuen Athletenteller kommt, sollten wir über einen Spezialfall sprechen: Hülsenfrüchte. Diese zum Teil sehr eiweißreichen Lebensmittel (zu denen übrigens auch Erdnüsse gehören) haben einen ausgesprochen gesunden Ruf. Einige Sorten zu Recht, andere nicht. Was gegen Hülsenfrüchte spricht? Die meisten davon enthalten einen hohen Anteil an Antinährstoffen. Dies sind Stoffe, die die Pflanze ausbildet, um sich vor Fressfeinden zu schützen – quasi eine Abwehr der ansonsten hilflos ausgelieferten Pflanze. Die Folge dieser Attacke: Verdauungsprobleme. Tiere lernen daraus, sich nicht wieder an der Pflanze zu vergreifen. Menschen leider nicht immer.

Übrigens befinden sich die Antinährstoffe unter anderem auch in Kartoffeln und Reis. Ein Trick, diese beim Verzehr zum umgehen: Verzichte einfach auf die Schale, da sich die Fieslinge darin sowie direkt darunter befinden. Kartoffeln ohne Schale kennst du, aber auch Reis ohne Schale dürfte dir unter einem anderen Namen bekannt sein: weißer Reis.

Zurück zu den Hülsenfrüchten. Je nach Sorte variiert der Antinährstoffgehalt verschiedener Hülsenfrüchte. Die gute Nachricht: Zwei Arten lassen sich so verarbeiten, dass kaum noch Antinährstoffe übrig bleiben – Kichererbsen und geschälte Linsen. Die Schritte: mindestens 24 Stunden in Wasser einlegen, dann vom Wasser befreien und gründlich mit frischem Wasser abspülen, um die ausgetretenen Antinährstoffe loszuwerden. Genial ist, dass Kichererbsen im Glas oder in der Dose ohnehin eingelegt in Wasser daherkommen. So entfällt Schritt 1 (das Einlegen in Wasser).

Andere Sorten wie Kidneybohnen oder Erdnüsse lassen sich nicht so einfach genießbar machen. Klar kannst du sie einfach weiterhin essen, aber deiner Verdauung tust du damit keinen Gefallen. Doch bevor du jetzt daran verzweifelst, was du alles nicht essen sollst, erfährst du nun, welche Lebensmittel dich sportlich und gesundheitlich richtig nach vorne bringen.

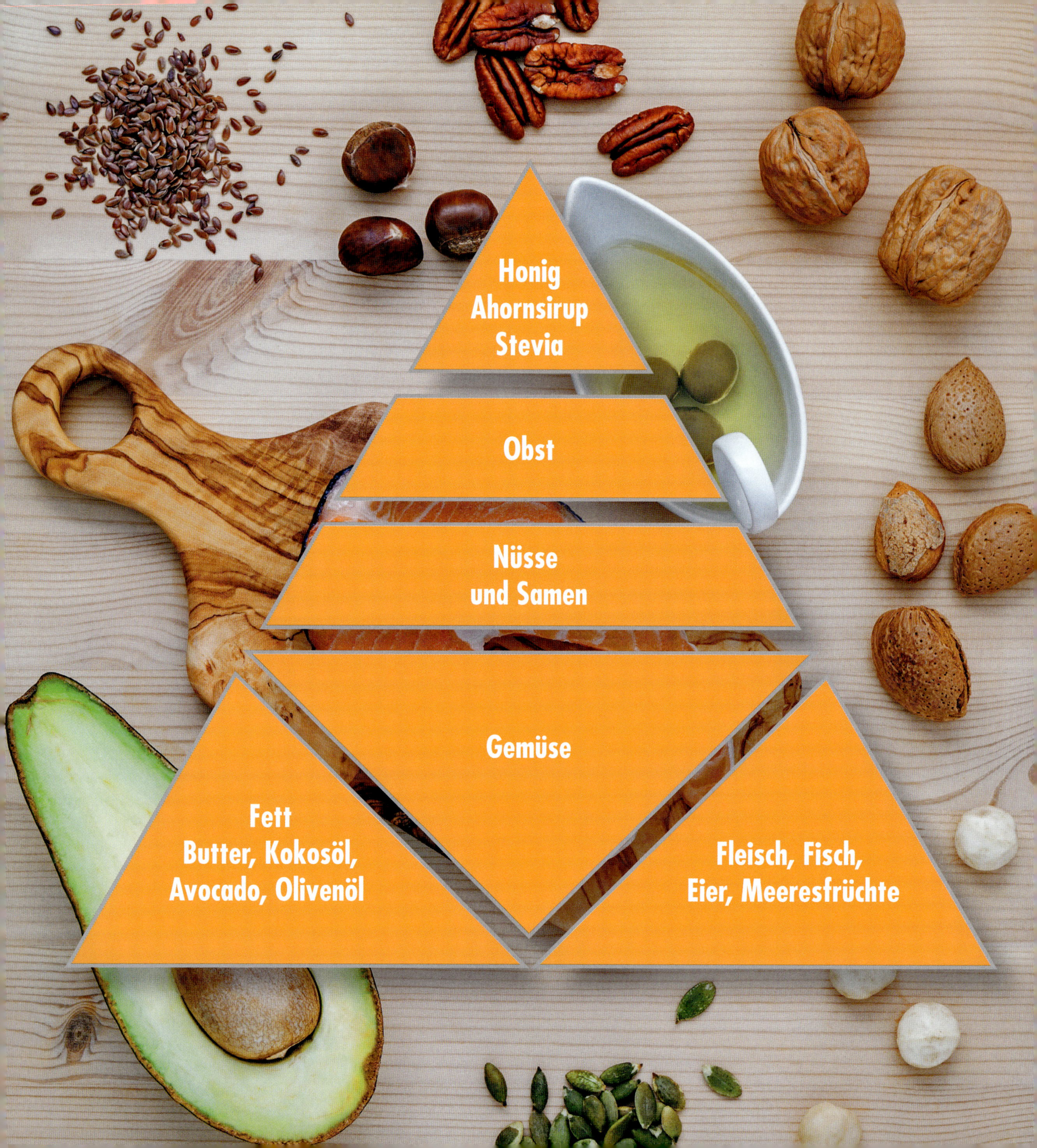
Honig
Ahornsirup
Stevia
Obst
Nüsse
und Samen
Gemüse
Fett
Butter, Kokosöl,
Avocado, Olivenöl
Fleisch, Fisch,
Eier, Meeresfrüchte

WELCHE LEBENSMITTEL DICH UNSCHLAGBAR MACHEN

Fassen wir bis hierhin zusammen. Bei der natürlichen Sporternährung solltest du auf verarbeitete Lebensmittel verzichten: minderwertige Fette, Zucker, Getreide, Milch, Milchprodukte sowie die meisten Hülsenfrüchte. Was bleibt also noch übrig? Sicher kennst du noch die Ernährungspyramide aus deiner Grundschulzeit. Die Ernährungspyramide für zielstrebige Athleten sieht etwas anders aus, nämlich so wie auf der linken Seite.

Die Basis deiner neuen Ernährung bilden zum einen die oben erwähnten gesunden Fette. Andersrum bedeutet das, dass du alle minderwertigen Speisefette wie Sonnenblumen-, Raps- und Erdnussöl möglichst schnell aus deiner Küche verbannen solltest. Gute Fette stecken außerdem übrigens in Lebensmitteln wie Avocados, Nüssen und fettreichem Fisch (etwa Lachs oder Makrele).

Zweiter massiver Stützpfeiler der gesunden Sporternährung: Gemüse. Hier darfst du und solltest du dich austoben: Je mehr unterschiedliche Gemüsesorten du isst, desto breiter ist das Spektrum der enthaltenen Nährstoffe. Zudem führt eine große Variation dazu, dass dein Körper diese Nährstoffe besser aufnehmen kann. Also, schon mal Pak Choi oder Romanesco probiert?

Das dritte Grundelement sind die tierischen Eiweißquellen, also Fleisch, Fisch, Meeresfrüchte und Eier. Diese sind deine Quellen für wertvolles Protein. Auch hier gilt: stets durchwechseln! Wenn du also beispielsweise morgens mit Eiern in den Tag startest, könnten mittags ein Salat mit Hähnchen und abends eine Pfanne mit Rinder hack anstehen. Klingt gar nicht mal so übel, oder?

Ergänzend zu diesem Grundgerüst darfst du natürlich auch snacken, etwa Nüsse und Samen. Achtung: Erdnüsse sind Hülsenfrüchte und gehören somit nicht dazu. Eine sinnvollere Wahl: Cashew-, Wal- oder Kokosnüsse. Probiere ruhig auch exotischere Sorten wie Para- oder Pecannüsse aus. Auch Früchte sind ein guter Snack. Hier gilt: Je weniger Zucker und je mehr Antioxidantien enthalten sind, desto besser. Erste Wahl sind daher immer Beerenfrüchte wie Blau-, Him- oder Brombeeren.

Antioxidantien: Antioxidantien sind chemische Verbindungen, die unsere Zellen vor den sogenannten freien Radikalen schützen. Letztere greifen unsere Zellen an und können diese schädigen.

An der Spitze der optimalen Pyramide stehen Süßungsmittel. Logisch, dass Zucker hier nichts zu suchen hat. Jedoch findest du hier auch nicht den vermeintlich gesunden Agavendicksaft. Aus gutem Grund, denn sein enorm hoher Fruktoseanteil macht diesen unterm Strich eher zu Agavenfettsaft. Künstliche Süßstoffe wie Aspartam oder Sucralose solltest du ebenfalls meiden.

Jetzt weißt du, aus welchen Elementen sich deine neue Ernährung zusammensetzt. Glückwunsch, denn jetzt hast du schon mal das Handwerkszeug parat. Werfen wir also nun einen Blick auf den Bauplan, deinen konkreten Teller.

WIE DU DEINE NEUE ERNÄHRUNG EINFACH UMSETZT

Stell dir zunächst einen leeren Teller vor. Diesen füllst du nun stets mit drei Elementen:

1. mit einer Eiweißquelle,
2. mit stärkearmem Gemüse,
3. mit gesunden Fetten.

Gar nicht so schwer, oder? Unten siehst du noch mal ganz genau, wie sich das grafisch zusammensetzt. Diese Kombination gilt für jede Mahlzeit – mit einer Ausnahme: der Mahlzeit direkt nach dem Training (Post-Workout-Mahlzeit). In dieser kommt ein viertes Element hinzu: eine gesunde Kohlenhydratquelle. Komplizierter wird's auch nicht, versprochen!

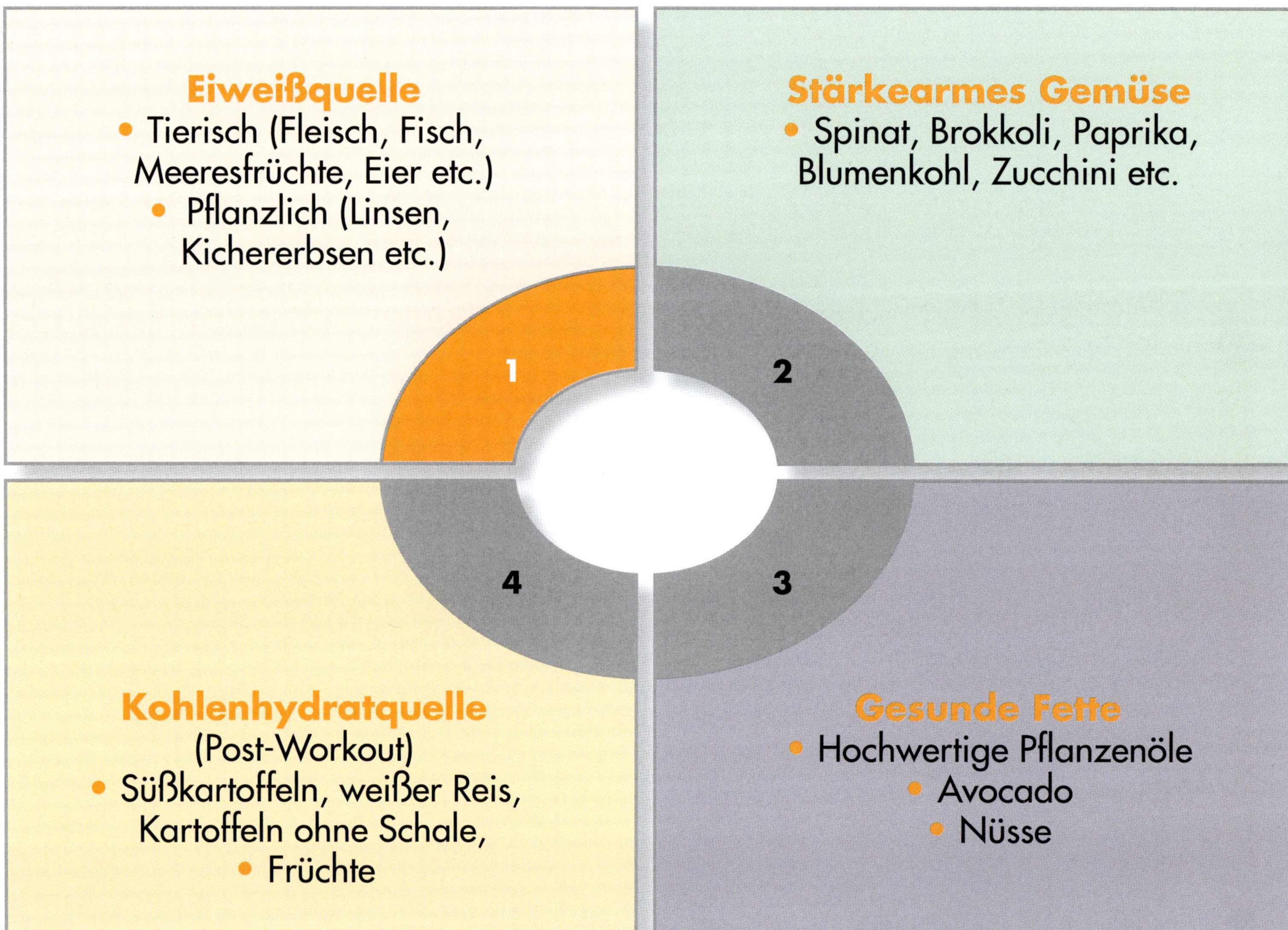

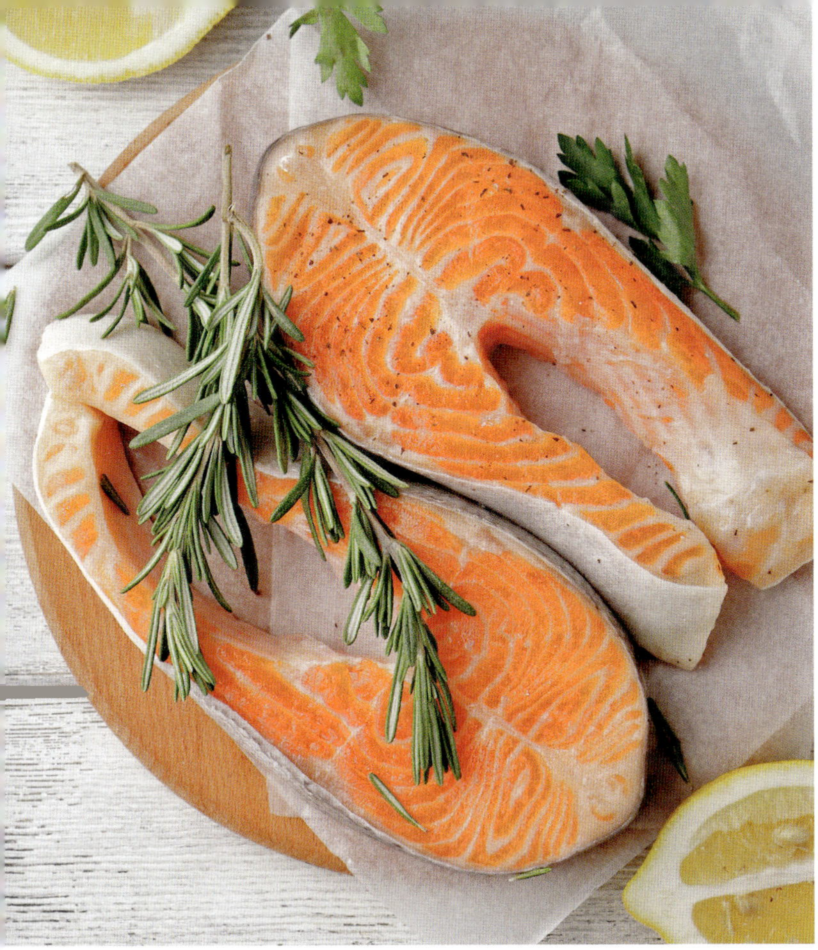
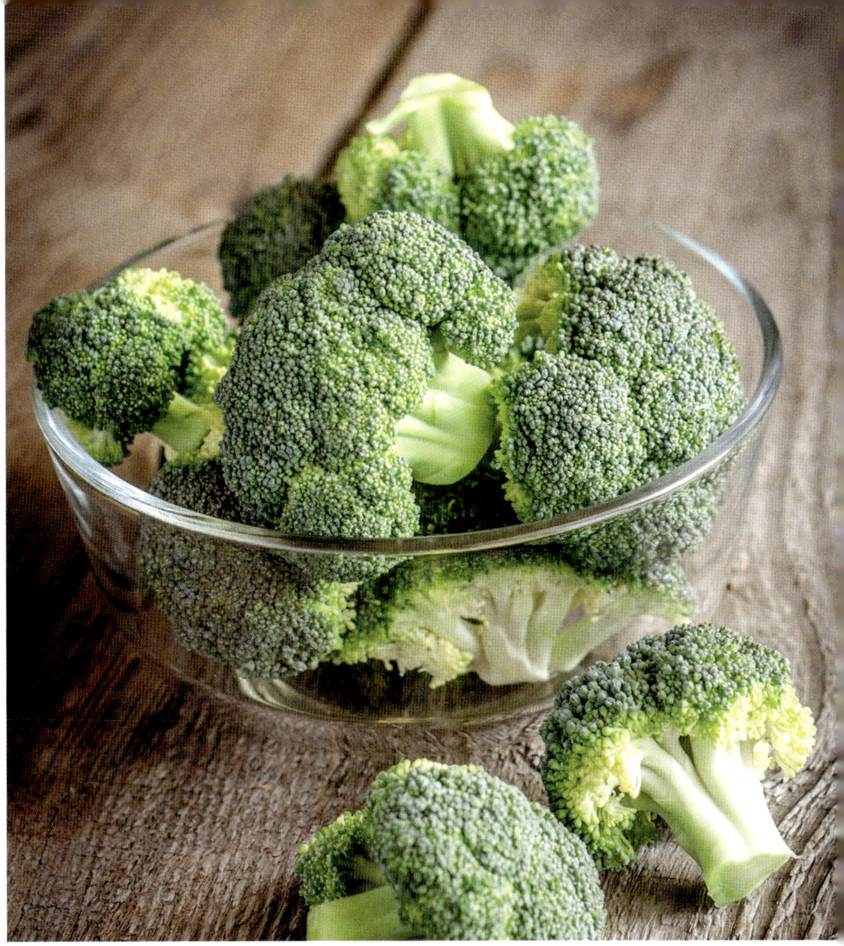
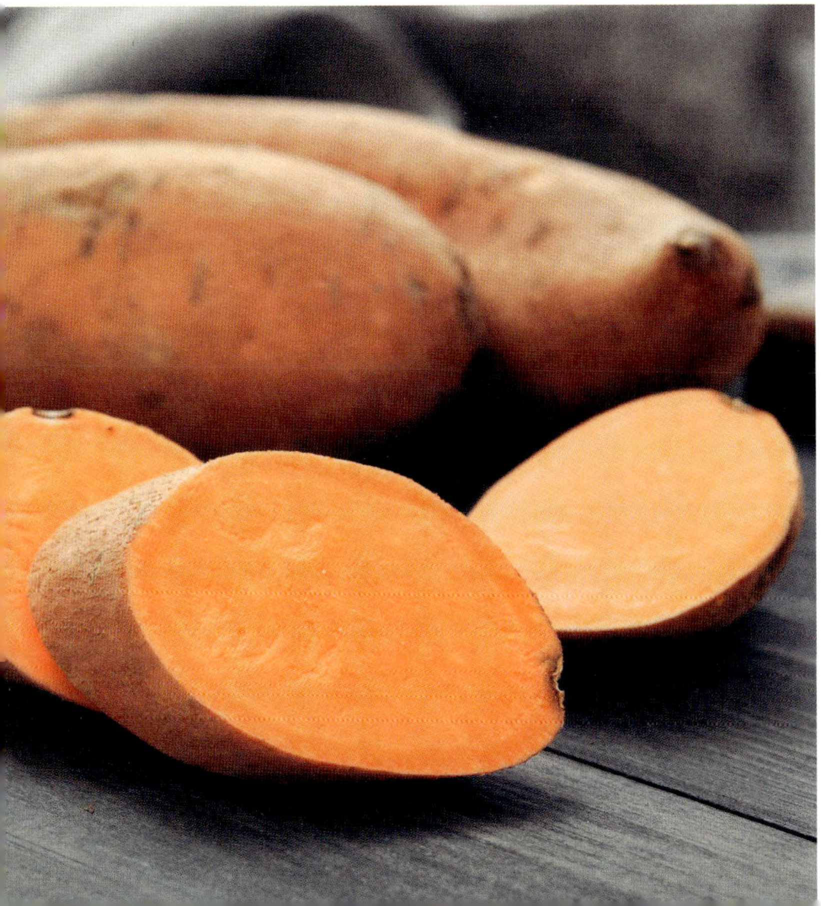
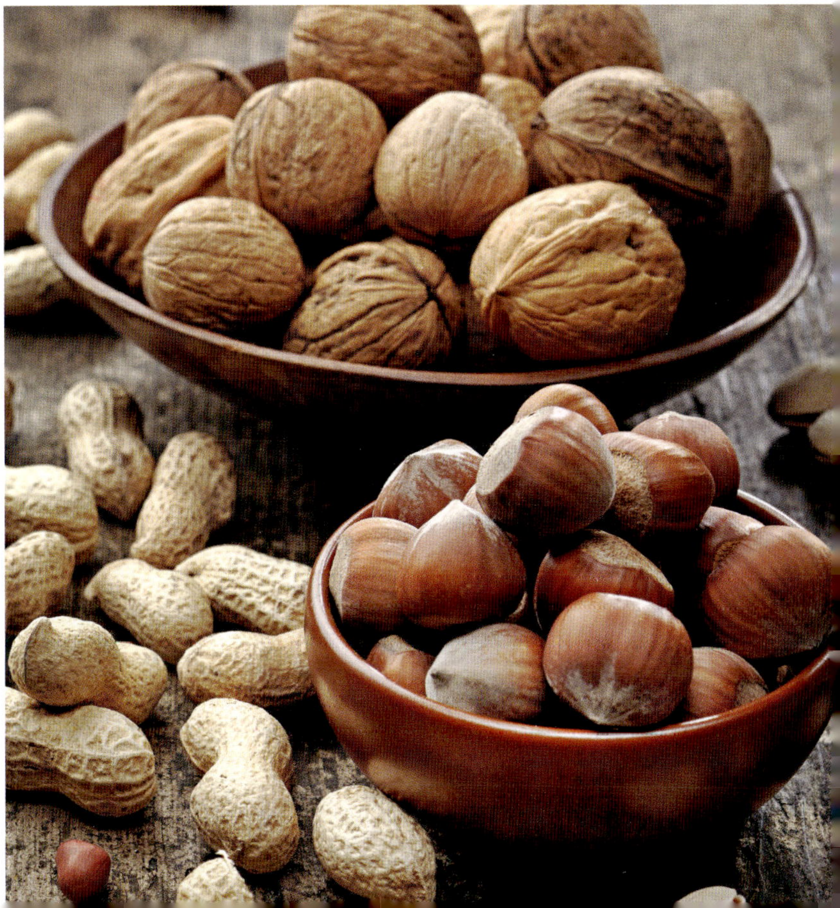

WIE DU ALS SPORTLER TRINKEN SOLLTEST

Warum Cola und Co. für Sportler kein Thema sind, erklärt sich von selbst, wenn man sich die Effekte von Zucker und Co. vor Augen führt. Dass dich auch alkoholische Getränke nicht weiterbringen, dürfte ebenfalls bekannt sein. Starten wir also mit dem natürlichsten aller Getränke: Wasser. Hiervon darfst und sollst du reichlich trinken. Genauer gesagt: etwa zwei bis vier Liter. An Trainingstagen wird deine Menge durch den höheren Schweißverlust wohl eher am oberen Ende der Skala enden, an Ruhetag etwas tiefer.

Die Wege, deine geplante Wassermenge einzufahren, sind unterschiedlich. Du kannst alle fünf Minuten einen kleinen Schluck trinken oder mehrere Stunden gar nichts trinken, um dann in großen Mengen nachzutanken. Letztere Variante ist die natürlichere. Schließlich ist der Mensch seit Tausenden von Jahren darauf angepasst, nicht immer trinkbare Flüssigkeit parat zu haben. Legst du also eine mehrstündige Trinkpause ein und lädst anschließend mit einer großen Menge nach, kann dein Körper die enthaltenen Nährstoffe besser aufnehmen – wie ein Schwamm. Zudem trainierst du deinen Körper mit diesem sogenannten Kamel-Prinzip, auch ohne ständige Flüssigkeitszufuhr optimal zu funktionieren. Das kann auch beim Sport ein großer Vorteil sein, wenn du während eines Fußballspiels 45 Minuten ohne Drink durchkicken musst – und auch willst. Schließlich möchtest du dich voll aufs Spiel konzentrieren und nicht die nächste Trinkchance herbeisehnen. Während des Trainings lohnt sich ein Zwischendurch-Schluck daher nur, wenn die Einheit extrem schweißtreibend ist. Ansonsten hast du hier die Chance, nicht nur deine sportlichen Skills, sondern auch deine Kamel-Fähigkeit zu trainieren. Nach der Einheit ist dann natürlich auftanken angesagt, je nach Schweißverlust mit 200 bis 600 Millilitern.

Eine weitere Zeitspanne, in der du dir das Trinken sparen kannst, ist die Essensphase. Hintergrund: Während du isst, wäre es kontraproduktiv, deine Magensäure, die dein Essen zersetzen soll, mit externer Flüssigkeit zu verdünnen. Im Zeitraum von zehn Minuten rund um deine Mahlzeit (vorher und nachher) solltest du aus diesem Grund auf sämtliche Getränke verzichten.

Ein weiterer Zeitpunkt, an dem sich das Nachladen lohnt, ist morgens nach dem Aufstehen. Zum einen hat dein Körper in der Nacht keine Flüssigkeit erhalten, weshalb du leicht dehydriert aufwachst. Ohnehin fällt es dir mithilfe eines großen Wachmacher-Getränks leichter, die angestrebte Wassermenge über den Tag verteilt einzufahren. Wer sich schon früh einen halben Liter gönnt, hat für den Rest des Tages nur noch mindestens 1,5 Liter auf dem Plan.
Zum anderen läuft nachts deine körpereigene Entgiftungsmaschinerie auf Hochtouren. Dadurch fallen Stoffwechselendprodukte an, die sich mit einem morgendlichen Drink aus deinem Körper spülen lassen. Diesen Detox-Prozess kannst du mit zwei weiteren Zutaten unterstützen, wodurch sich unterm Strich folgende Rezeptur ergibt, die dir zudem hilft, deinen Blutzuckerspiegel stabil zu halten.

DER PERFEKTE WAKE-UP-DRINK:

- 500 ml Wasser aus einer Glasflasche
- 1 Prise farbiges Salz (Himalaya- oder Meersalz)
- Saft einer halben Limette

Zur Bekömmlichkeit: Du hast dich gerade über die Glasflaschenempfehlung gewundert? Das war kein Tippfehler. Im Gegenteil, denn auf Plastikflaschen solltest du möglichst komplett verzichten. Der Hauptgrund ist, dass die enthaltenen Weichmacher toxisch wirken und insbe-

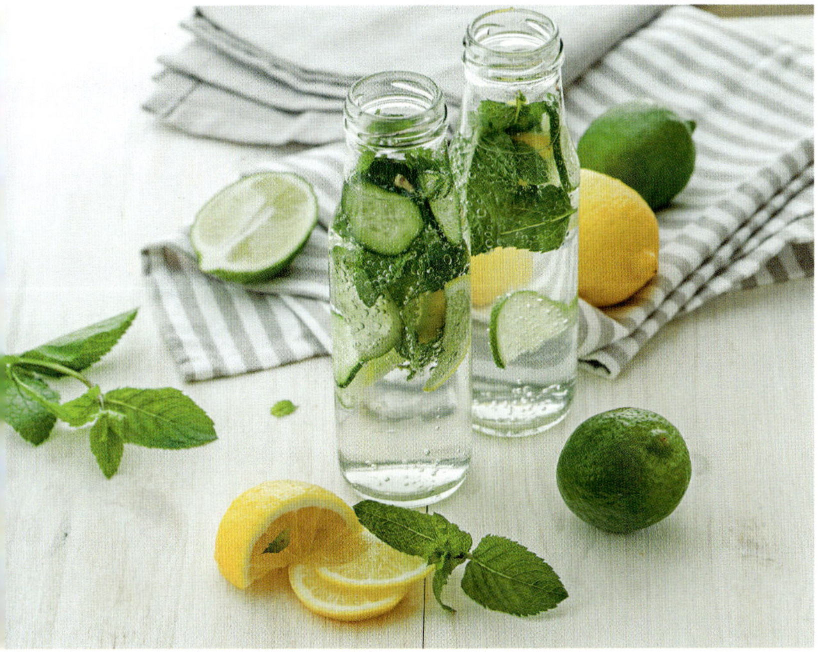

sondere deine hormonelle Balance negativ beeinflussen können. Insbesondere bei Lichteinfluss lösen sich die Gifte des Plastiks im darin enthaltenen Wasser. Logisch, ein Liter aus einer Plastikflasche bringt dich nicht um. Die jahrzehntelange Aufnahme von Giftstoffen hingegen kann deinen Östrogenspiegel dauerhaft erhöhen, was insbesondere Männer, aber auch Frauen aus dem Hormongleichgewicht bringt. Die Lösung: Trinke dein Wasser aus Glasflaschen. Nicht umsonst behaupten viele Menschen, dass ihnen der Schluck aus der Glasflasche deutlich besser schmeckt als aus der Plastikvariante. Um lästiges Aufstoßen beim Sport zu vermeiden, solltest du nur auf stilles statt auf kohlensäurehaltiges Wasser setzen. Also, hoch das Glas!

Welche Getränke dich ebenfalls voranbringen? Klar, Kaffee und grüner oder schwarzer Tee. Diese Heißgetränke-Klassiker bringen dich durch das enthaltene Koffein tatsächlich nach vorne. In diversen Studien konnte man Koffein sowohl stimulierende Effekte nachweisen, aber auch regenerationssteigernde Wirkungen. Cool, oder? Allerdings solltest du ein paar Punkte zu diesen natürlichen Boostern beherzigen, um den vollen Nutzen einzufahren:

- ➜ Trinke deinen Kaffee immer schwarz – ohne Zucker und ohne Kuh- oder Sojamilch. Milch-Fans dürfen den Bohnenbooster gerne mit Mandel- oder Cashewdrink genießen.
- ➜ Gleiches gilt für grünen oder schwarzen Tee.
- ➜ Insgesamt solltest du pro Tag nicht mehr als vier Tassen (keine Becher) trinken.
- ➜ Trinke deine erste Tasse nicht direkt nach dem Aufstehen, sondern frühestens anderthalb Stunden später, um deine natürliche Energieproduktion aufrechtzuerhalten.
- ➜ Deinen letzten Power-Booster solltest du spätestens um 15 Uhr konsumieren.
- ➜ Nutze den Kaffee oder Tee als Antrieb, indem du eine Tasse unmittelbar vor dem Training trinkst, vorausgesetzt, dieses findet vor 15 Uhr statt.

Apropos Tee: Als Gesundheitsklassiker stärken dich zudem Kräuter- und Früchtetee-Variationen – je nach Tageszeit und Zielsetzung. Kamillentee etwa kann deine vorbereitende Schlafroutine einleiten, Salbeitee hilft bei einem leichten Kratzen im Hals. Andere Tees wie Pfefferminze oder ein Superfood-Tee mit Gojibeeren (20 Stück pro Tasse) eignen sich herrlich für zwischendurch, wenn du ein geschmackvolles Getränk suchst – als warme oder kalte Version.

Auf pseudo-gesunde Sportgetränke wie Säfte (zu viel Fruktose), Schorle (suboptimale Fruktose-Kohlensäure-Kombi) und alkoholfreies Bier (glutenhaltig!) solltest du verzichten und sie dir für dein Cheat Meal aufheben. Wie dieses im Idealfall aussieht, erfährst du übrigens später noch detailliert. Nachdem wir uns ausgiebig mit sportlergerechtem Essen und Trinken beschäftigt haben, widmen wir uns schließlich den Nahrungsergänzungen.

WIE DU DEINE ATHLETEN-ERNÄHRUNG CLEVER ERGÄNZT

Kaum eine Industrie baut derart auf Mythen und Bro-Science wie die der Nahrungsergänzungen. Höchste Zeit für eine klare Ansage! Daher folgen in diesem Abschnitt nur die Supplemente, die du wirklich brauchst. Wie der Name schon sagt, stellen die hier genannten Empfehlungen nur Ergänzungen dar, die deine Ernährung keinesfalls ersetzen sollten. Sieh deine Supplemente eher als die oberste Spitze deiner neuen Ernährungspyramide an, die deinem neuen Speiseplan den letzten Feinschliff verpassen.

1. **Whey-Protein** zum Muskelaufbau: Dosiere das Molke-Protein so, dass unterm Strich 30 Gramm Eiweiß in deinem Shaker landen. Diesen dann direkt nach dem Work-out mit 300 Milliliter Wasser mixen. Du bist laktoseintolerant? Dann verwende Molke-Isolat oder -Hydrolysat statt Konzentrat.
2. **Kreatin** für mehr Kraft: Löse am Tag 5 Gramm in Wasser auf oder füge das Kreatin deinem Shake hinzu. In dieser vergleichsweise geringen Dosierung kannst du das ganze Jahr über Kreatin supplementieren. Eine Kur ist nicht nötig. Kreatin ist übrigens das am besten erforschte Supplement überhaupt.
3. **Magnesium** zur Entspannung: Vor dem Schlafen eine etwa nussgroße Menge in die Kniekehlen massieren. Ja, du hast richtig gelesen. Oral eingenommenes Magnesium geht zu einem Großteil im Magen-Darm-Trakt verloren. Setze daher am besten auf Magnesiumcreme oder -öl.
4. **Omega-3-Fettsäuren** für die Herz- und Hirnfunktion: Gönne dir täglich 2 bis 4 Gramm Fisch- oder Krillöl zum Frühstück. Um den Kapselinhalt vor Oxidation zu schützen, lagere dein Omega-3-Supplement im Tiefkühlschrank. Dort beugst du auch fischigem Nachgeschmack oder Mundgeruch vor.
5. **Vitamin D** fürs Immunsystem: Wer viel Zeit in geschlossenen Räumen verbringt, bekommt einfach nicht genügend Sonnenlicht. Lade also mit täglich bis zu 5.000 internationalen Einheiten (IE/IU) nach – zumindest im Winter. Im Sommer kannst du die Dosis je nach Sonnengenuss auf 3.000 Einheiten senken.

THEMA CHEAT MEAL: SO WIRD DIE KLEINE SÜNDE ZUM LEISTUNGSBOOSTER

Yeah, Cheat Day! Moment mal, ein ganzer Tag, an dem du offensichtlich ungesundes Essen in dich reinstopfst – kann das deine Performance fördern? Nein, und genau deswegen macht es Sinn, aus dem oft gefeierten Cheat Day pro Woche ein einziges Cheat Meal zu machen. Bei dieser Mahlzeit, die du idealerweise nach dem Training oder Wettkampf einplanen solltest, darfst und sollst du alles essen, was dir schmeckt. Psychologisch ist es nämlich enorm wichtig, keinen ewigen Verzicht zu trainieren, sondern sich gelegentlich auch Leckereien zu gönnen, selbst wenn diese ungesund sind. Nur so bleibst du mit deiner neuen Ernährungsweise langfristig am Ball.

Abgesehen von der mentalen Komponente hält das wöchentliche Cheat Meal auch deinen Stoffwechsel flexibel. Das, so konnten diverse Untersuchungen belegen, heizt sowohl Fettverbrennung als auch Muskelaufbau nachfolgend an – jedoch nur, wenn du nach dieser Ausnahme-Mahlzeit sofort wieder regulär (sprich: sauber) isst. Wird aus dem Cheat Meal ein ganzer Tag (oder sogar mehrere), wirkt sich das wiederum negativ auf deine Leistungsfähigkeit aus.

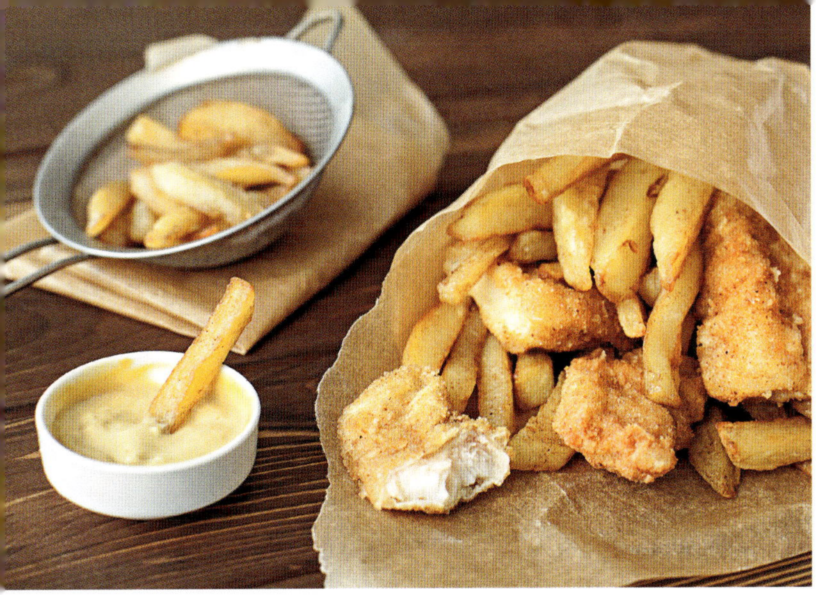

Wie du diese spezielle Food-Situation umsetzen solltest? Ganz nach deinem Geschmack. Cheeseburger, Hotdogs, Pizza: Gönn dir, worauf du Lust hast – inklusive Softdrink und Dessert. Einzige Regel: Stell sicher, dass genügend Eiweiß enthalten ist. Wenn du also zwischen einem Burger und einer Portion Pommes schwankst, solltest du besser den Burger mampfen. Noch ein Tipp: Plane einen festen Tag für dein Cheat Meal ein, sodass du immer eine Woche Abstand dazwischen hast. So kannst du dich zudem immer schon im Voraus auf die Geschmacksexplosion freuen. Natürlich werden dir aber auch die sauberen Rezepte schmecken.

WAS DU FÜR DEINE NEUE ERNÄHRUNG IN DER KÜCHE HABEN SOLLTEST

Auf der einen Seite dürfen einige Lebensmittel, etwa Cornflakes und Nudeln, aus deiner Küche verschwinden. Dafür finden sich dort Neulinge wie Cashewmus oder Kurkuma ein. Hier kommt eine Übersicht, die dir zeigt, wo du deine Spezialzutaten herbekommst.
Abgesehen von den hier genannten Lebensmitteln solltest du dir einmal wöchentlich eine Einkaufsliste machen, um die für den anstehenden Wochenplan vorgesehenen Zutaten vorrätig zu haben. Je besser du planst, desto seltener musst du für kleine Einkäufe in den Supermarkt rennen. Tipp: Die Listen-App Wunderlist erleichtert dein Food-Shopping enorm.

Wo kaufe ich die ganzen Spezialzutaten?

Bioladen

- Kokosöl
- Nussmus
- Ghee
- Kakao
- Kaffee/Grüntee

Supermarkt

- Nüsse
- Kokoswasser
- Mandelmehl
- Kokosmehl
- Mandelmilch
- Weide-Butter

Asialaden

- Currypaste
- Tapiokastärke
- Kokosmilch
- Kurkuma
- Chilipulver

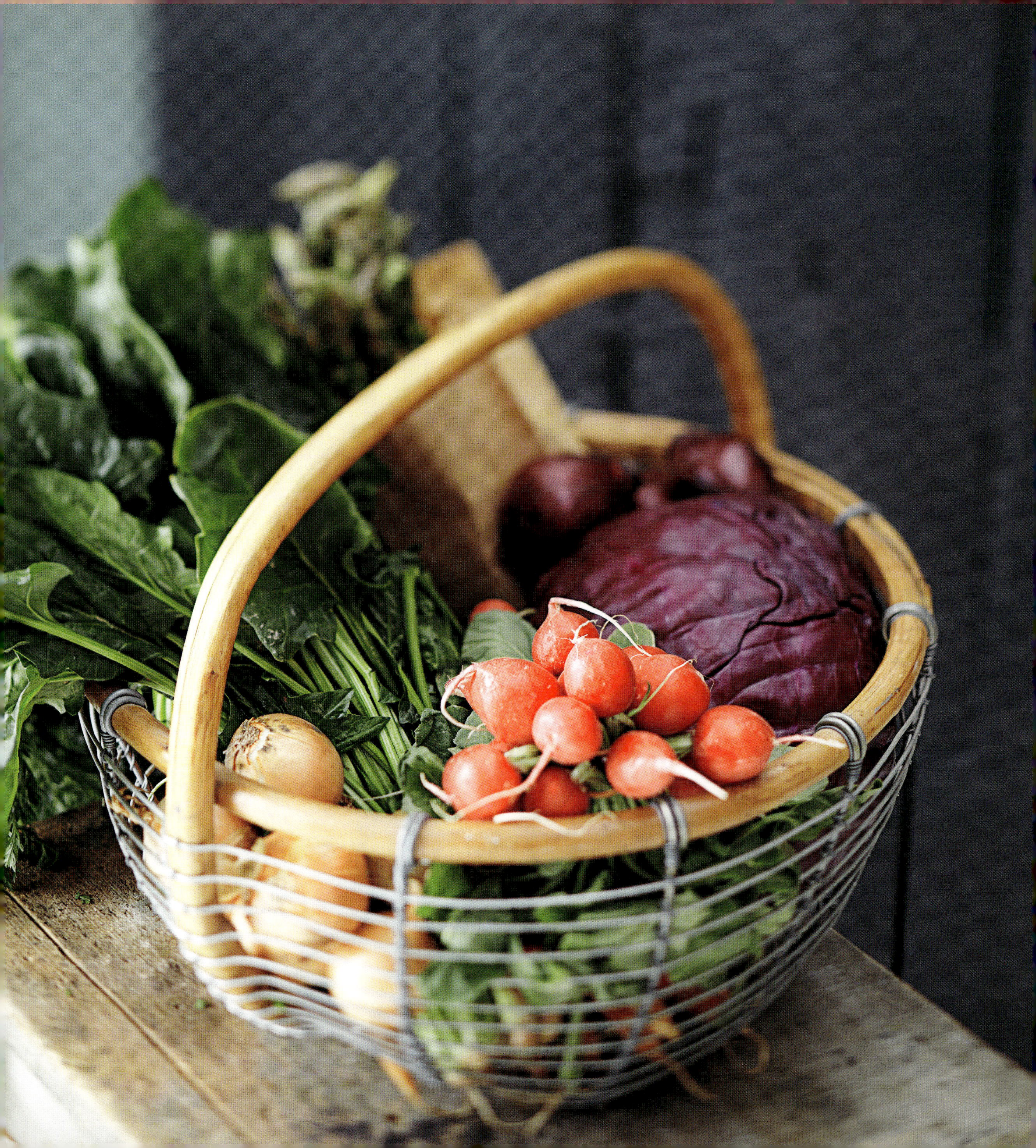

WELCHE REZEPTE DICH AUFS NÄCHSTE LEVEL PUSHEN

Mit dem Handwerkszeug aus den letzten Abschnitten kannst du dir nun deine eigenen Rezepte zusammenstellen. Doch um dir den perfekten Start in die neue Sporternährung zu ermöglichen, erhältst du in diesem Kapitel je fünf bewährte und leckere Athletenrezepte für Frühstück, Mittag- und Abendessen sowie die besten fünf Mahlzeiten nach dem Training.

Hinweis: Jedes Rezept gilt für eine Person. Frauen ziehen einfach ein Viertel der Menge jeder Zutat ab.

FRÜHSTÜCK

SPIEGELEIER MIT PAPRIKA

- 6 Eier
- 1 TL Kokosöl zum Braten
- 2 große Tomaten
- 1 EL geschrotete Leinsamen
- etwas Salz und Pfeffer
- 1 TL Thymian

Die Eier am Pfannenrand aufschlagen und im Kokosöl anbraten. Unterdessen die Tomaten waschen, klein schneiden, auf einem Teller anrichten und mit Leinsamen, Salz und Pfeffer optimieren. Eier mit Thymian, Salz und Pfeffer würzen und je nach gewünschtem Bräunungsgrad aus der Pfanne nehmen. Ein starker Start in den Tag!

ZITRUS-FORELLE MIT GURKE

- 100 g geräucherte Forelle
- 1 TL Limettensaft
- 1 kleine Gurke
- 1 EL Leinsamen
- 1 TL Thymian

Die Forelle auf einem Teller mit Limettensaft beträufeln. Die Gurke in mundgerechte Stücke schneiden, dann mit Leinsamen und Thymian belegen. Auftanken und durchstarten!

ERDBEER-SMOOTHIE

- 10 Erdbeeren
- 1 Avocado
- 2 EL Whey-Protein (Geschmack nach Wahl, ideal: Erdbeer oder Vanille)
- 1 TL Leinsamen
- 300 ml Wasser

Alle Zutaten in den Mixer geben und circa 1 Minute kräftig durchfeuern lassen. Wohl bekomm's!

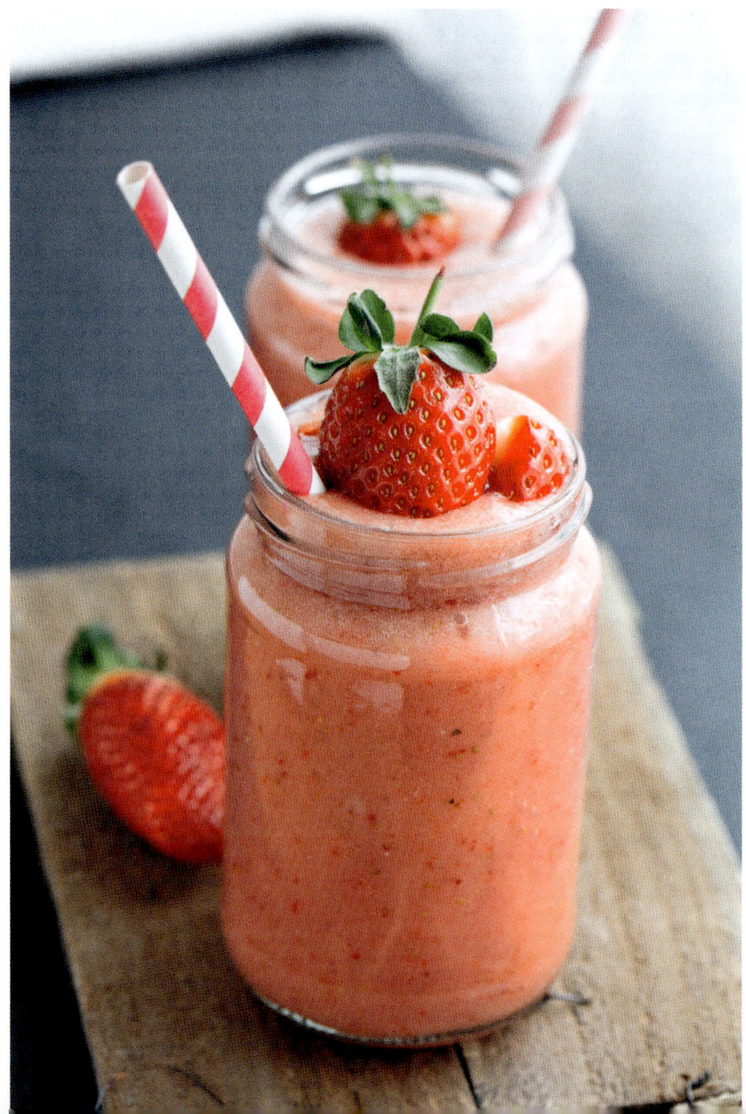

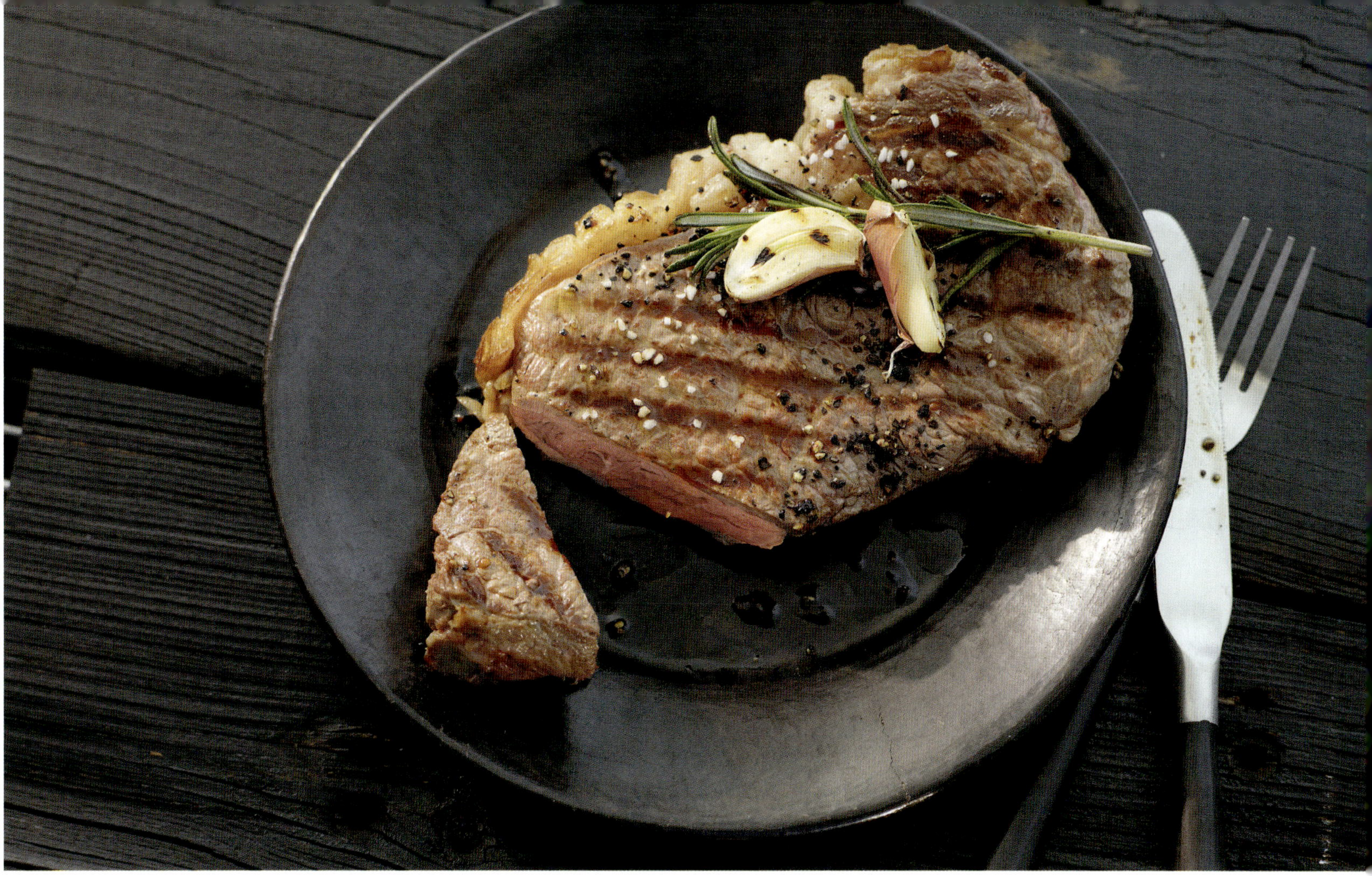

RUMPSTEAK MIT AVOCADO

- 250 g Rumpsteak
- 1 TL Kokosöl
- 1 Avocado
- 1 TL Leinsamen
- 1 TL Kurkuma
- 1 EL Limettensaft
- etwas Salz und Pfeffer

Das Fleisch in einer Pfanne im Kokosöl medium braten. In der Zwischenzeit die Avocado entkernen und auf einen Teller legen. Beide Hälfen mit Leinsamen, Kurkuma, Limettensaft und Salz toppen. Das Fleisch ebenfalls salzen und pfeffern. Dann nur noch genießen!

RÜHREI MIT CHORIZO UND PAPRIKA

- ½ Chorizo (spanische Wurst)
- 1 TL Ghee
- 6 Eier
- 1 rote Paprika

Die Wurst in kleine Stückchen schneiden und in einer Pfanne im Ghee anbraten. Währenddessen die Eier in einer Schale gründlich verquirlen und die Paprika klein schneiden. Paprika zur Wurst geben und ebenfalls kurz anbraten. Dann die Eier dazugeben und unter regelmäßigem Rühren erhitzen, bis das Ganze fest wird. Schmecken lassen!

MITTAGESSEN

SCHNELLE HÄHNCHENPFANNE

- 250 g Hähnchenbrustfilet
- 1 TL Kokosöl
- etwas Salz und Pfeffer
- 1EL Olivenöl
- 1 Zucchini
- 1 Aubergine
- 1 rote Paprika
- ½ Bund Frühlingszwiebeln
- 5 Oliven (ohne Stein)
- 1 TL Oregano
- 1 TL Basilikum
- 1 TL Chilipulver
- 1 TL geschrotete Leinsamen

Das Hähnchen in mundgerechten Stückchen in einer mit Kokosöl geölten Pfanne gut durchbraten, salzen und pfeffern. In der Zwischenzeit das Gemüse ebenfalls in mundgerechte Stücke beziehungsweise Würfel schneiden. Das Gemüse in einer zweiten Pfanne im Olivenöl bei mittlerer Hitze anbraten (erst Zucchini, Aubergine und Paprika, dann Zwiebeln und Oliven). Das Gemüse zudem mit den Gewürzen verfeinern. Die Inhalte beider Pfannen schließlich miteinander vermengen. Auf einem Teller anrichten und mit den Leinsamen toppen. Nun nur noch schmecken lassen!

CARPACCIO-SALAT

- 25 g gekühltes oder tiefgekühltes Carpaccio
- 2 Handvoll Rucola
- 1 Avocado
- 1 Handvoll Walnüsse
- 1 EL Balsamicoessig
- 1 EL Olivenöl
- ½ TL Senf
- etwas Salz und Pfeffer

Carpaccio, wenn tiefgekühlt, auf zwei Tellern auslegen und antauen lassen. Unterdessen den Rucola waschen, die Avocado entkernen und in mundgerechten Stückchen auf das Fleisch legen. Die Walnüsse ebenfalls auf das Fleisch legen. Schließlich aus Balsamico, Olivenöl, Senf, Salz und Pfeffer in einer Tasse das Dressing anrühren und über den Carpaccio-Teller geben. Bon appétit!

P.S. Auf dem Foto rechts ist eine Variation des Gerichts mit Tomaten, Parmesan und Pinienkernen zu sehen.

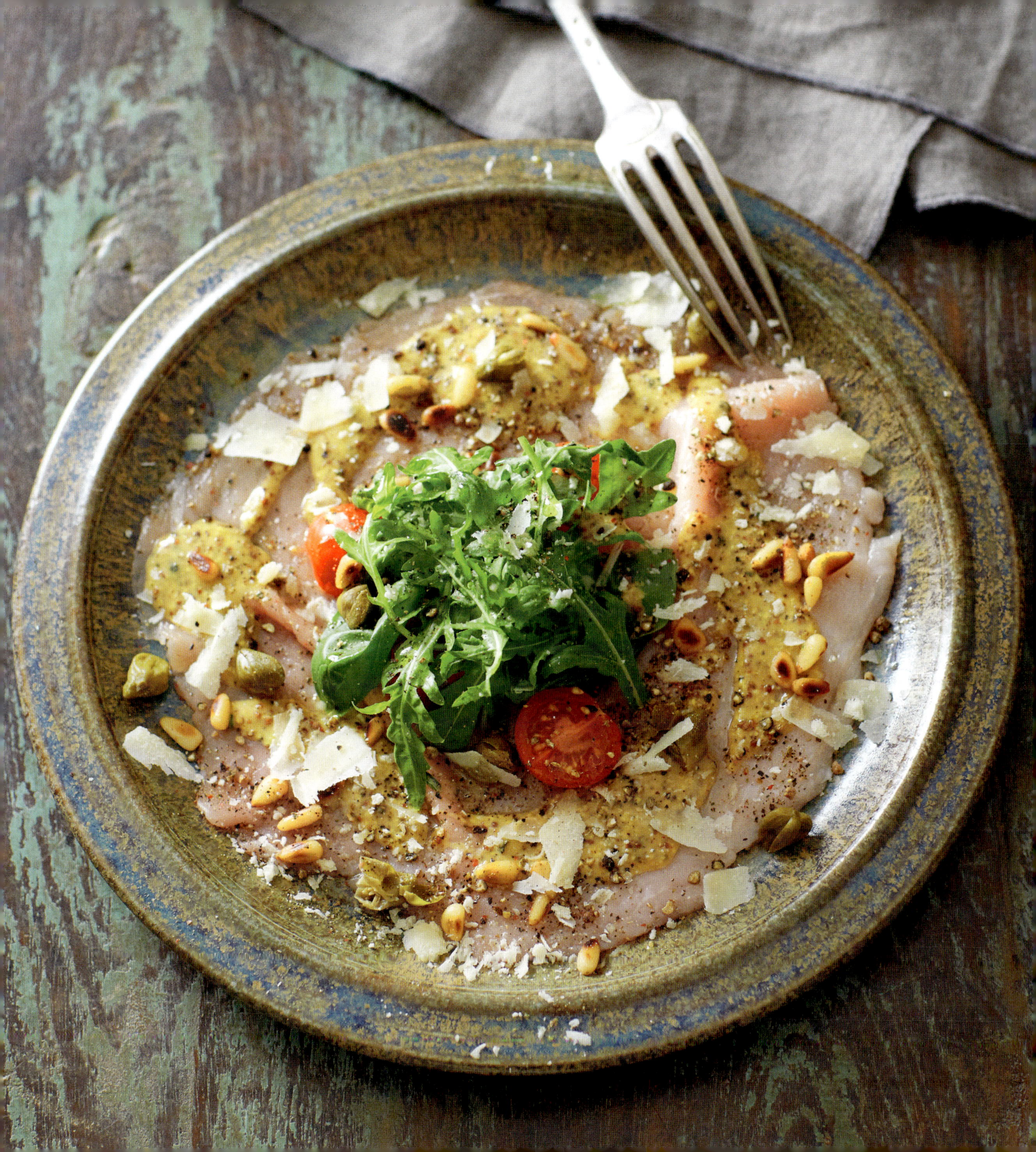

SCHARFES BROKKOLI-OMELETT

- 6 Eier
- ½ TL Chilipulver
- etwas Salz und Pfeffer
- 25 ml Kokosmilch
- 1 TL Kokosöl
- 1 Strunk Brokkoli

Die Eier mit dem Chilipulver, Salz, Pfeffer und Kokosmilch in einer großen Schüssel gründlich miteinander verquirlen. Eine ofenfeste Pfanne mit dem Kokosöl erhitzen. Unterdessen den Brokkoli waschen und in kleine Röschen schneiden. Eier-Mix und Brokkoli in die Pfanne geben. Kurz anbraten, bis der Rand stockt (ohne zu rühren), dann die Pfanne in den Ofen geben, bis das Omelett eine feste Konsistenz hat. Vernaschen!

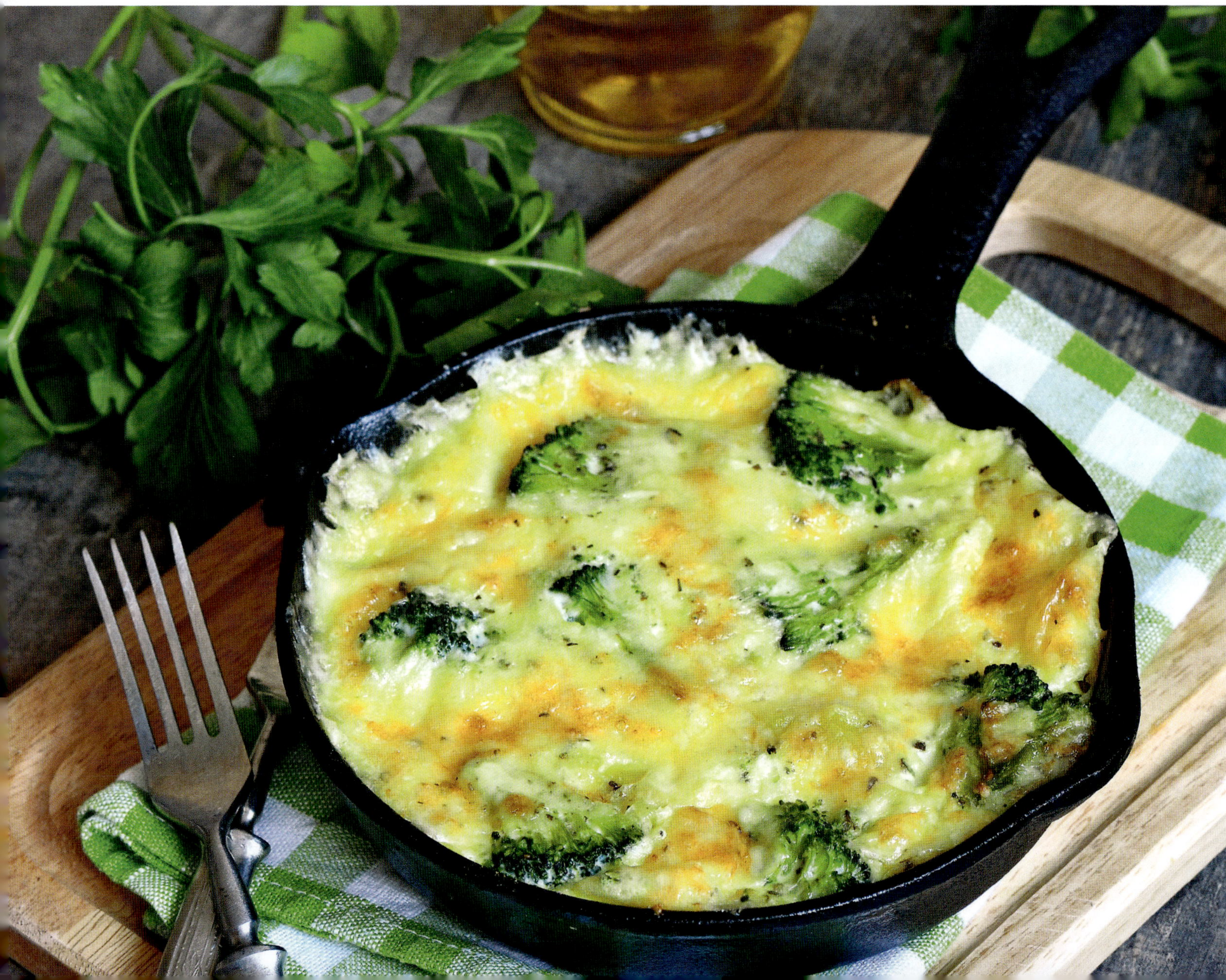

KICHERERBSENBÄLLCHEN MIT KRAUTSALAT

- 2 Dosen/Gläser Kichererbsen (in Wasser eingelegt)
- 1 Handvoll frische Petersilie
- 1 TL Cumin (Kreuzkümmel)
- 1 TL Koriander
- 1 TL Cayennepfeffer
- 1 mittelgroßes Ei
- etwas Salz
- 1 TL Kokosöl
- 5 EL Bio-Krautsalat aus dem Glas
- 1 Handvoll grüne Oliven, mit Mandeln gefüllt

Die Kichererbsen abgießen, gründlich abspülen, abtropfen lassen und in eine Schüssel geben. Die Petersilie, Cumin, Koriander, Cayennepfeffer, Ei und Salz ebenfalls hinzufügen. Nun die Masse mit einem Pürierstab gründlich pürieren. Daraus 8 bis 10 runde, mundgerechte Bällchen formen und diese im Kokosöl von allen Seiten braten. In der Zwischenzeit den Krautsalat und die Oliven auf einem Teller anrichten. Sind die Bällchen von allen Seiten gleichmäßig gebräunt, ebenfalls dazugeben. Guten Appetit!

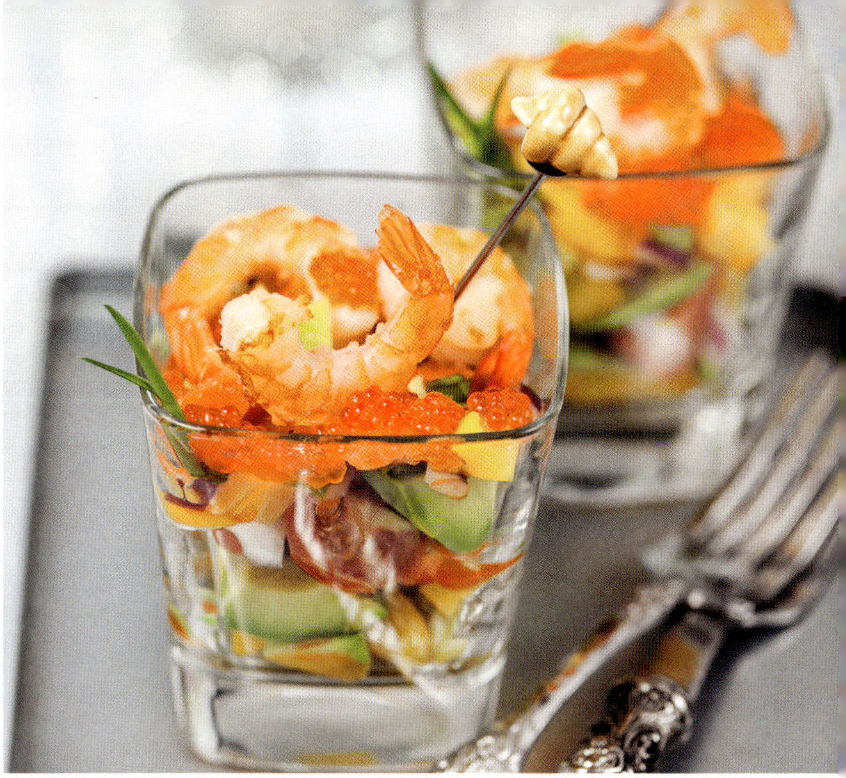

MEXIKANISCHER SHRIMP-COCKTAIL

- 250 g Garnelen
- 1 Knoblauchzehe
- ½ rote Zwiebel
- 1 Handvoll frischer Koriander
- 100 ml passierte Tomaten
- 1 EL frischen Limettensaft
- etwas Salz und Pfeffer
- 1 TL Chilipulver
- 1 TL Paprikapulver
- 1 reife Avocado

Die Garnelen, falls tiefgekühlt, auftauen lassen. Knoblauch, Zwiebel und Koriander fein hacken und mit den restlichen Zutaten, abgesehen von der Avocado, in einer großen Schüssel gründlich vermengen. Die Avocado in Würfel schneiden und vorsichtig unterheben. Die Schüssel schließlich in den Kühlschrank stellen und, wenn möglich, 2 bis 3 Stunden ziehen lassen. Dann genießen!

ABENDESSEN

HACK-LAUCH-CASHEW-PFANNE

- 250 g Rinderhack
- 2 TL Kokosöl
- 1 Stange Lauch
- 5 Champignons
- 150 ml Wasser
- 3 EL Cashewmus
- etwas Salz und Pfeffer
- 2 TL Rosmarin

Das Hack in einem Teelöffel Kokosöl durchbraten. In der Zwischenzeit den Lauch klein schneiden und die Pilze mit einem Küchentuch säubern. Hack aus der Pfanne nehmen und auf einem tiefen Teller zwischenlagern. Nun den Lauch und die Pilze in einem weiteren Teelöffel Kokosöl anbraten. Jetzt erst das Wasser, dann das Cashewmus in die Pfanne geben und darin einrühren, bis es sich komplett aufgelöst hat. Den Pfanneninhalt einmal aufkochen. Das Hack zurück in die Pfanne geben und kräftig umrühren. Schließlich das Ganze mit Salz, Pfeffer und Rosmarin würzen. Fertig!

OFEN-LACHS MIT GEDÜNSTETEM BROKKOLI

- 300 g Lachs
- 2 EL Olivenöl
- 1 kleines Stück Ingwer
- ½ Knoblauchzehe
- etwas Salz und Pfeffer
- 1 Strunk Brokkoli
- 1 TL Leinsamen

Den Backofen auf 200 Grad Celsius vorheizen. Unterdessen den Lachs in eine Auflaufform legen und mit Olivenöl, fein gehacktem Ingwer und Knoblauch sowie Salz und Pfeffer belegen. Dann für etwa 15 bis 20 Minuten in den Ofen schieben. In der Zwischenzeit einen Topf mit Wasser zum Kochen bringen. Darüber die Brokkoli-Röschen etwa 5 bis 8 Minuten dünsten. Schließlich auf einem Teller anrichten, mit Leinsamen garnieren und mit Salz sowie Pfeffer würzen. Zusammen mit dem Lachs genießen!

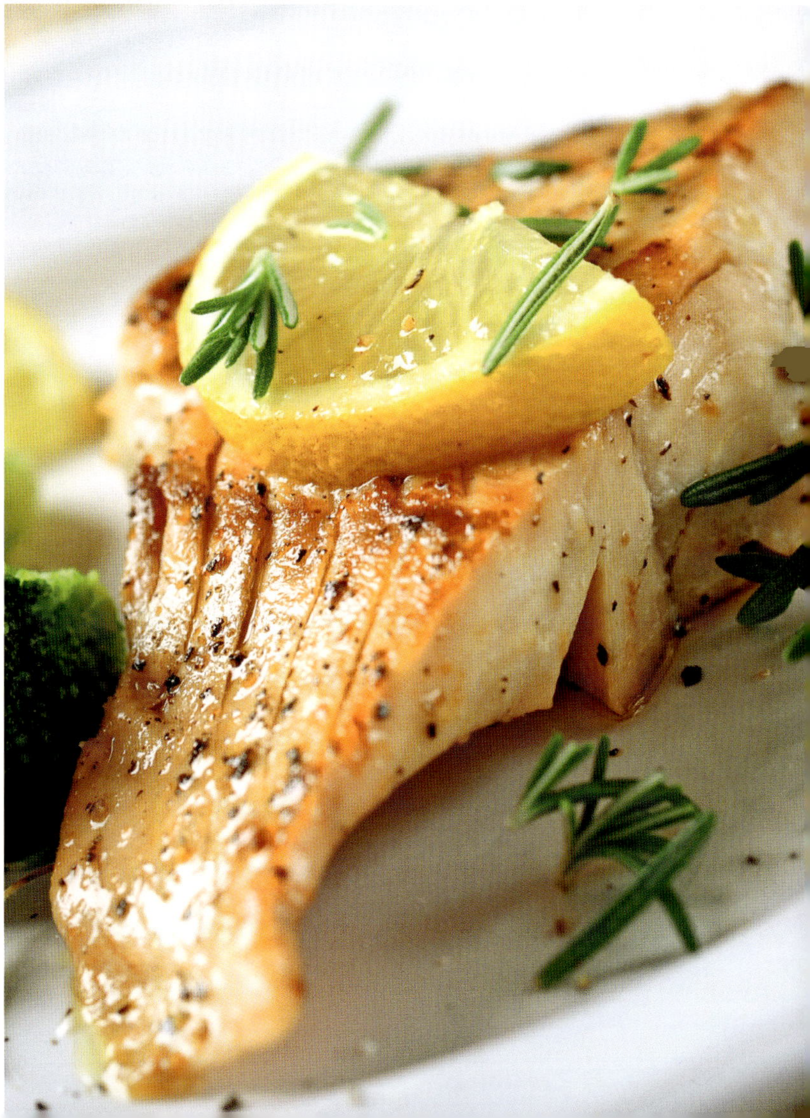

POWER-PIZZA

- 125 g Pfeilwurzelmehl
- 40 g + 1–2 EL Kokosmehl
- 1 TL Meersalz
- je 1 TL Oregano, Basilikum und Thymian
- 250 ml Olivenöl
- 200 ml warmes Wasser
- 1 Ei (verquirlt)
- 125 ml passierte Tomaten
- 1 Knoblauchzehe
- 1 Zwiebel
- etwas Salz, Pfeffer und Chilipulver
- je 1 TL Oregano, Thymian und Basilikum
- 1 rote Paprika
- 6–8 Scheiben Bio-Salami

Den Ofen auf 230 Grad Celsius vorheizen. Das Pfeilwurzelmehl mit 40 Gramm Kokosmehl, dem Salz und den Kräutern in einer Schüssel miteinander gründlich vermengen. Das Olivenöl und Wasser hinzufügen und erneut umrühren. Dann das verquirlte Ei einrühren. Schließlich langsam das weitere Kokosmehl einrühren, bis ein leicht klebriger Teig entsteht. Den Teig auf eine mit Pfeilwurzelmehl bestäubte Oberfläche legen und über die Fläche rollen, bis der Teigball weniger klebt. Den Teig nun auf einem Backblech zwischen zwei Backpapiere legen. Dazwischen ausrollen. Das obere Backpapier entfernen und die Pizzateig im Ofen 12 bis 15 Minuten backen lassen. In der Zwischenzeit aus den passierten Tomaten, Knoblauch- und Zwiebelwürfeln sowie den übrigen Gewürzen eine Tomatensauce zusammenrühren. Die Pizza damit sowie mit der gewürfelten Paprika und der Salami belegen. Schließlich erneut für weitere 10 Minuten in den Ofen geben.

HÄHNCHEN-UNTERSCHENKEL MIT ROMANESCO

- 500 g Hähnchen-Unterschenkel
- 3 EL Olivenöl
- 1 TL Paprikapulver
- etwas Salz und Pfeffer
- 1 Knoblauchzehe
- 1 Romanesco-Kopf

Backofen auf 200 Grad Celsius vorheizen. Hähnchen-Unterschenkel auf dem Backpapier mit Olivenöl beträufeln, mit Paprika würzen, salzen und pfeffern. Die Unterschenkel etwa 45 Minuten knusprig backen. Etwa 5 Minuten vor Ende der Backzeit die Knoblauchzehen gepresst oder fein gehackt über dem Hähnchen verteilen. Unterdessen den Romanesco bissfest kochen. Beides gemeinsam anrichten. Guten Appetit!

BUTTER-RÜHREI MIT SCHNITTLAUCH

- 3 EL irische Butter
- 6 Eier
- etwas Salz, Pfeffer
- 1 Zucchini
- 1 EL klein gehackter Schnittlauch

2 Esslöffel Butter in einer Pfanne erwärmen. In der Zwischenzeit die Eier mit Salz und Pfeffer in einer Schüssel verrühren, die Zucchini in Scheiben schneiden und den Schnittlauch klein hacken. Die flüssige Butter in den Ei-Mix rühren. 1 weiteren Esslöffel Butter in die Pfanne geben, dann die Zucchini auf mittlerer Hitze anbraten. Nach 3 Minuten den Eier-Butter-Mix dazugeben und unter gelegentlichem Rühren erwärmen, bis ein festes Rührei entsteht. Zum Schluss mit Schnittlauch garnieren.

POST-WORKOUT-REZEPTE

LAMM-CURRY MIT REIS

- 250 g Reis
- 250 g Lammrücken
- 1 TL Kokosöl
- 1 Zucchini
- ½ Aubergine
- 250 ml Kokosmilch
- 1 TL rote oder gelbe Currypaste
- etwas Salz und Pfeffer

Den Reis in einem Topf nach Packungsanleitung zubereiten. Lamm in mundgerechte Stücke schneiden und im Öl in einer Pfanne gut durchbraten. Unterdessen die Zucchini und Aubergine würfeln und in einer zweiten Pfanne anbraten. Fleisch mit Kokosmilch ablöschen und die Currypaste darin gut auflösen. Gemüse unterrühren. Das Ganze nach Geschmack salzen und pfeffern. Gute Gains!

BACON-CHILI MIT SÜSSKARTOFFELN

- 2 mittelgroße Süßkartoffeln
- 3 Scheiben Bacon
- 1 Knoblauchzehe
- ½ Zwiebel
- 1 rote Paprika
- 250 g Rinderhack
- etwas Salz und Pfeffffer
- 250 g passierte Tomaten
- 250 g gestückelte Tomaten
- ½ EL Knoblauchpulver
- ½ EL Chilipulver
- 1 TL Kreuzkümmel
- 1 TL Cayennepfeffer

Den Ofen auf 200 Grad Celsius vorheizen. Süßkartoffeln schälen, vierteln und darin etwa 60 Minuten backen. In der Zwischenzeit den Bacon in kleine Stückchen schneiden und in einer großen Pfanne anbraten. Knoblauch und Zwiebel fein hacken und ebenfalls in die Pfanne geben. Auch die gestückelten Paprika dazu! Sind alle Zutaten gut angebraten, den Inhalt der Pfanne in eine große Schüssel geben. Das ausgetretene Ba-

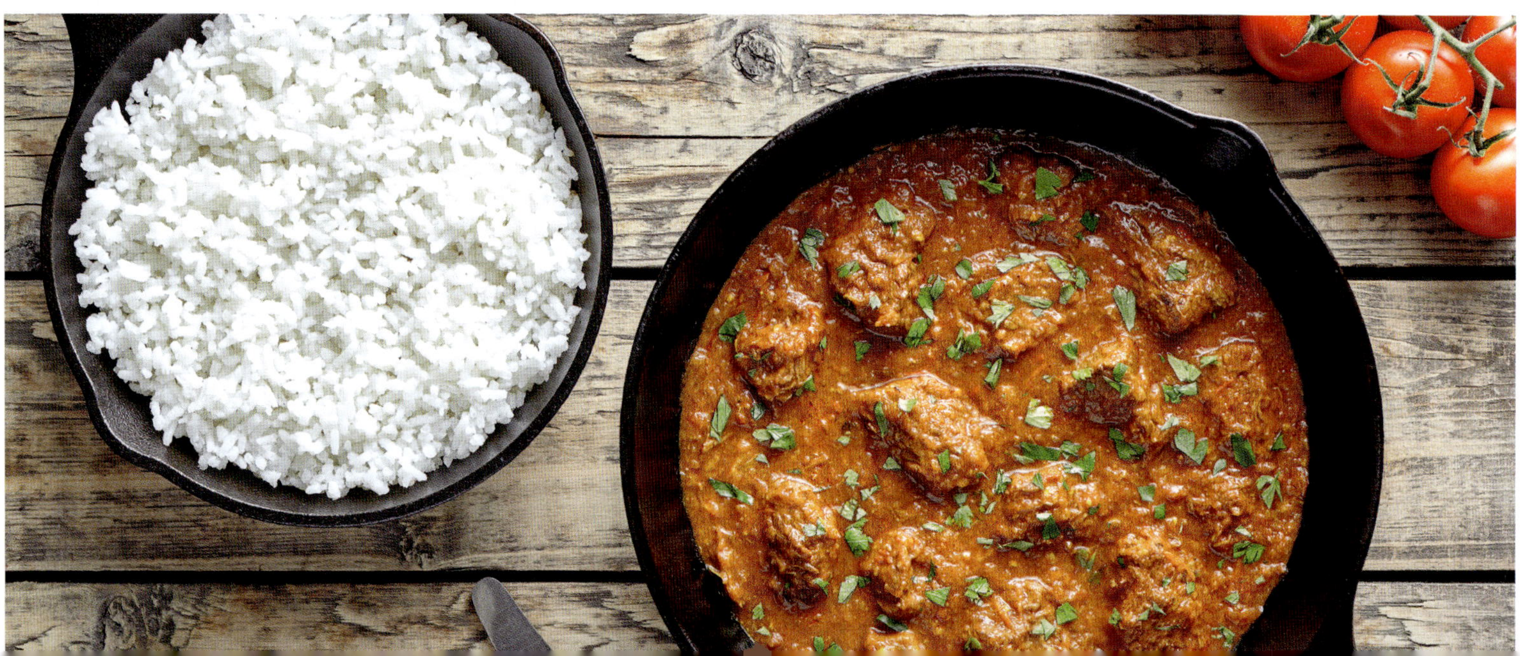

con-Fett sollte dabei in der Pfanne bleiben. Nun das Hack in der gleichen Pfanne durchbraten, salzen, pfeffern und mit den passierten und den gestückelten Tomaten ablöschen.
Gut vermischen und mit den restlichen Gewürzen abschmecken. Gemüse-Bacon-Mix ebenfalls unterrühren. Jetzt nur noch schmecken lassen!

SÜSSKARTOFFEL-SMOOTHIE

- 2 mittelgroße gekochte Süßkartoffeln
- 300 ml Wasser
- 2 EL Schoko-Whey
- 1 TL Maca
- ½ TL Vanille
- etwas Cashewbruch

Alle Zutaten in den Mixer geben und etwa 1 Minute kräftig durchfeuern lassen. Prost, ihr Gains!

OFEN-LACHS MIT KOKOS-REIS

- 350 g Lachsfilet
- 2 EL Olivenöl
- 1 kleines Stück Ingwer
- ½ Knoblauchzehe
- etwas Salz und Pfeffer
- 50 g weißer Reis
- ½ Dose Kokosmilch
- 1 Strunk Brokkoli
- 1 TL Leinsamen

Den Backofen auf 200 Grad Celsius vorheizen. Unterdessen den Lachs in eine Auflaufform legen und mit Olivenöl, fein gehacktem Ingwer und Knoblauch sowie Salz und Pfeffer belegen. Dann für etwa 15 bis 20 Minuten in den Ofen schieben. Unterdessen den Reis nach Packungsanleitung zubereiten, jedoch statt Wasser Kokosmilch verwenden (vorher gut umrühren). Regelmäßig rühren! Nun einen Topf mit Wasser zum Kochen bringen. Darüber die Brokkoli-Röschen etwa 5 bis 8 Minuten dünsten. Schließlich auf einem Teller anrichten, mit Leinsamen garnieren und mit Salz sowie Pfeffer würzen, bevor du dir das Ganze zusammen mit dem Lachs servierst.

HÄHNCHEN-GESCHNETZELTES MIT SÜSSKARTOFFEL-POMMES

- 2 große Süßkartoffeln
- 250 Gramm Hähnchenbrustfilet
- 1 TL Kokosöl
- ½ TL Paprikapulver
- ½ TL Kreuzkümmelpulver (Cumin)
- etwas Salz und Pfeffer
- 1 Avocado
- ½ Zwiebel
- 1 TL Limettensaft
- ½ TL Chilipulver

Backofen auf 200 Grad Celsius vorheizen. Unterdessen die Süßkartoffeln in Pommes-Streifen schneiden, auf einem Backblech verteilen und in den Ofen schieben. Dort etwa 30 Minuten knusprig backen lassen. In der Zwischenzeit das Hähnchen in mundgerechte Stücke schneiden und in einer Pfanne mit Kokosöl gut durchbraten. Dabei mit Paprika, Kreuzkümmel, Salz und Pfeffer würzen. Während die Pfanne brutzelt, die Avocado entkernen und mit einer Gabel auf einem großen Teller zu Mus verarbeiten. Fein gehackte Zwiebeln, Limettensaft und Chili dazugeben und gut vermengen. Hähnchen, Pommes und Guacamole zusammen anrichten und schmecken lassen.

DIE BESTEN SNACK-KOMBIS FÜR ZWISCHEN-DURCH

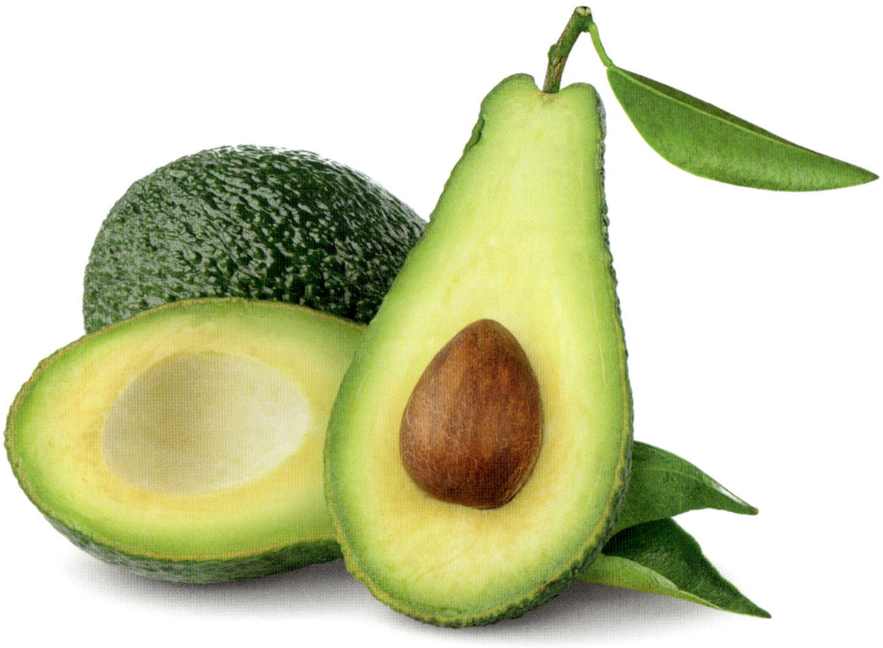

ZWISCHENMAHLZEIT: SUPERFOOD-KOMBI 1

- 1 Handvoll Paranüsse
- 1 Handvoll Mandeln
- 1 Handvoll Gojibeeren

Alle Zutaten in einer kleinen Schüssel umrühren.

ZWISCHENMAHLZEIT: SUPERFOOD-KOMBI 2

- 1 Handvoll Haselnüsse
- 2 Stücke Schokolade (mindestens 75 Prozent Kakaoanteil)
- 1 Handvoll gerösteter Kokos-Flakes (gibt's im Bioladen)

Die Schokolade in kleine Stückchen brechen, dann mit den übrigen Zutaten in einer Schüssel vermengen.

ZWISCHENMAHLZEIT: GRÜNE KOMBI

- 1 Avocado
- ½ Gurke
- etwas Salz und Pfeffer
- 1 Spritzer Limettensaft

Die Gurke der Länge nach aufschneiden. Dann die Avocado entkernen und das Fleisch auf einem Teller mit einer Gabel gründlich zu einer Creme zerdrücken. Diese nun salzen, pfeffern und mit Limettensaft perfektionieren. Die Avocadocreme schließlich auf den Gurkenteilen drapieren.

VOR DEM WORK-OUT: FATBURNER-BIRNE

- 1 Birne
- 1 TL Ceylon-Zimt

Die Birne in Scheiben schneiden und diese gleichmäßig mit Zimt versehen. Wenn möglich, für 5 Minuten bei 200 Grad Celsius in den Ofen geben.

BULLETPROOF-COFFEE

- 1 Tasse schwarzen Kaffee
- 1–2 EL irische Butter
- 1 TL Ceylon-Zimt

Alle Zutaten für 30 Sekunden in einen Mixer geben und gut durchfeuern. Prost!

Apropos Planung! Wie du die abgebildeten Rezepte in deine Food-Woche einbauen kannst, erfährst du nun zum krönenden Abschluss.

Beispiel-Woche

Montag (abends Training)	**Dienstag**	**Mittwoch (abends Training)**	**Donnerstag**	**Freitag (abends Training)**	**Samstag**	**Sonntag (vormittags Wettkampf)**
Rumpsteak mit Avocado	Zitrus-Forelle mit Gurke	Erdbeer-Smoothie	Rumpsteak mit Avocado	Erdbeer-Smoothie	Rührei mit Chorizo und Paprika	Spiegeleier mit Paprika
Mexikanischer Shrimp-Cocktail	Kichererbsen-Bällchen mit Krautsalat	Hack-Lauch-Cashew-Pfanne	Scharfes Brokkoli-Omelett (x 2)	Scharfes Brokkoli-Omelett	Carpaccio-Salat	Cheat Meal
Süßkartoffel-Smoothie	Hack-Lauch-Cashew-Pfanne (x 2)	Lamm-Curry mit Reis (x 2)	Lamm-Curry (ohne Reis)	Hähnchen-Geschnetzeltes mit Süßkartoffel-Pommes	Hähnchen-Unterschenkel mit Romanesco	Ofen-Lachs mit Kokos-Reis

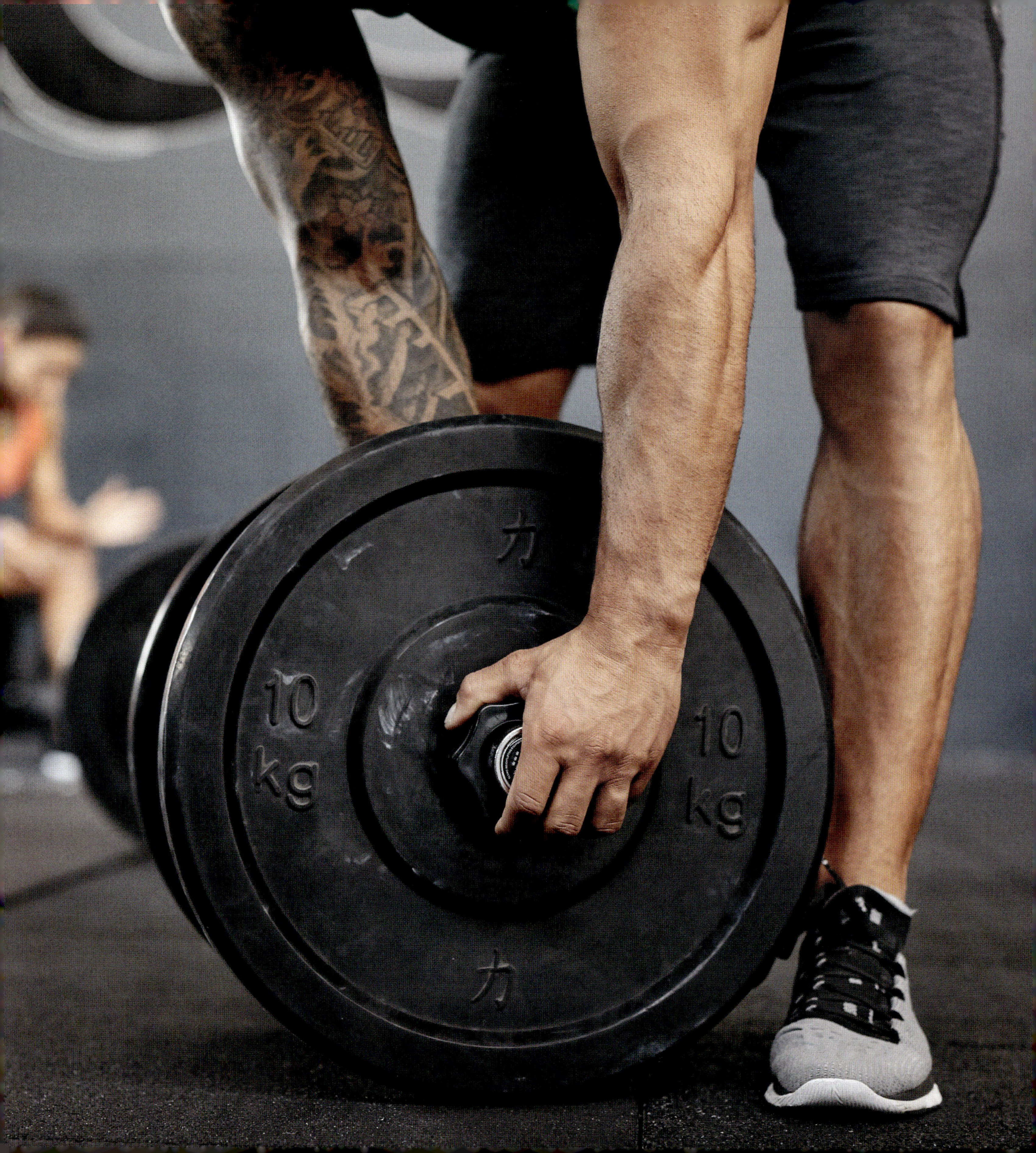

力
10
kg
10
kg
力

Kapitel 4: Übungen

In deinem Trainingsprogramm sind die Übungen sehr abwechslungsreich und anspruchsvoll. Alle Übungen sind sowohl für Frauen als auch für Männer geeignet. Du trainierst mit Kurzhanteln, Langhantel, am Rack und dem eigenen Körpergewicht. Die Übungen sind meist mehrgelenkig, sodass du gleich mehrere Muskelgruppen in einer Übung aktivierst. Bei einer eingelenkigen Übung bewegen die arbeitenden Muskeln im Wesentlichen nur ein Gelenk. Ein Beispiel ist der Bizeps-Curl, bei dem die Bewegung nur im Ellbogengelenk erfolgt. Alle anderen Übungen fallen unter den Begriff der mehrgelenkigen Übungen, bei denen die arbeitende Muskulatur eine Vielzahl von Gelenken bewegt. Ein Beispiel für eine mehrgelenkige Übung ist die Kniebeuge, an der das Hüft-, Knie- und Sprunggelenk beteiligt sind.

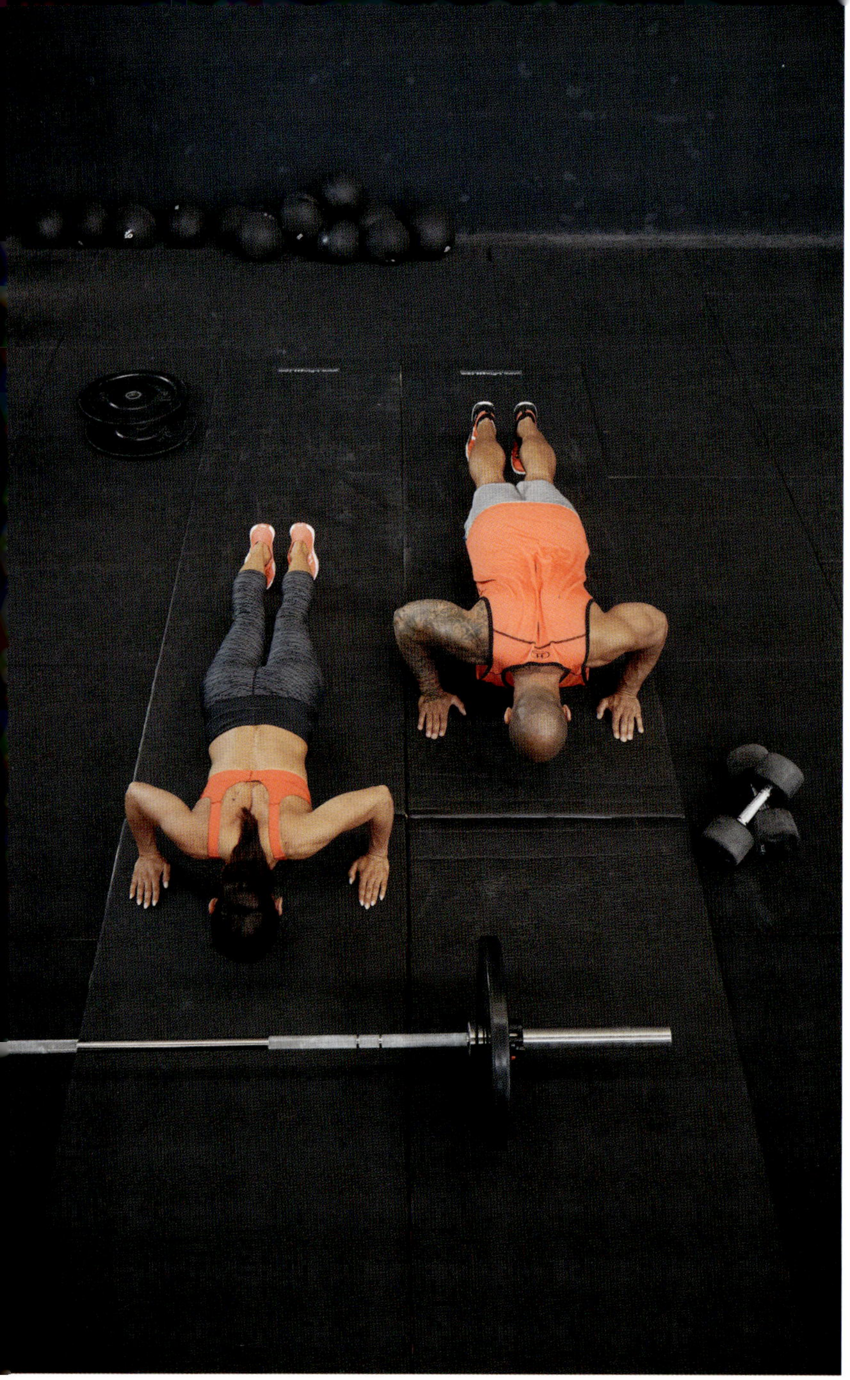

Grundübungen

Übungen, bei denen hauptsächlich eine große Muskelgruppe trainiert werden soll, dabei aber mehrere Gelenke und damit auch mehrere Muskelgruppen zum Einsatz kommen, werden auch als Grundübung bezeichnet. Ein Beispiel ist das Bankdrücken. Mit dieser Übung soll hauptsächlich die Brustmuskulatur trainiert werden. Das Bankdrücken fordert aber nicht nur die Muskeln der Brust, sondern beansprucht auch die Schulter- und Armstreckmuskulatur. Weitere typische Grundübungen sind zum Beispiel Kniebeugen und Kreuzheben. Grundübungen können mit sehr hohen Gewichten ausgeführt werden, daher eignen sie sich besonders für den Aufbau von Kraft und Muskelmasse.

Isolationsübungen

Den Gegensatz zu den Grundübungen bilden die Isolationsübungen. Hierbei wird bewusst eine Muskelgruppe gesondert (isoliert) von den anderen Muskelgruppen trainiert. Für die Ausführung der Übung ist dann nur ein Gelenk beteiligt. Ein Beispiel ist das Beinstrecken am Gerät. Hierbei erfolgt die Bewegung nur im Kniegelenk. Die Muskeln der Oberschenkelvorderseite werden dabei isoliert aktiviert. Eine Grundübung wie die Kniebeuge beansprucht hingegen die Ober- und Unterschenkel- sowie die Gesäßmuskulatur.

Komplexe Übungen sind mehrgelenkige Bewegungen, die die koordinierte Tätigkeit einer Vielzahl von Muskelgruppen benötigen. Bankdrücken ist ein gutes Beispiel dafür, da hier sowohl das Schultergelenk als auch die Ellbogen involviert sind (um genau zu sein, sind auch die Handgelenke involviert). Wenn es dir ernst damit ist, Fett loszuwerden und/oder Muskeln aufzubauen, sind komplexe Übungen genau das Richtige. Du wirst sehen, warum.

Der generelle Vorteil komplexer Übungen gegenüber Isolationsarbeit ist, dass sie es ermöglichen, intensiver zu trainieren. Genau wie im Falle von High Intensity Training hat dies für die körperliche Entwicklung viele Vorteile.

Hormonausschüttung

Bei der Durchführung mehrgelenkiger Übungen beanspruchst du mehrere Muskelgruppen auf einmal. Um mit der höheren Anforderung fertigzuwerden, die diese Art von Training an deinen Körper stellt, wird er dazu gedrängt, sich anzupassen. Dies wiederum stimuliert eine höhere Ausschüttung von Wachstumshormonen und Testosteron, was alle Muskeln wachsen lässt, nicht nur die, die du gerade benutzt. Das sind vor allem für uns Männer gute Nachrichten, da Testosteron unser hauptsächliches „Feelgood"-Hormon ist.

Erhöhter Stoffwechsel

Der Gebrauch so vieler Muskeln hat einen weitaus höheren Effekt auf unseren Stoffwechsel als Isolationsübungen. Diese Art von Training schaltet deine Fettverbrennung um zwei Gänge hoch. Damit wird das Abnehmen und die Reduzierung von Körperfett leichter, vor allem wenn du es mit der entsprechenden Ernährung koppelst.

Herz-Kreislauf-Training

Wenn es ums Ausdauertraining geht, denken die meisten Menschen daran, eine halbe Stunde auf dem Laufband zu ackern oder auf dem Crosstrainer Kilometer für Kilometer abzureißen. Es gibt jedoch deutlich effektivere Wege, um die überflüssigen Pfunde purzeln zu lassen. Die eine Möglichkeit ist das Sprinttraining, die andere ist das Arbeiten mit komplexen Übungen. Die hohe Anzahl an involvierten Muskeln bedeutet, dass dein Puls stark ansteigt und du so dein Herz-Kreislauf-System trainierst. Daneben entwickelt sich dein aerobes System zusammen mit den zusätzlichen Muskeln, die du aufbaust, um sie richtig versorgen zu können.
(Heißt das, du kannst im Kraftraum für einen Marathon trainieren? Nein. Heißt es, Gewichte heben bietet Vorteile bei der Verhinderung von Herzkrankheiten? Ja.)

Stabilisierung

Komplexe Übungen fordern nicht nur deine Muskeln, sondern auch deine Gelenke, Sehnen und Bänder. Die hohe Anforderung an die Koordination trainiert außerdem die kleinen Stabilisator-Muskeln. Auf diese Weise wird dein Körper in Gänze stabiler, was in gleichmäßigerer Muskelentwicklung und geringerer Verletzungsgefahr resultiert. Auf der anderen Seite ist es schon passiert, dass Menschen Stressbrüche von einseitigem Training erlitten haben.

Vorteile für den Alltag

Fast alle täglichen Bewegungen und Sportarten involvieren mehr als einen Muskel und mehr als ein Gelenk. Wann hast du das letzte Mal zu Hause etwas Schweres aufgehoben und es wie eine Hantel hoch und runter bewegt? Oder in einem Stuhl gesessen und dein Bein wiederholt nach vorne durchgestreckt? Komplexe Übungen ahmen Alltagsbewegungen nach und bauen Muskeln auf, die dich im alltäglichen Leben unterstützen.

Immer erst die richtige Ausführung lernen

Um die Verletzungsgefahr zu verringern ist es wichtig, erst die richtige Ausführung zu lernen, bevor du schweres (oder irgendein) Gewicht hinzufügst. Die richtige Form zuerst zu lernen ist am Anfang etwas langweilig, aber eine weitaus bessere Langzeitstrategie.

Leistung vor Eitelkeit

Sind wir mal ehrlich: Die meisten von uns machen Sport nicht nur, weil wir uns dadurch gut fühlen, sondern auch, weil wir ein gewisses Aussehen anstreben. Und das ist okay so. Ein wenig Narzissmus ist gesund. Sei trotzdem nicht „der Typ" im Fitnessstudio, der die meiste Zeit vor dem Spiegel verbringt. Verschiebe deine Zielsetzung von gutem Aussehen zu einem höheren Skill-Level. Versuche, deine Leistungen bei jedem Training zu verbessern. Mehr Gewicht, mehr Wiederholungen, kürzere Trainingszeit. Wenn du dich selbst in eine absolute Maschine verwandelst, wirst du danach auch wie eine aussehen. Vertrau mir. Und jetzt mach dich umgehend mit den Übungen vertraut!

WARM-UP

1. Fokussieren

Ehe du ins Training startest, solltest du dir noch einmal ganz in Ruhe deine Ziele vor Augen halten. Nimm dir 5 Minuten Zeit, reflektiere, wo du heute stehst und wo du in Zukunft hinwillst. Atme ganz bewusst ein und aus, fokussiere dich und starte mit voller Energie und Konzentration ins Workout – folge mir auf dem Weg ans Limit, gemeinsam können wir alles erreichen!

2. Laufen auf der Stelle

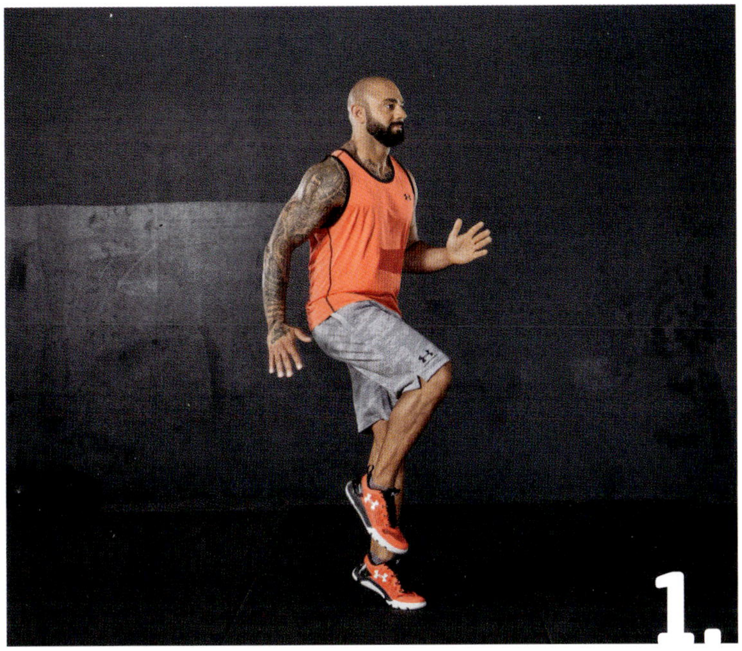

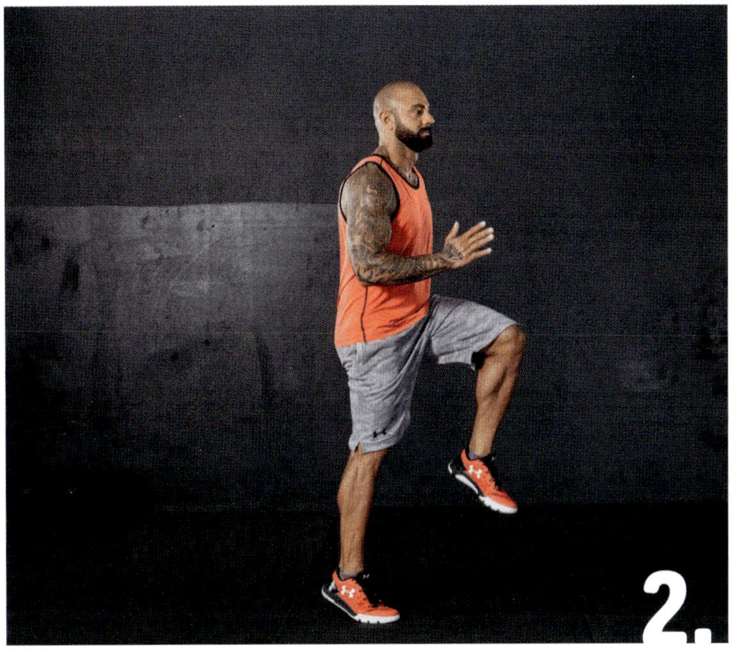

1. Stelle dich aufrecht und etwa schulterbreit hin. Deine Arme befinden sich seitlich dicht am Körper, der Rumpf ist angespannt. Hebe den rechten Fuß vom Boden und führe den Oberschenkel dynamisch nach oben, sodass dieser einen rechten Winkel zum Becken bildet. Zeitgleich winkelst du den linken Ellbogen im 90-Grad-Winkel an, den rechten Arm führst du leicht nach hinten.

2. In einer fließenden Bewegung schnellt dein rechter Fuß zurück zum Boden und der linke Fuß hebt ab. Auch deine Arme bewegen sich diagonal im Wechsel mit.

FÖRDERT: die Durchblutung und regt das Herz-Kreislauf-System an

FÜR FORTGESCHRITTENE: Absolviere kurze Zwischensprints oder führe die Übung mit einer Gewichtsweste aus.

3. Laufen an der Wand

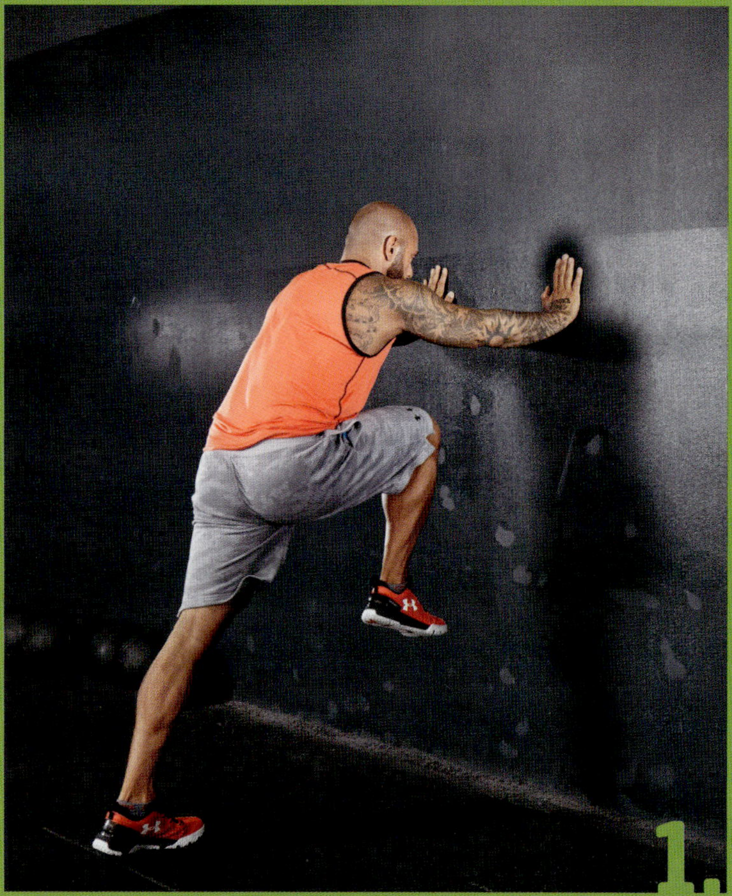

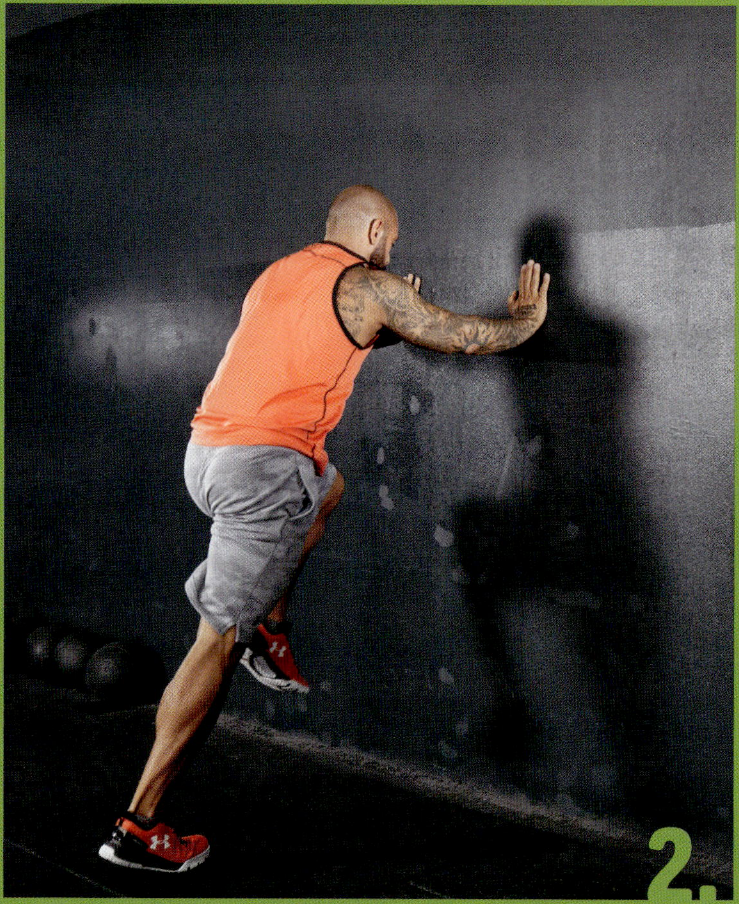

1. Stütze dich mit nach vorne gestreckten Armen an einer Wand oder einem festen Gegenstand ab. Dein linkes Bein ist durchgestreckt, das Gewicht befindet sich auf den Zehenspitzen. Ziehe nun das rechte Knie so in Richtung Brust, dass es einen rechten Winkel zum Becken bildet.

2. Aus dieser Position führst du das linke Knie explosiv nach oben, währenddessen schnellt dein anderes Bein zurück zum Boden. Die Hände bleiben unverändert an der Wand – so hast du genug Halt, um die Übung sauber und konzentriert auszuführen. Abwechselnd wiederholen.

FÖRDERT: die Durchblutung und regt das Herz-Kreislauf-System an

4. Kniehebelauf auf der Stelle

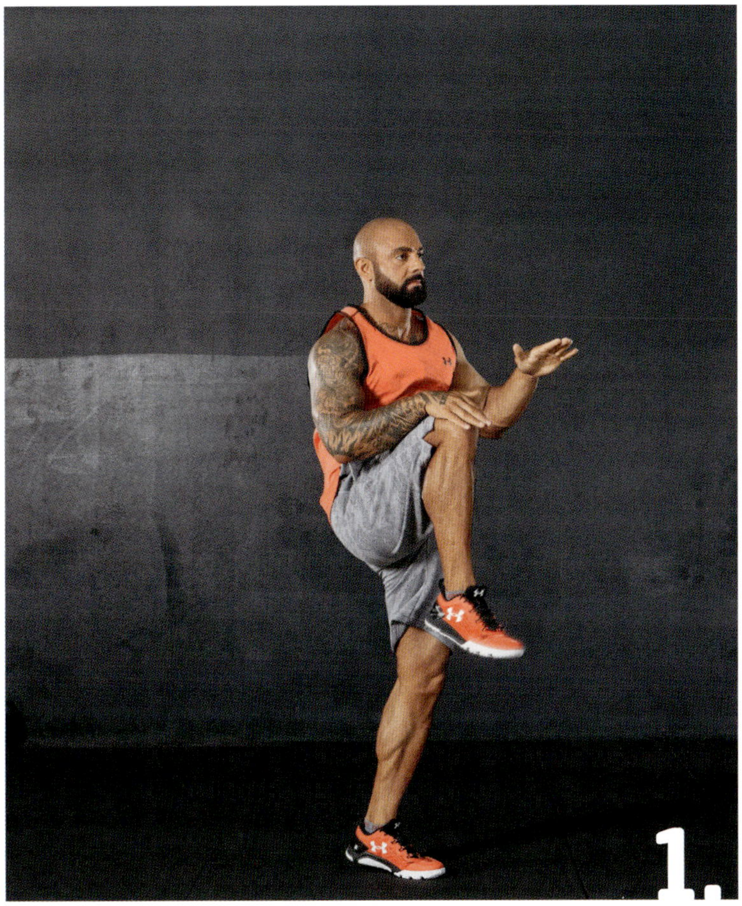

1.

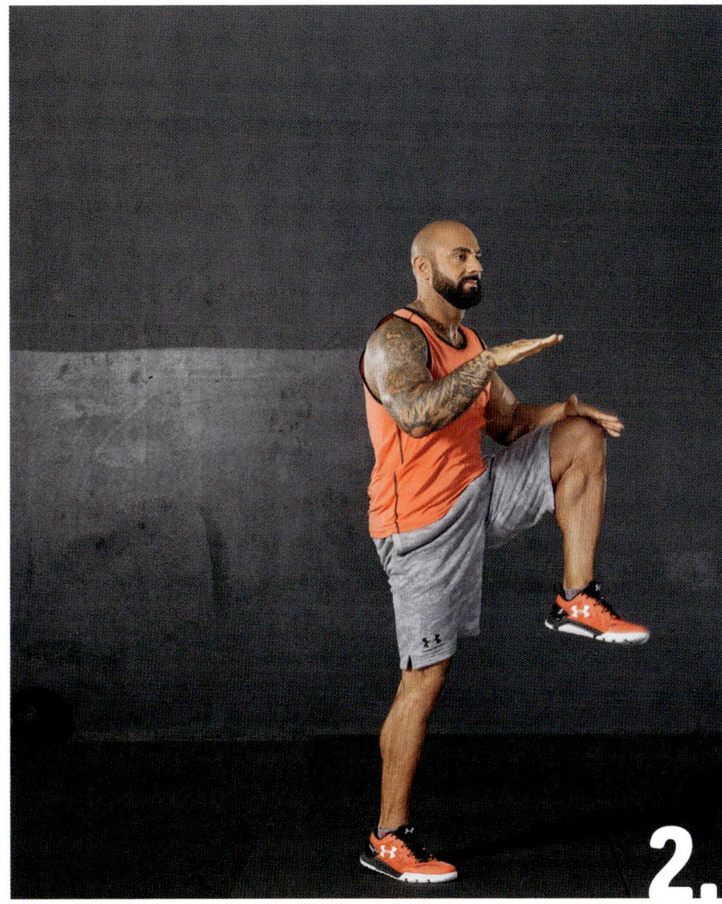

2.

1. Positioniere dich aufrecht, die Füße etwa schulterbreit auseinander. Winkle die Ellbogen an und die richte Hände mit den Handflächen nach unten aus – sie dienen so als Zielpunkte der Knie.

Führe dein rechtes Knie explosiv in Richtung deiner rechten Hand. In der höchsten Position gibt es eine kurze Berührung, anschließend führst du das Bein wieder zurück zum Boden.

2. Mit voller Power ziehst du nun das linke Knie in Richtung deiner linken Hand. Nach einer kurzen Berührung von Knie und Hand führst du den Fuß wieder zurück zum Boden. Abwechselnd fortfahren.

FÖRDERT: die Durchblutung und regt das Herz-Kreislauf-System an

5. Seilspringen

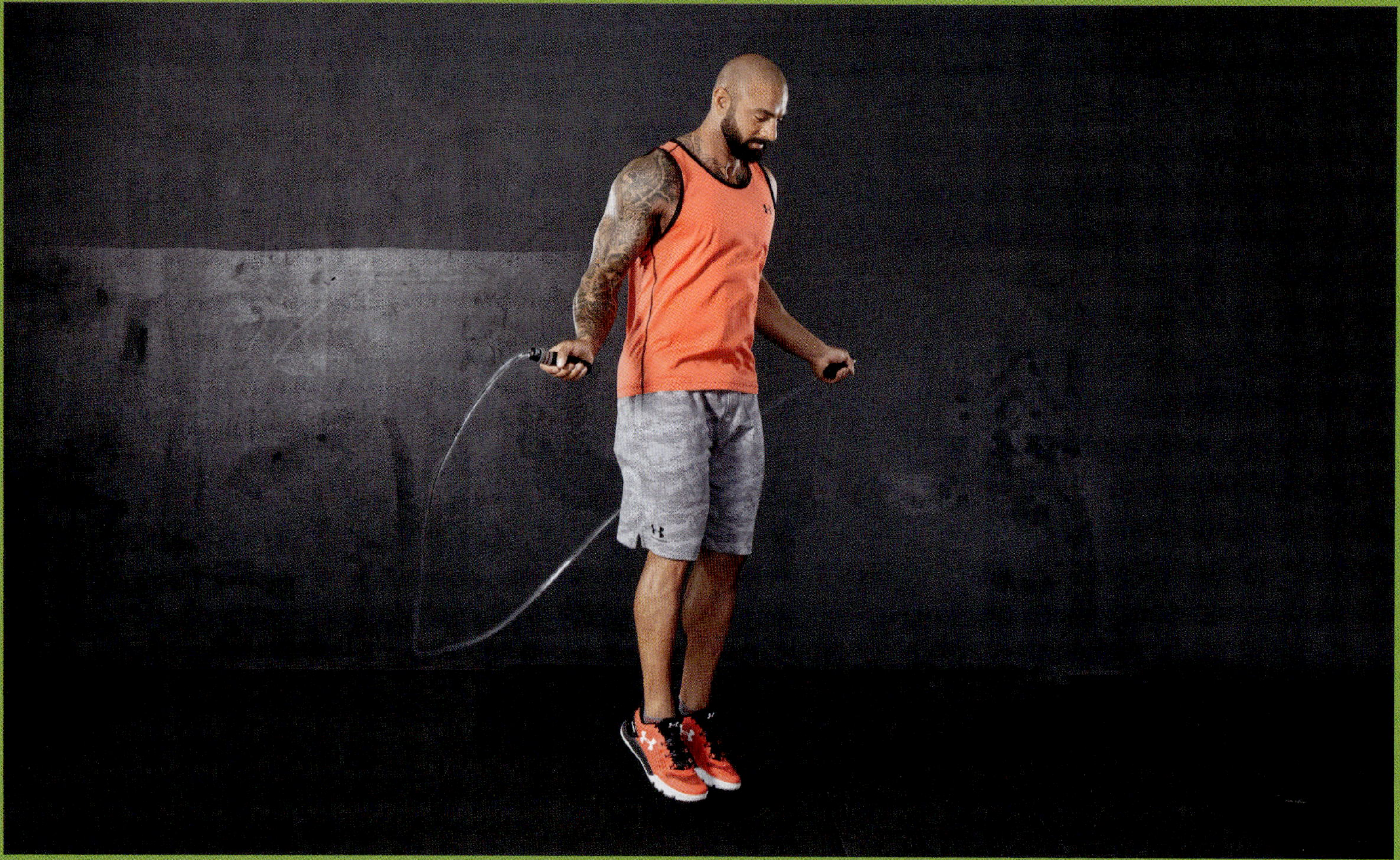

Stelle dich aufrecht hin und greife jeweils ein Ende des Springseils. Die richtige Länge für dich lässt sich ganz einfach bestimmen: Stelle dich mit beiden Füßen mittig auf das Seil und ziehe die Enden nach oben. Erreichen sie deine Achseln, passt die Länge perfekt. Beuge leicht die Ellbogen und drehe die Handflächen nach oben. Mit der Rotation der Handgelenke bringst du das Seil zum Schwingen.

Wichtig: Springe nur so hoch, dass das Seil gerade unter deinen Füßen hindurchpasst – so sparst du wertvolle Kraft für die weiteren Sprünge.

FÖRDERT: die Durchblutung und regt das Herz-Kreislauf-System an

FÜR FORTGESCHRITTENE: Versuche, das Seil so schnell zu bewegen, dass es pro Sprung zweimal unter deinen Füßen durchschwingt.

6. Hohe Tritte

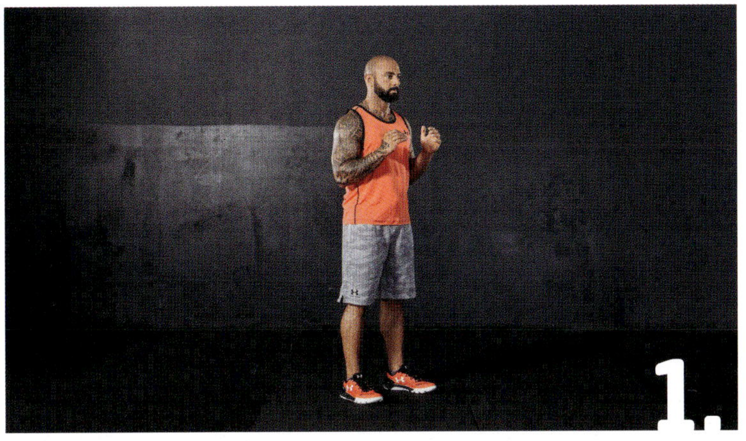

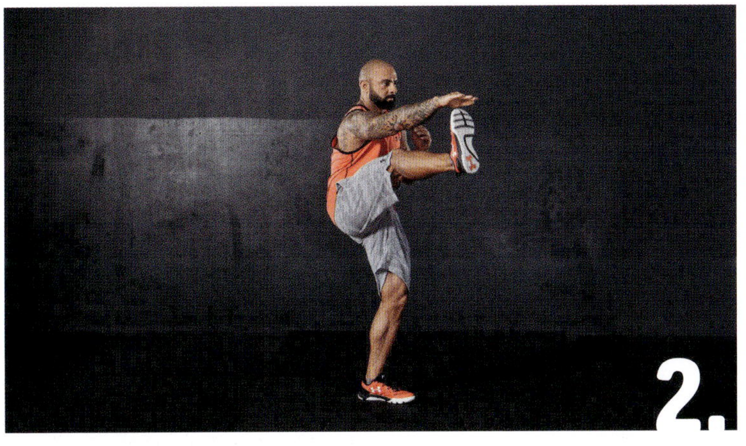

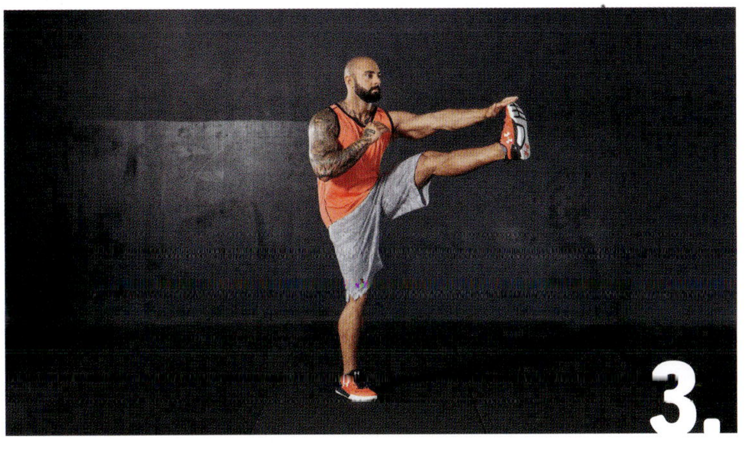

1. Stelle dich aufrecht hin. Winkle die Arme an, die Handflächen zeigen zueinander.

2. Führe mit dem rechten Fuß einen hohen Kick aus und bewege zeitgleich deinen rechten Arm nach vorne, sodass die Handfläche deine Fußspitze am höchsten Punkt kurz berührt.

3. Anschließend geht es zurück in die Ausgangsposition und du führst die Übung mit dem linken Bein und dem linken Arm durch. Wechselseitig fortfahren.

FÖRDERT: die Durchblutung und regt das Herz-Kreislauf-System an. Besonders im Fokus: Bein- und Gesäßmuskulatur

7. Liegestützgang mit Oberkörperrotation

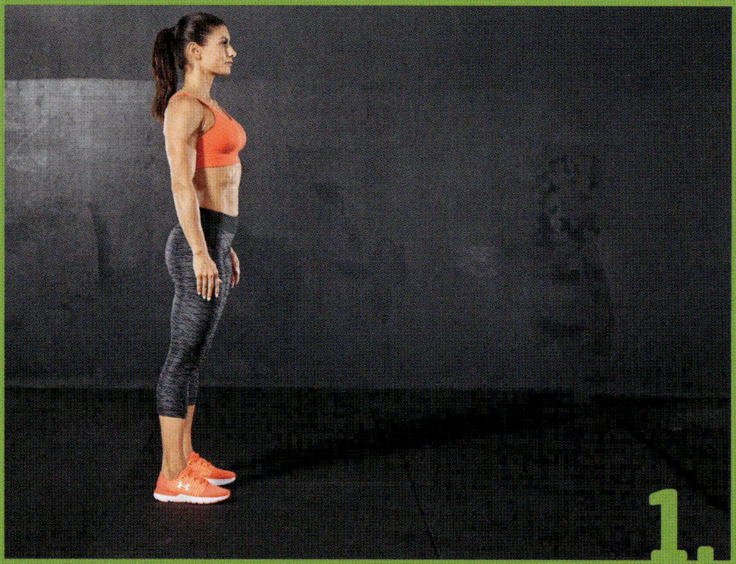

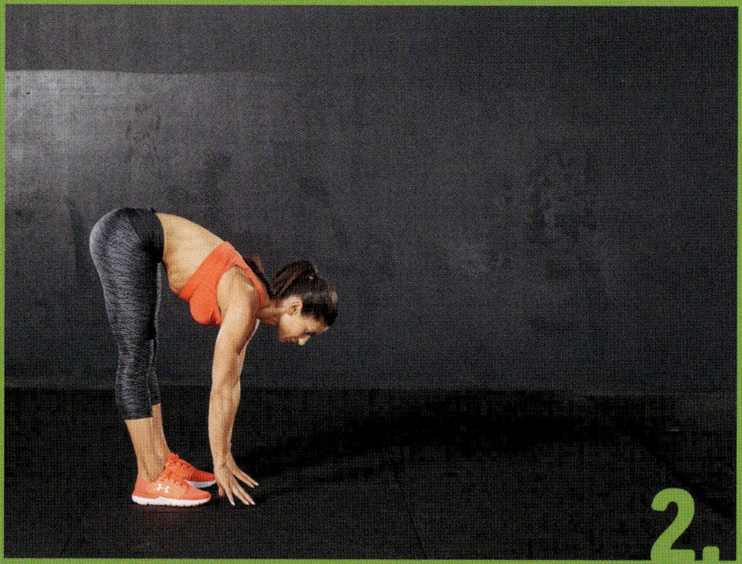

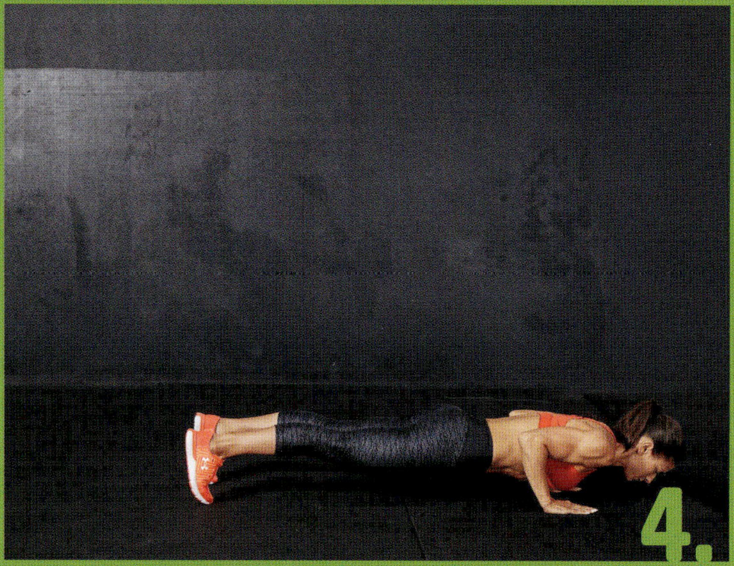

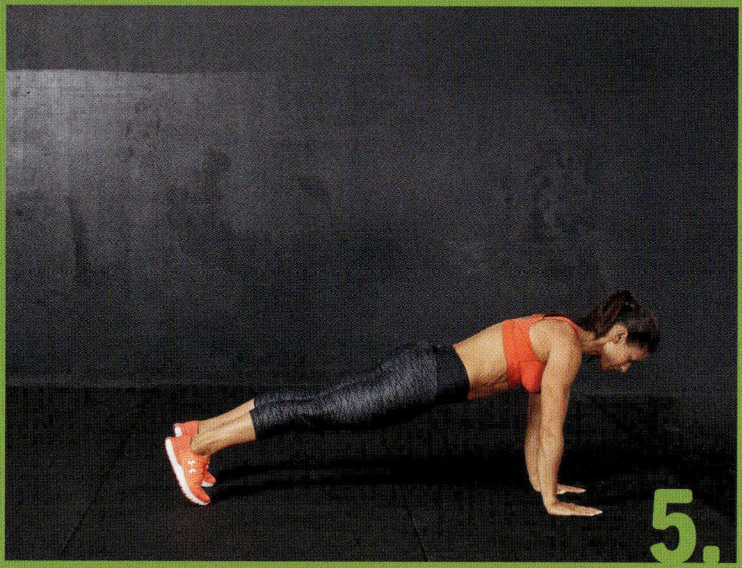

MOBILISATION

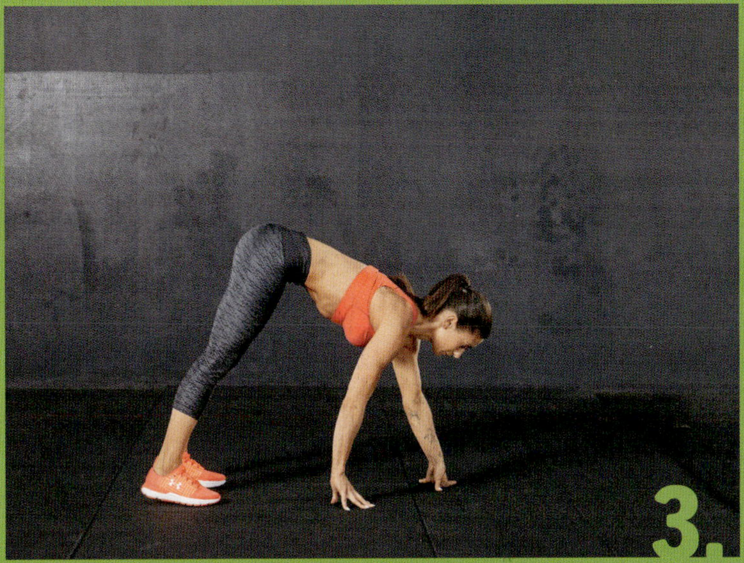

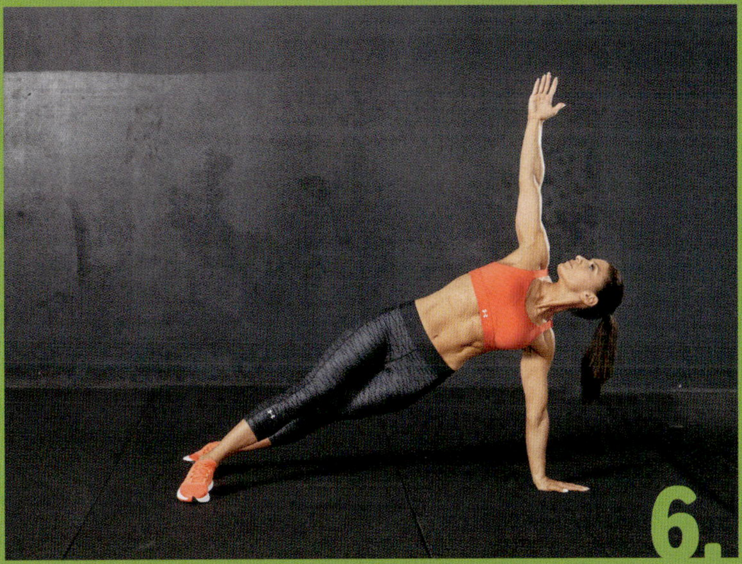

1. Stelle dich aufrecht und etwa schulterbreit hin.

2. Beuge dich mit dem Oberkörper vor und versuche, mit gestreckten Armen deine Handflächen vor deinen Füßen auf dem Boden zu platzieren.

3. Bewege deine Hände abwechselnd Stück für Stück nach vorne …

4. … bis du in der Liegestützposition angelangt bist. Beuge die Arme und senke den Oberkörper ab, bis sich deine Brust knapp über dem Boden befindet.

5. Strecke die Arme wieder und drücke dich damit zurück nach oben in die Liegestütz-Ausgangsposition.

6. Verlagere Dein Gewicht auf den linken Arm nach oben und drehe den Oberkörper auf, sodass dein rechter Arm senkrecht nach oben zeigt. Anschließend bewegst du dich über die Übungsschritte 5,4,3 und 2 zurück zum Start und führst den Ablauf zur anderen Seite aus.

FÖRDERT: die Muskulatur des gesamten Körpers

8. Rückwärtige Ausfallschritte mit Oberkörperrotation

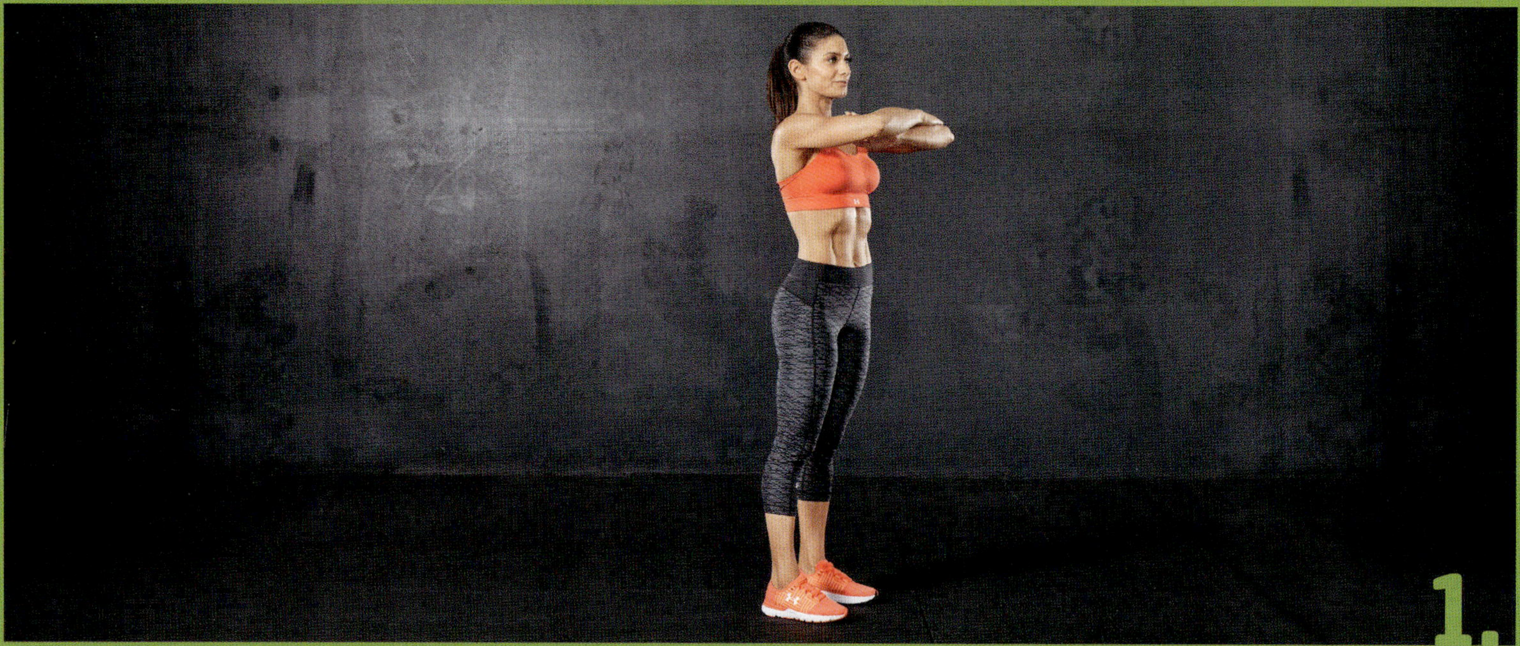

1.

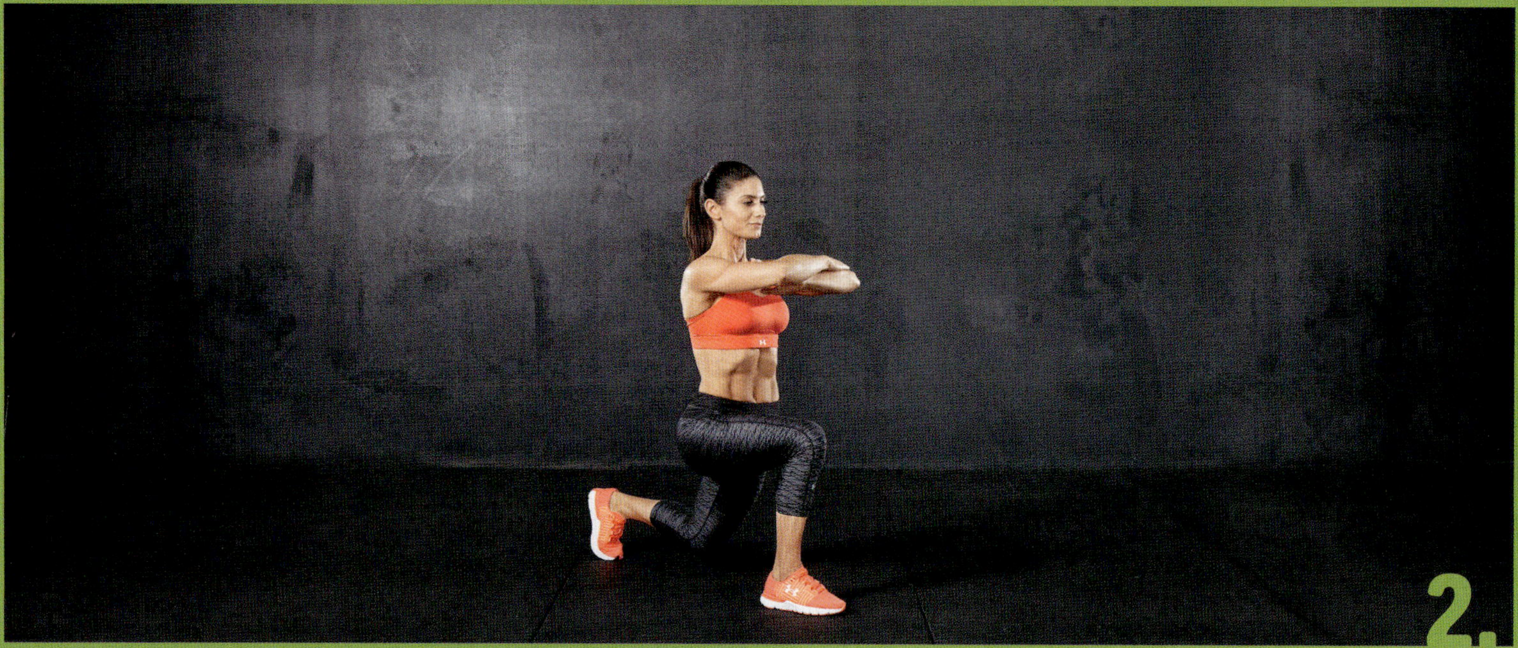

2.

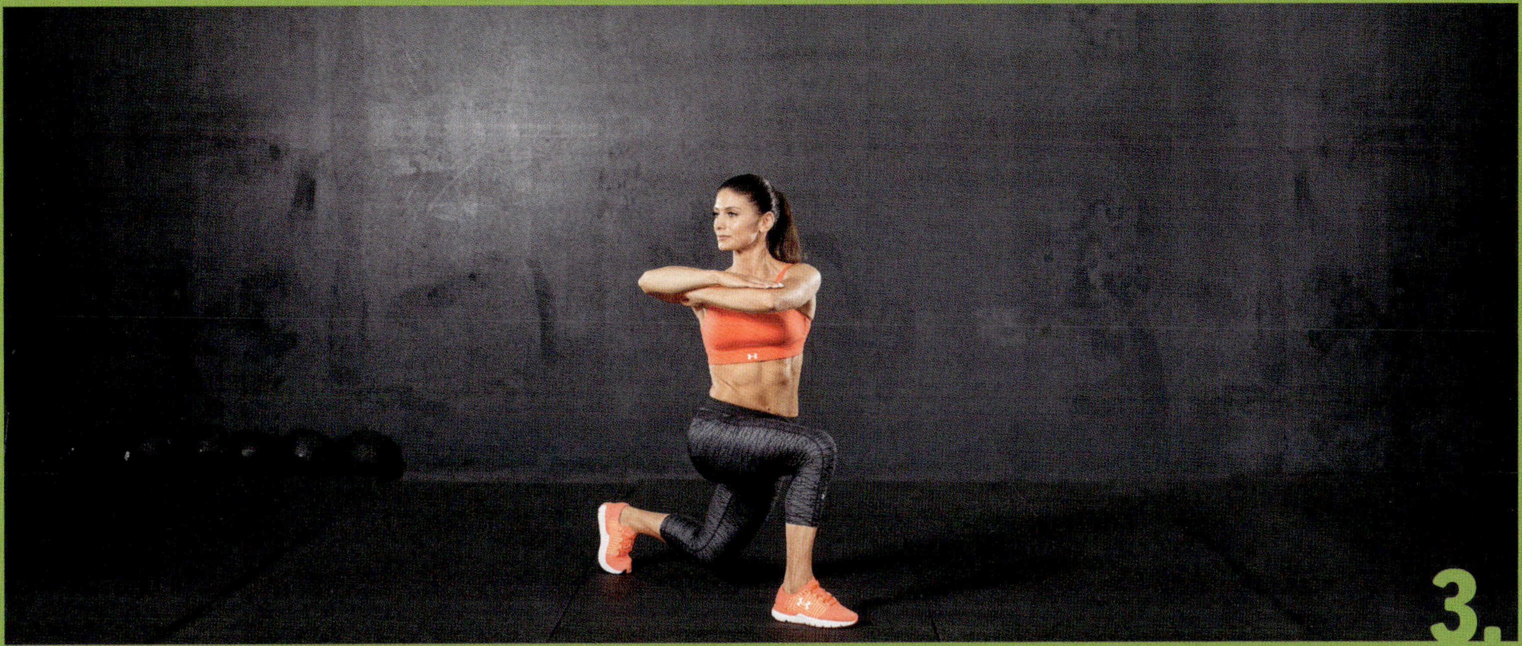

3.

1. Stelle dich aufrecht hin und verschränke deine Arme so vor der Brust, dass deine linke Hand auf deinem rechten Oberarm und deine rechte Hand auf deinem linken Oberarm liegt.

2. Mache mit deinem linken Bein einen weiten Ausfallschritt nach hinten, sodass dein linkes Knie fast den Boden berührt und dein rechtes Bein etwa im rechten Winkel gebeugt ist.

3. Drehe nun deinen Oberkörper zur rechten Seite und halte die Endposition für einen kurzen Moment. Anschließend begibst du dich wieder zurück in die Ausgangsposition und wiederholst den Ablauf. Nach der geforderten Wiederholungsanzahl führst du den Ausfallschritt mit dem rechten Bein aus und drehst dich zur anderen – linken – Seite.

FÖRDERT: die Bein-, Gesäß- und Rumpfmuskulatur

9. Seitliches Arm- und Beinheben

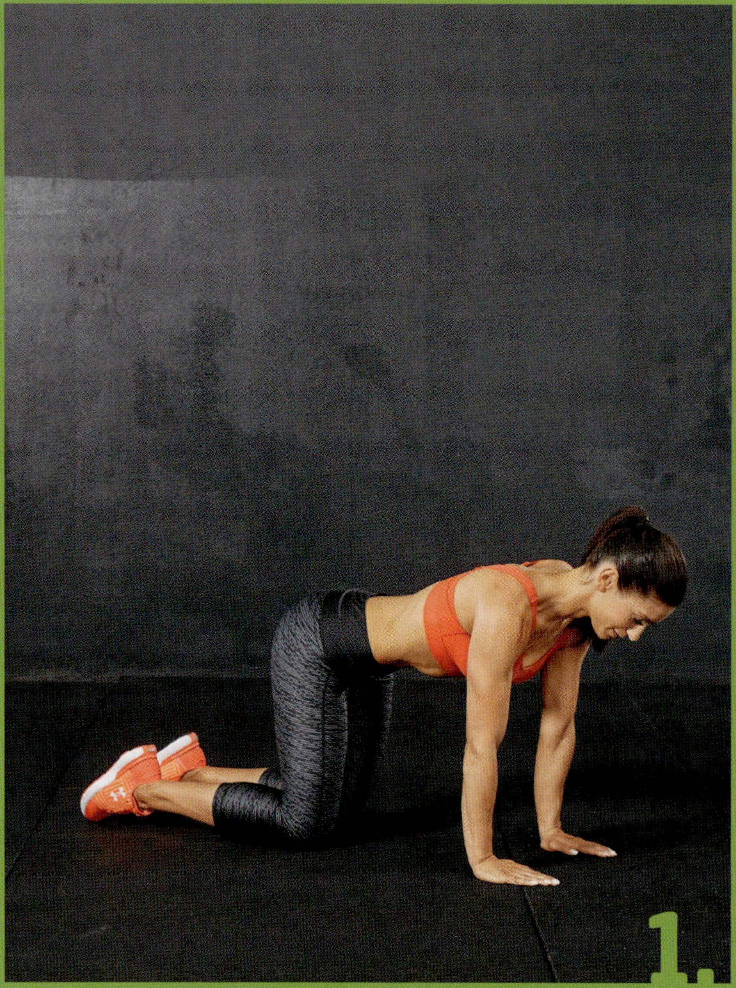

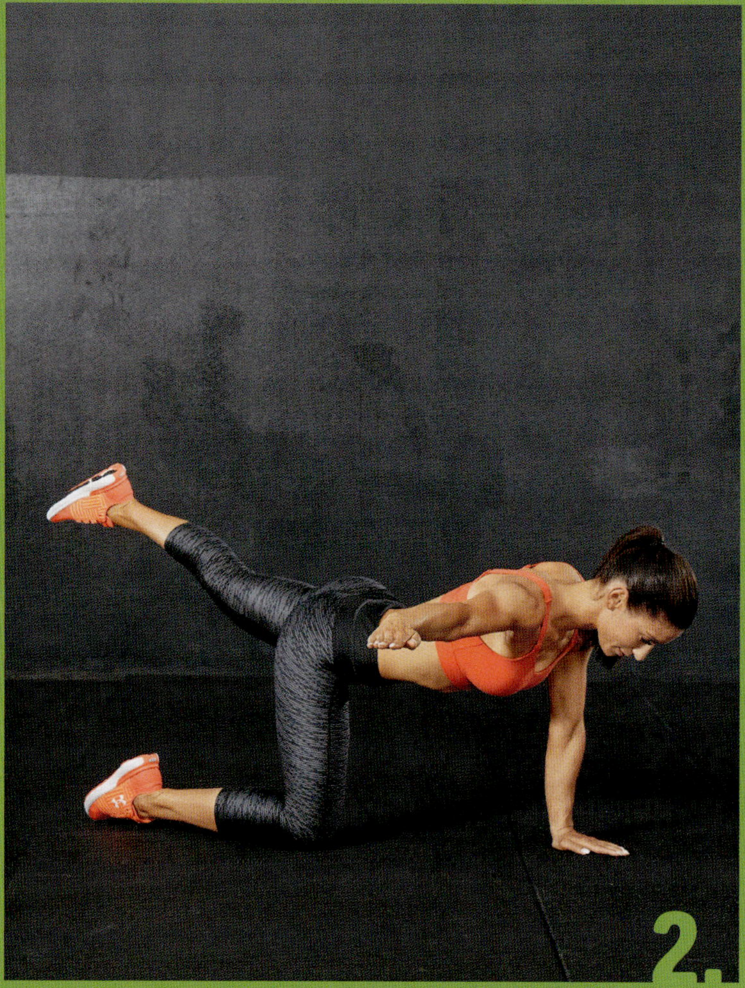

1. Begib dich in den Vierfüßlerstand und platziere deine Hände unterhalb deiner Schultern.

2. Strecke dein linkes Bein nach hinten und deinen rechten Arm zeitgleich zur Seite. Halte diese Position für einen Moment, ehe du zurück zur Startposition kommst. Nachdem du die geforderten Wiederholungen absolviert hast, führst du die Übung zur anderen Seite aus.

FÖRDERT die geraden und seitlichen Bauchmuskeln, Rückenstrecker und Gesäß

10. Schulter-L-Rotationen

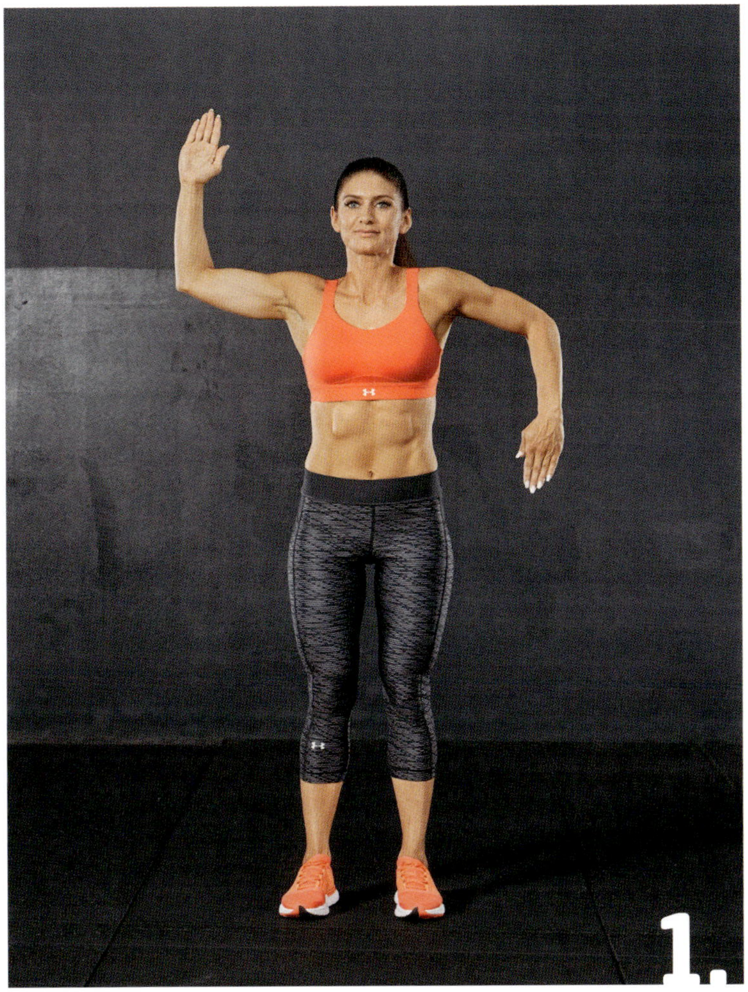

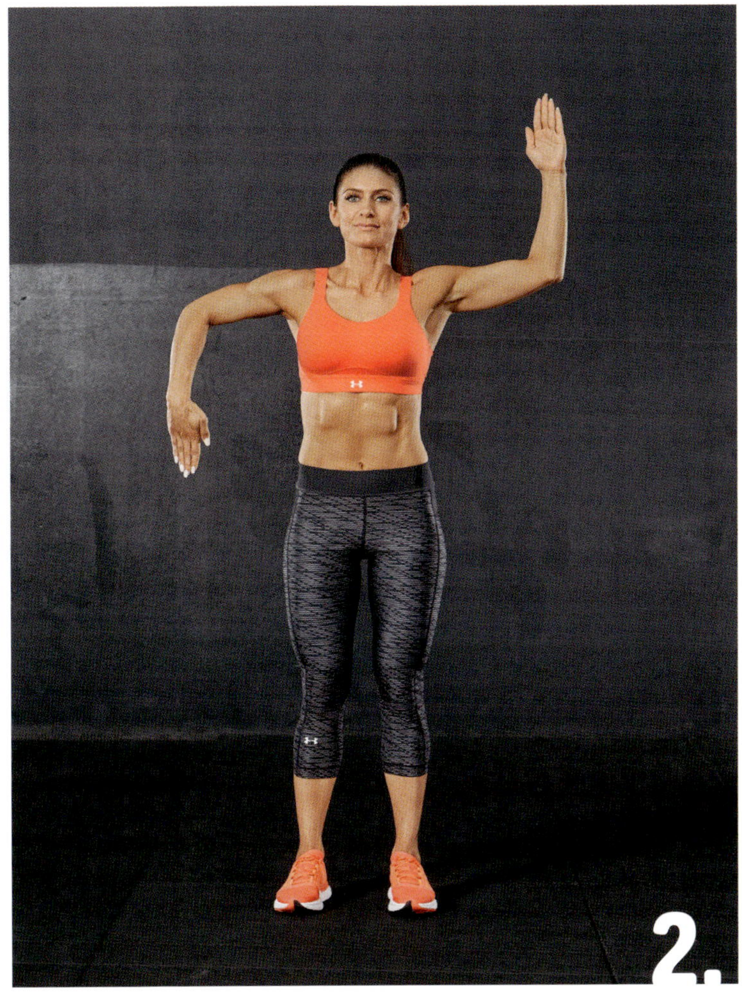

1. Stelle dich aufrecht hin und strecke die Arme auf Schulterhöhe seitlich nach außen. Beuge die Ellbogen im 90-Grad-Winkel. Dein rechter Unterarm zeigt nach oben, dein linker Unterarm nach unten.

2. Drehe die Position deiner Arme so, dass nun dein rechter Unterarm nach unten und dein linker Unterarm nach oben zeigt. Führe die Übung anschließend wechselseitig fort.

FÖRDERT: Arme, Schultern und den oberen Rücken

11. Sumo-Kniebeugen mit Oberkörperrotation

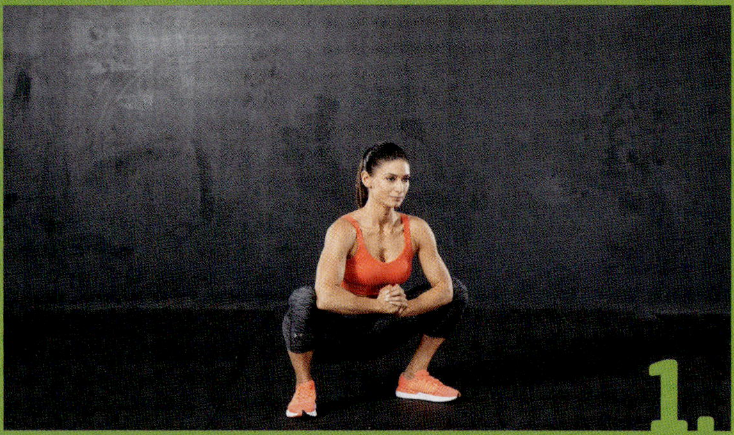

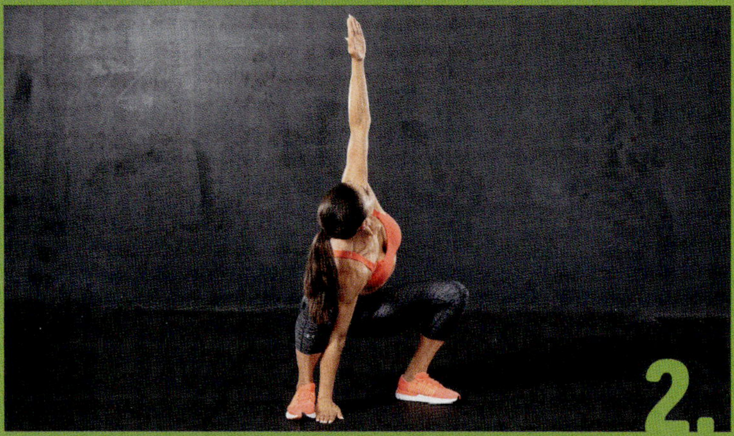

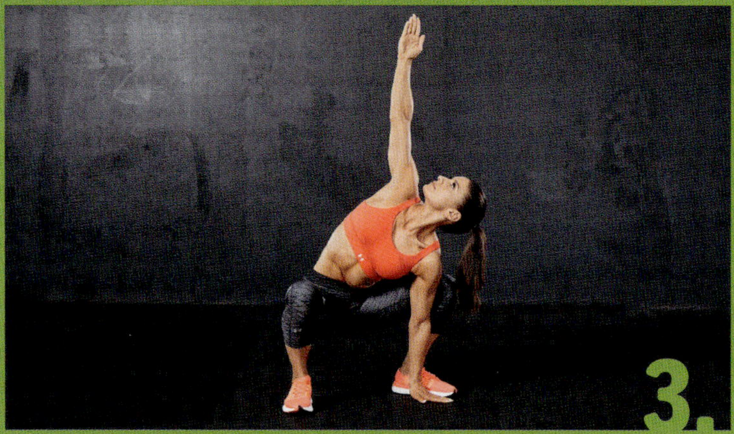

1. Stelle dich breitbeinig hin und drehe die Füße leicht nach außen. Senke den Oberkörper ab und gehe tief in die Hocke.

Wichtig: Der Rücken ist gerade und die Fersen bleiben auf dem Boden. Dein Gesäß ist abgesenkt, deine Ellbogen drücken gegen die Innenseiten deiner Knie und die Hände sind vor dem Körper aneinandergelegt.

2. Stütze deine rechte Hand neben der Innenseite deines rechten Fußes auf dem Boden ab. In einer Bewegung drehst du den Oberkörper zur linken Seite auf und beförderst deinen gestreckten linken Arm in Richtung Decke. Achte darauf, dass dein Blick dem Ablauf folgt und sich am Ende ebenfalls nach oben richtet. Kurz halten und zurück zur Startposition.

3. Anschließend führst du den Bewegungsablauf spiegelverkehrt zur anderen Seite aus, also mit der linken Hand abstützen, den Oberkörper nach rechts aufdrehen und den rechten Arm gestreckt Richtung Decke heben. In der Endposition wieder kurz die Spannung halten und zurück zur Ausgangsposition.

FÖRDERT: Beine, Gesäß und den unteren Rücken

12. Skorpion in Bauchlage

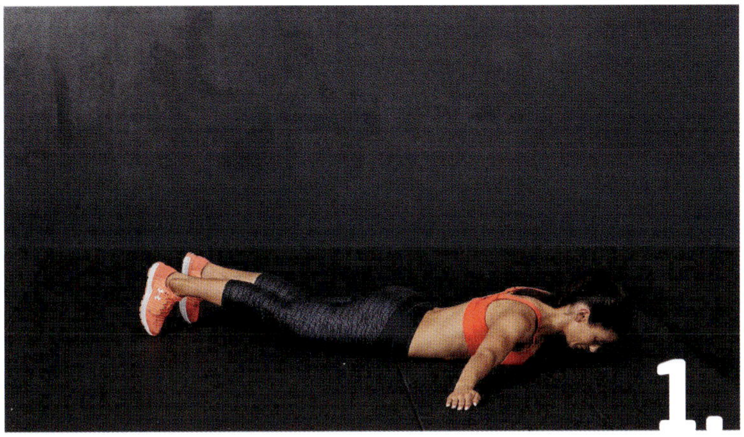

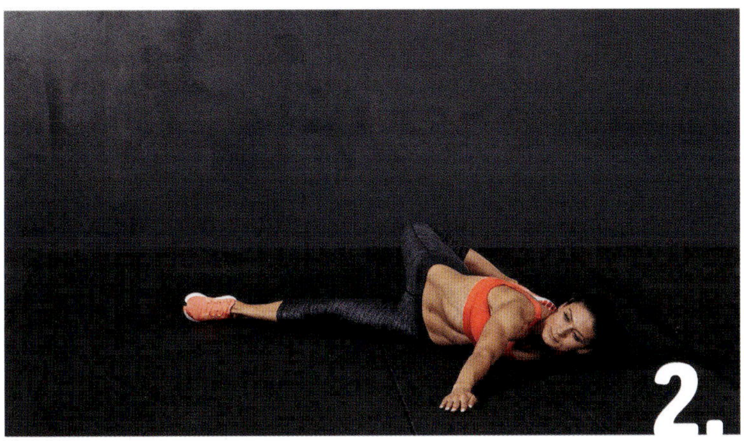

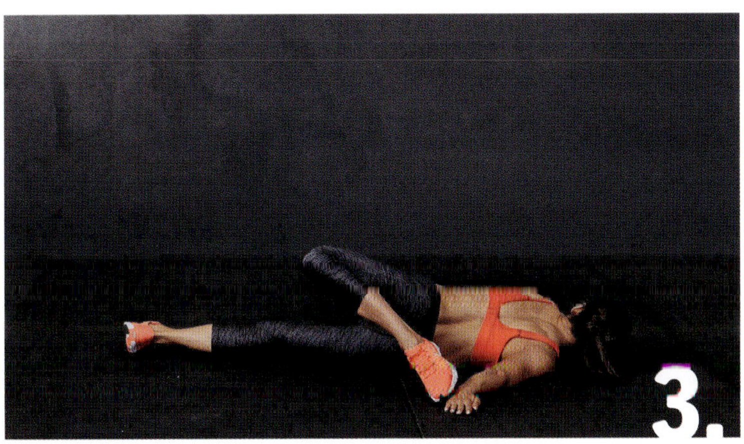

1. Lege dich mit dem Bauch auf den Boden, stelle die Fußspitzen auf und hebe den Kopf leicht vom Boden ab. Strecke die Arme zu beiden Seiten aus und schau nach unten Richtung Boden.

2. Beuge das rechte Knie und hebe das Bein so weit wie möglich vom Boden ab. Versuche, es in einer Bewegung in Richtung deiner linken Hand zu bringen und, wenn möglich, mit deinem rechten Fuß die linke Hand zu berühren. Kurz halten und zurück zum Start.

3. Im nächsten Schritt führst du die Übung mit deinem linken Bein aus und gehst Richtung rechte Hand – die Vorgaben bleiben gleich. Am Ende wieder kurz halten und zurück zur Ausgangsposition.

FÖRDERT: Beine, Gesäß und Rumpf

13. Beinschwingen in Rückenlage

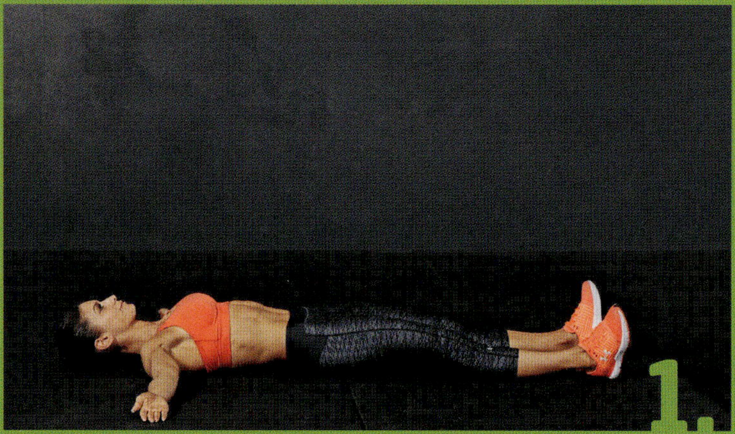

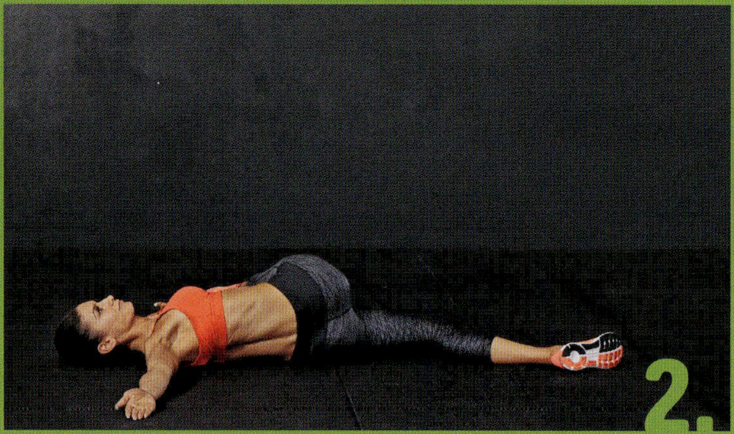

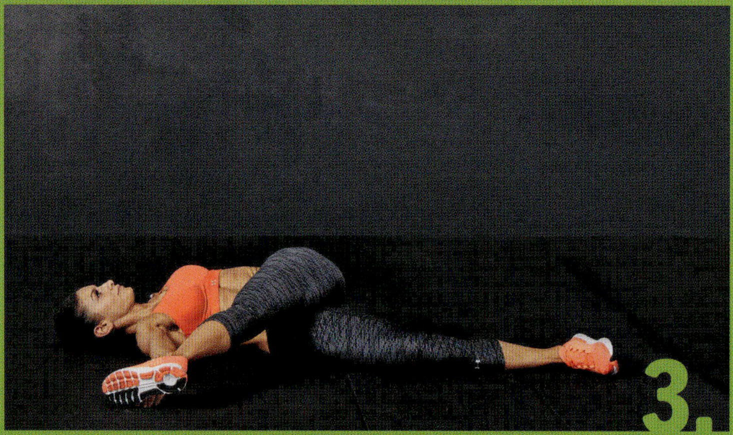

1. Lege dich mit dem Rücken auf den Boden. Strecke die Arme seitlich in Verlängerung der Schultern nach außen und drehe deine Handflächen so, dass sie nach oben zeigen.
2. Aus dieser Position bewegst du deinen rechten Fuß dynamisch in Richtung deiner linken Handfläche, kurz halten und zurück.
3. Die nächste Wiederholung führst du spiegelverkehrt aus – dein linker Fuß bewegt sich dynamisch in die Richtung deiner rechten Hand.

FÖRDERT: Rumpf und Beine

14. Rückwärtiger Diagonal-Stretch

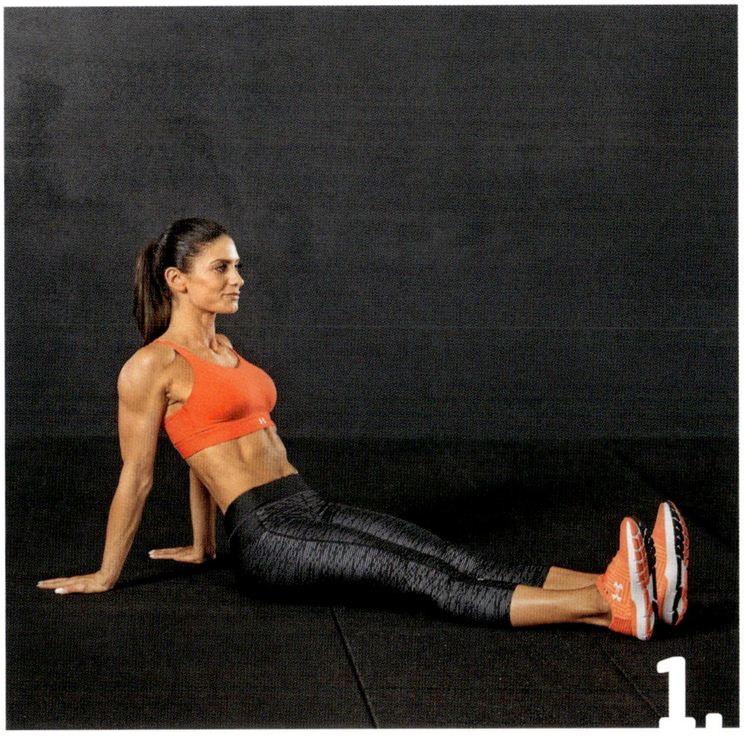

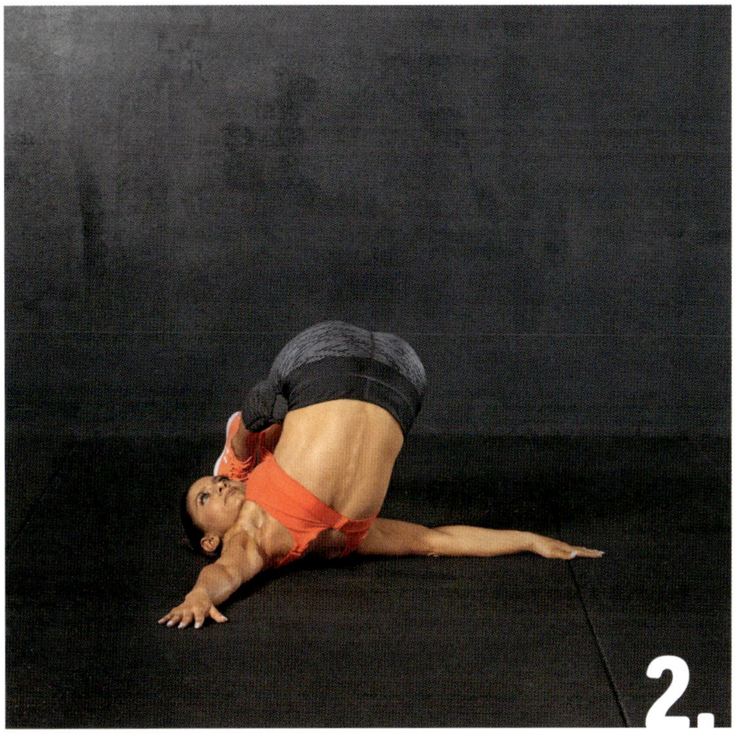

1. Setz dich auf den Boden und strecke die Beine nach vorne. Stütze dich mit deinen Händen ab, diese befinden sich unterhalb deiner Schultern, die Fingerspitzen zeigen vom Körper weg. Lehne nun den Oberkörper minimal nach hinten, der Blick ist nach vorne gerichtet.

2. Aus dieser Position mach dich rund und rolle nach hinten über den Rücken. Bring dort deine gestreckten Beine schwungvoll so über deine linke Schulter, dass deine Zehenspitzen in der Endposition den Boden berühren. Deine Arme und Hände gehen unterstützend mit. Anschließend kommst du dynamisch zurück in die Ausgangsposition und wiederholst den Ablauf über die andere Schulter.

FÖRDERT: Nacken- und Rückenmuskulatur, mobilisiert zusätzlich die Wirbelsäule

15. Zercher-Kniebeugen

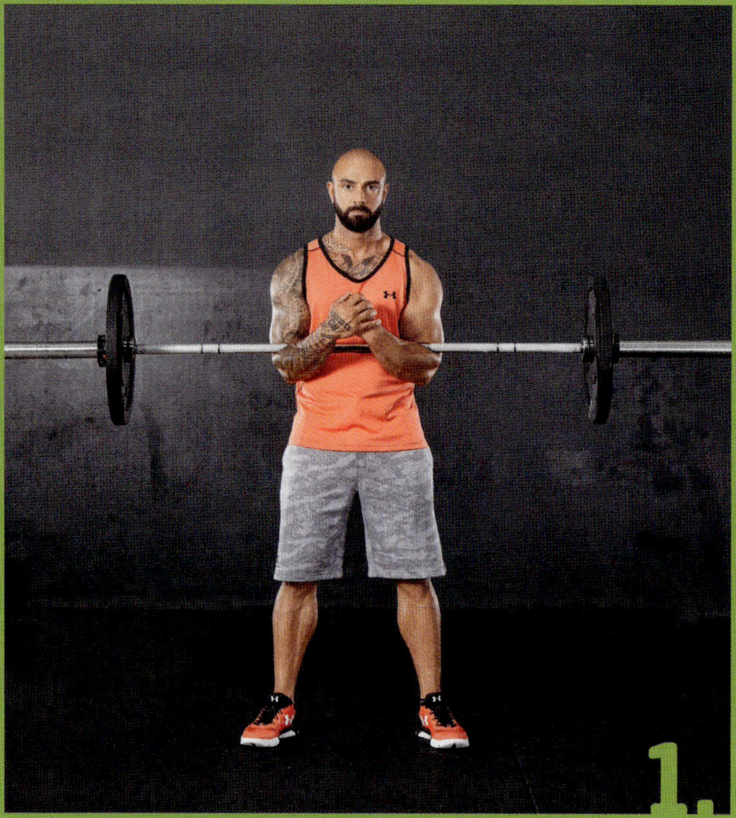

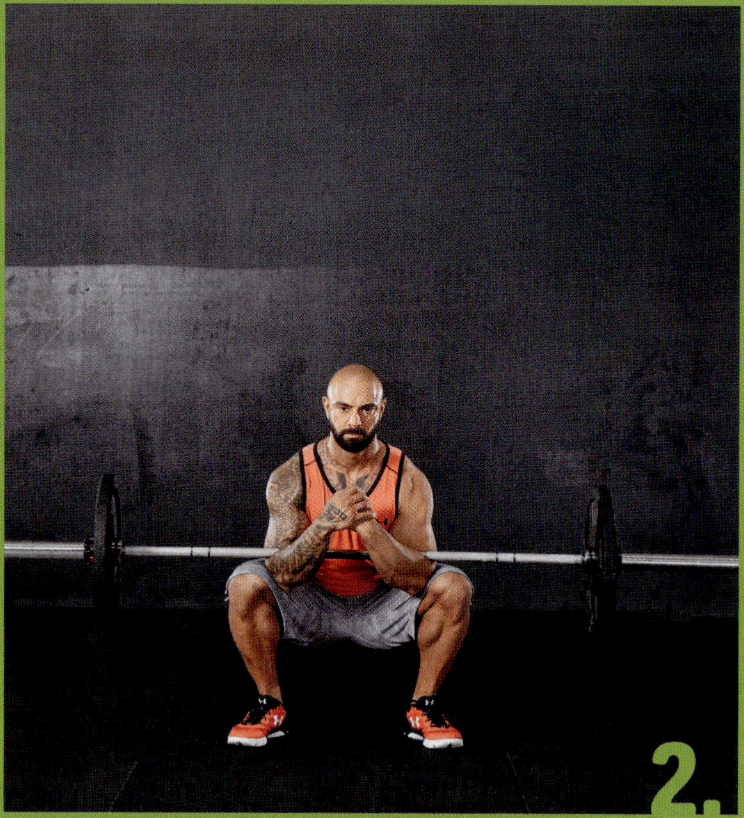

1. Stelle dich aufrecht hin, platziere in deinen Armbeugen eine Langhantelstange und verschränke deine Finger vor der Brust.

2. Beuge deine Knie und senke das Gesäß nach hinten, bis die Oberschenkel etwa waagerecht zum Boden stehen.

Achtung: Halte den Oberkörper während der Ausführung gerade. Halte die tiefe Position für zwei Sekunden, ehe du dich mit voller Kraft wieder nach oben in den Stand drückst.

STÄRKT: Beine und Gesäß

16. Rückwärtige Ausfallschritte

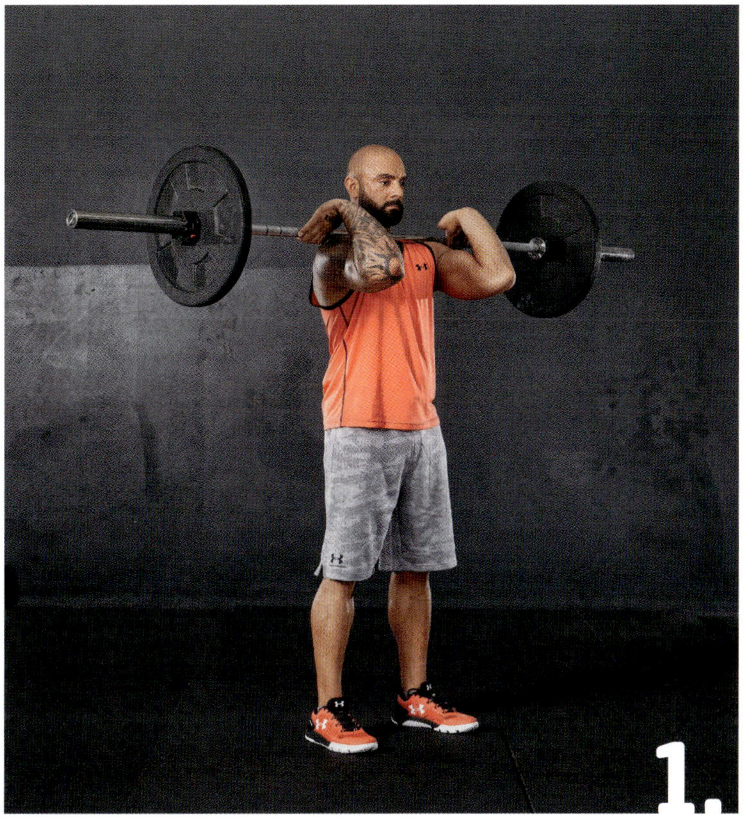

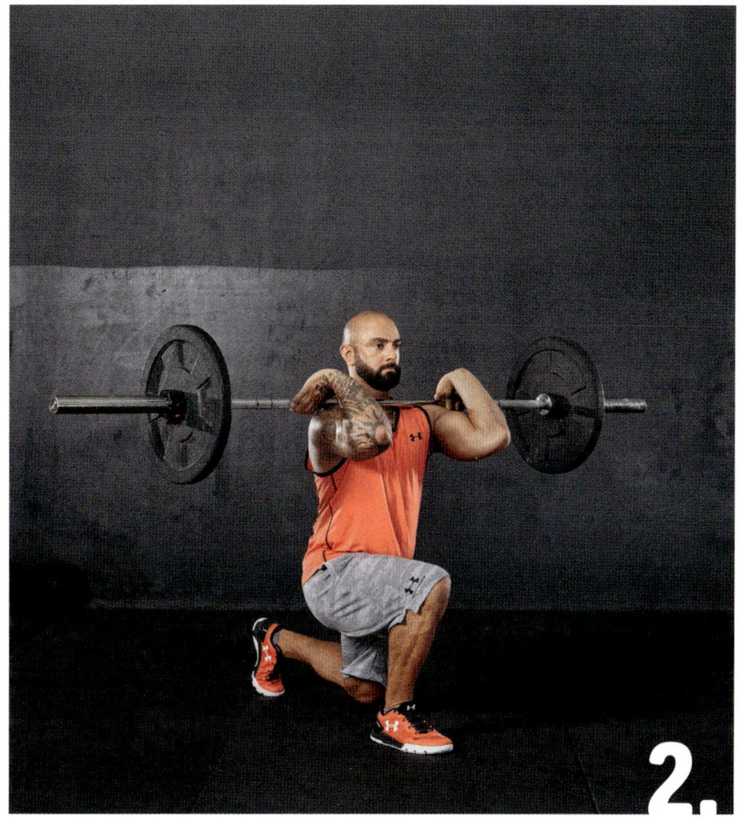

1. Halte im aufrechten Stand eine Langhantel und lege diese mit angewinkelten Armen auf der Höhe deiner Schultern ab, die Handflächen zeigen dabei nach oben.

2. Mit dem linken Bein führst du einen Ausfallschritt nach hinten aus. Dabei senkst du deinen Oberkörper so weit, bis dein vorderes Bein etwa im rechten Winkel gebeugt ist. Komm schnell zurück in die Ausgangsposition und führe gleich den nächsten Ausfallschritt mit dem anderen Bein aus.

STÄRKT: Beine und Gesäß

17. Kreuzheben

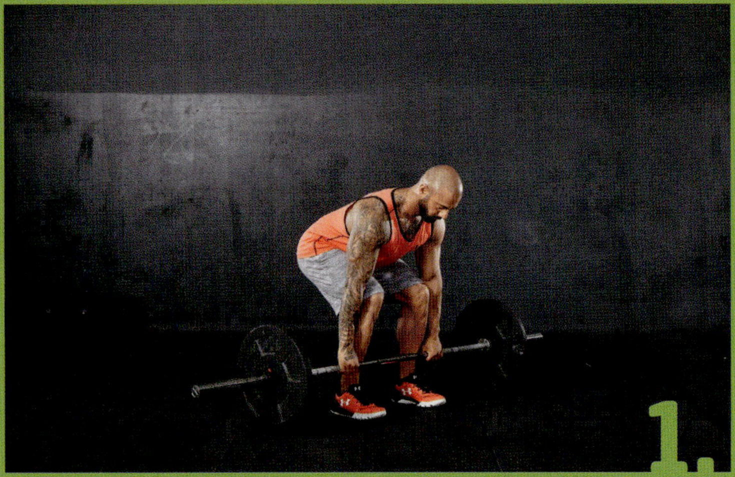

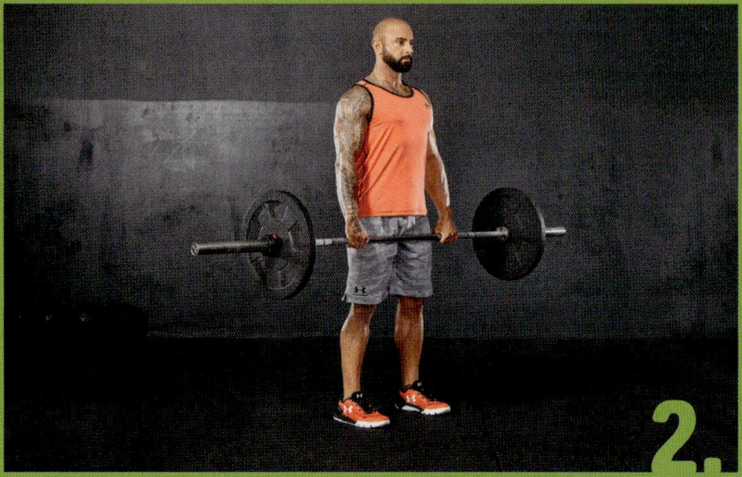

1. Lege dir eine Langhantel bereit und stell dich in der Mitte hinter sie, Füße etwa schulterbreit auseinander. Gehe in die Knie und beuge dich mit geradem Oberkörper so vor, dass du die Langhantel greifen kannst. Achte darauf, dass du keinen Rundrücken machst.

2. Strecke deine Beine und richte den Oberkörper mit geradem Rücken auf. Achte darauf, die Stange während der gesamten Ausführung so nah wie möglich am Bein zu halten.

STÄRKT: den unteren Rücken, Beine und Gesäß

18. Kreuzhebe-Nacken-Kombi

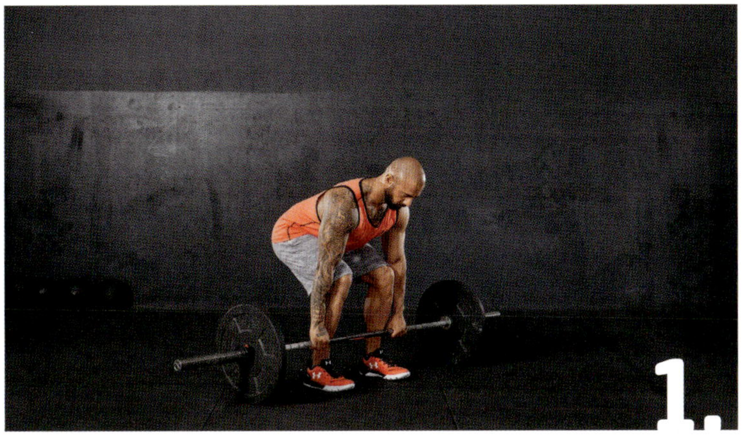

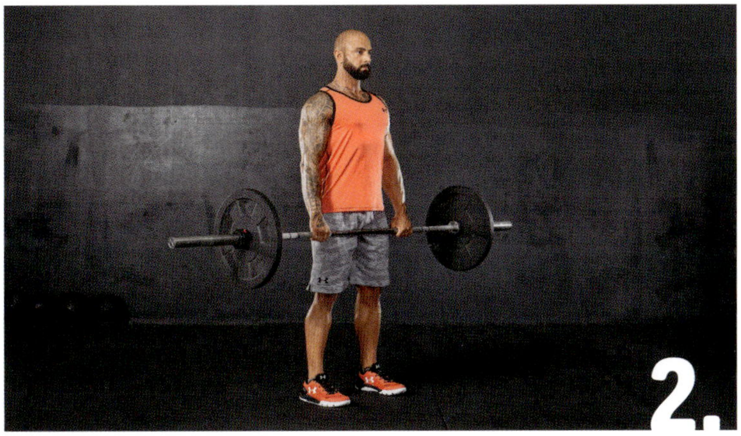

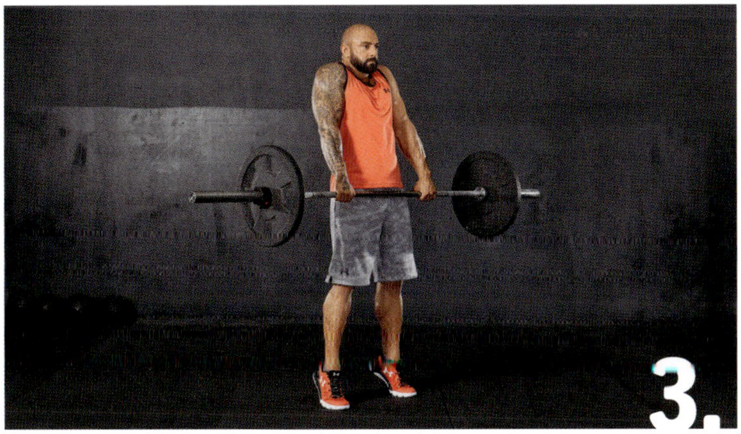

1. Lege dir eine Langhantel bereit und stell dich in der Mitte hinter sie, Füße etwa schulterbreit auseinander. Gehe in die Knie und beuge dich mit geradem Oberkörper so vor, dass du die Langhantel greifen kannst. Achte darauf, dass du keinen Rundrücken machst.

2. Strecke deine Beine und richte den Oberkörper auf.

Wichtig: Spanne dabei Gesäß, Oberschenkel und Rumpf komplett an.

3. Ziehe nun die Schultern kontrolliert nach oben in Richtung der Ohren.

Wichtig: Die Arme bleiben gestreckt. Senke die Schultern wieder ab und wiederhole die Bewegung.

STÄRKT: den gesamten Körper

19. Stoßen

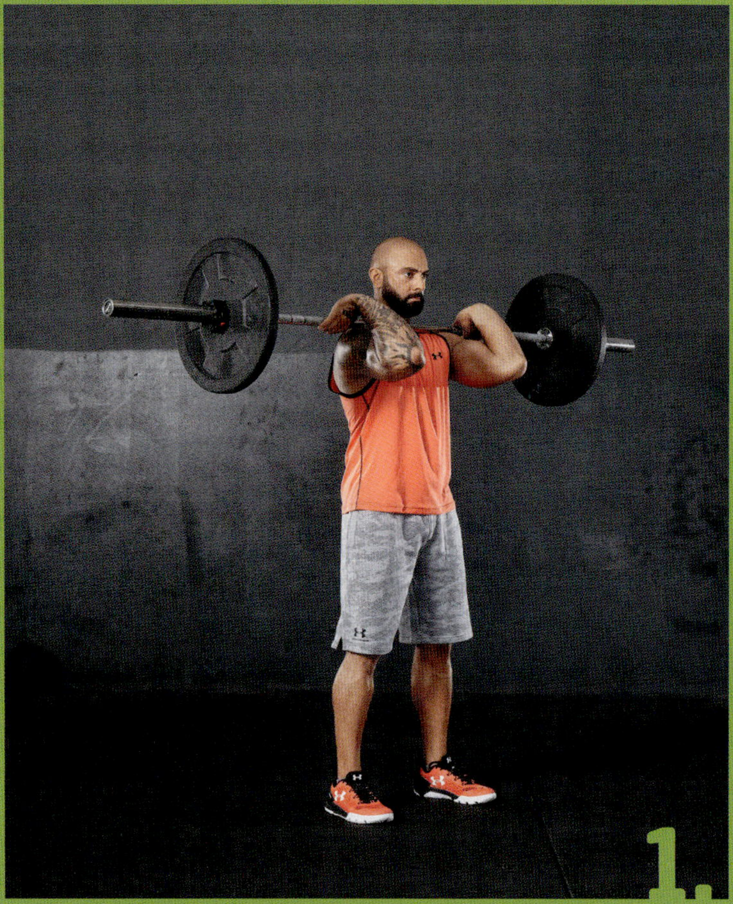

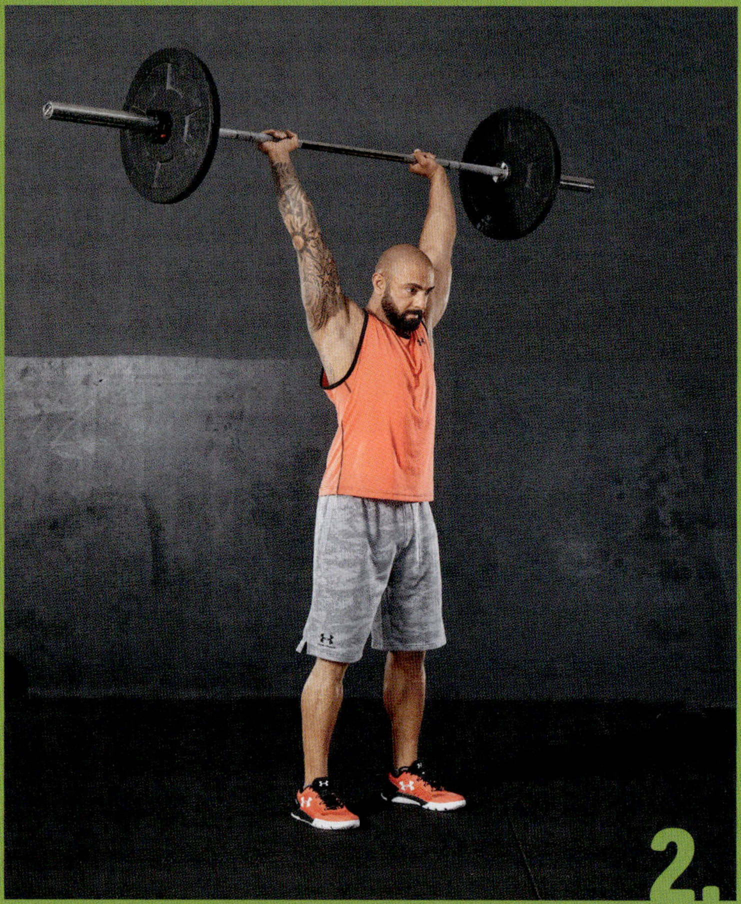

1. Halte im aufrechten Stand eine Langhantel und lege diese mit angewinkelten Armen vorne auf der Höhe der Schultern ab, die Handflächen zeigen dabei nach oben.

2. Beuge leicht die Knie und hole den nötigen Schwung aus deinen Beinen. Strecke nun, mit voller Dynamik, deine Arme und Beine komplett durch. Die Hantel wird so explosiv nach oben über den Kopf befördert. Anschließend führst du das Gewicht wieder zurück zur Ausgangsposition.

STÄRKT: den gesamten Körper

20. Umsetzen

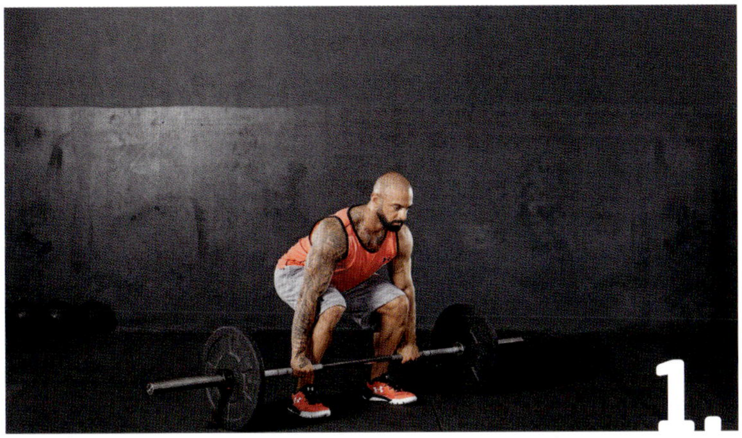

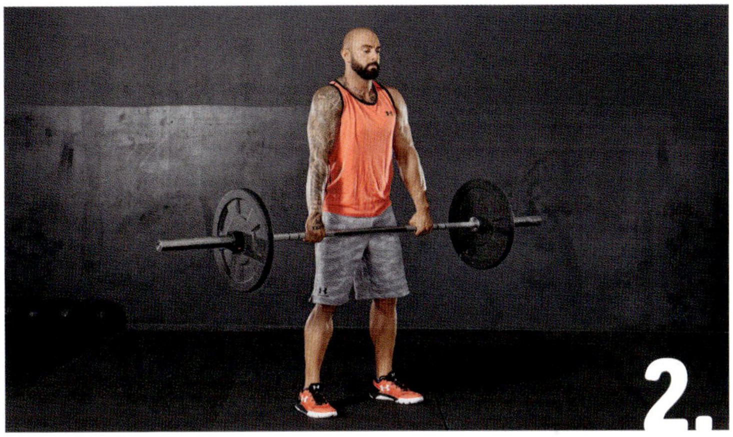

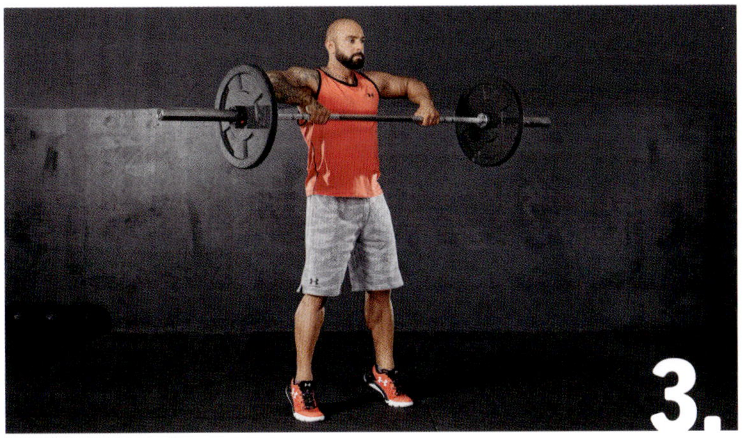

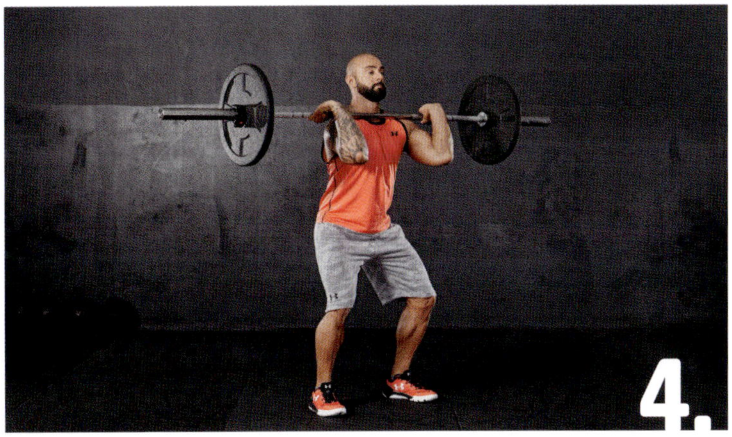

1. Gehe vor deiner Langhantel in die Hocke, die Füße etwas weiter als hüftbreit auseinander, die Zehen zeigen leicht nach außen, die Schienbeine sind an der Hantel. Fasse die Stange etwas weiter als schulterbreit, dein Rücken ist gerade, dein Blick ist nach vorne gerichtet.

2. Hebe die Hantel aus den Beinen heraus bis auf Hüfthöhe.

3. Aus dieser Position stoße die Hantelstange explosiv nach oben.

4. Winkle dazu die Beine leicht an und drehe die Handflächen so, dass sie zur Decke zeigen und die Stange auf deinen Schlüsselbeinen zur Ruhe kommt. Drücke dich nun in den aufrechten Stand nach oben. Anschließend geht es zurück zur Startposition. Jetzt kannst du die Übung von vorn beginnen.

STÄRKT: den gesamten Körper

21. Vorgebeugtes Rudern

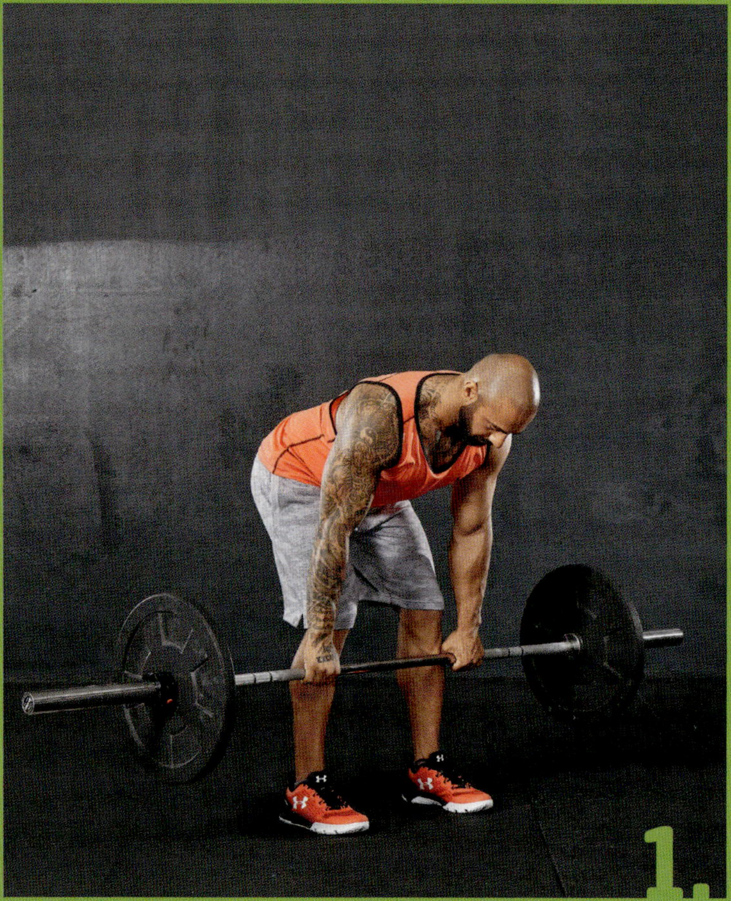

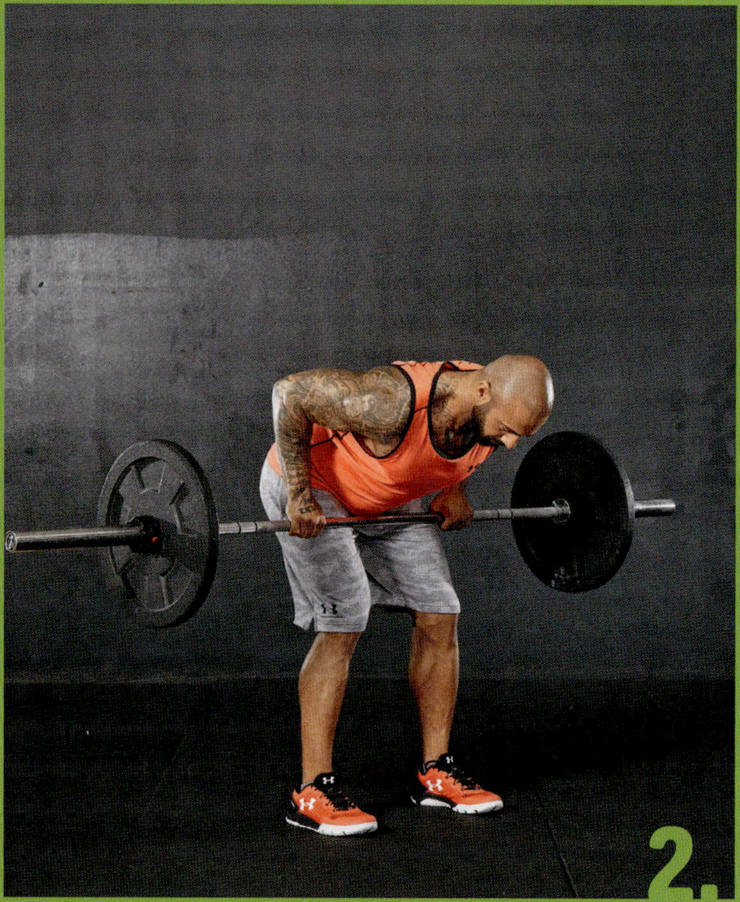

1. Stelle dich mit einer Langhantel etwas mehr als schulterbreit auf. Gehe leicht in die Knie, beuge deinen Oberkörper vor und schiebe das Gesäß leicht nach hinten. Du hältst das Gewicht im Obergriff, die Handflächen zeigen also zum Körper. Deine Arme sind gestreckt in der Höhe etwa der Mitte deiner Schienbeine.

2. Führe das Gewicht bis kurz vor den Bauch und ziehe dabei die Schulterblätter zusammen.

Wichtig: Die Ellbogen bleiben ganz dicht am Körper und der Rumpf ist während der gesamten Ausführung angespannt.

STÄRKT: den oberen Rücken, Bizeps, Rumpf und Schultern

22. Hüftheben

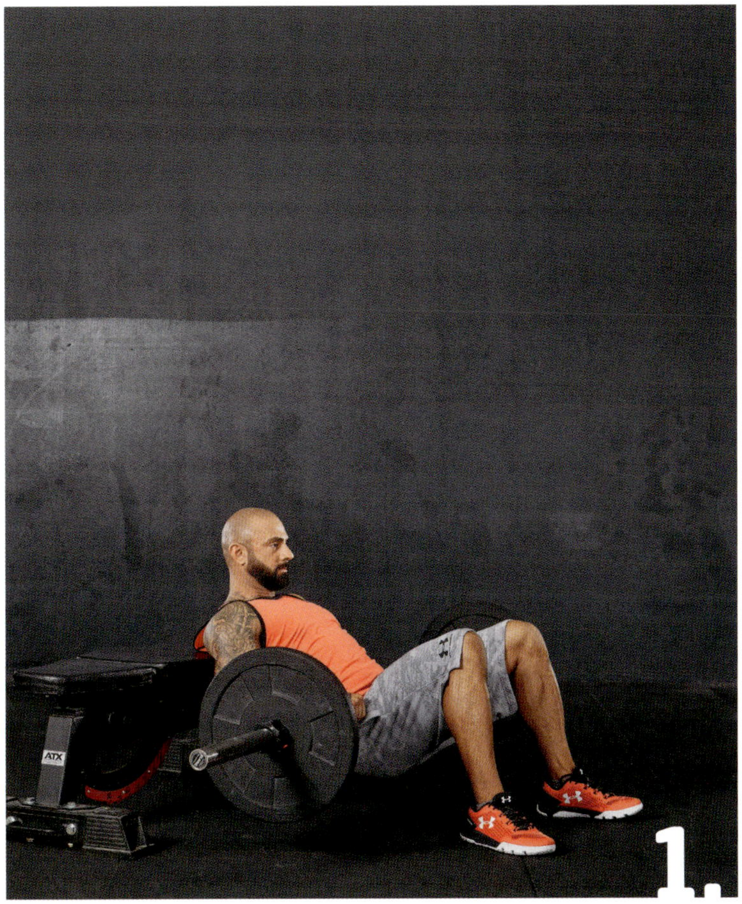

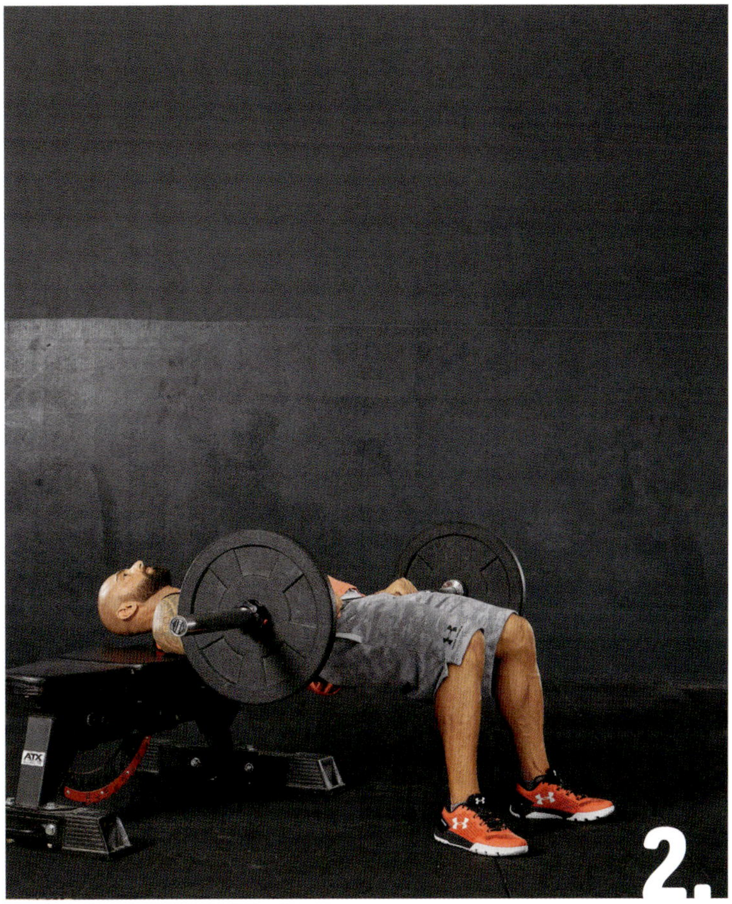

1. Lege deine Schultern und deinen oberen Rücken auf einer Hantelbank ab. Strecke die Arme dabei seitlich nach außen, sie dienen dir als Stütze, um das Gleichgewicht zu halten. Deine Füße befinden sich fest auf dem Boden und in der Senke deines Beckens platzierst du eine Langhantelstange.

2. Aus der Kraft deines Rumpfes drückst du dein Becken nach oben, bis dein Oberkörper und dein Gesäß eine gerade Linie bilden. Halte kurz die Spannung und senke anschließend das Becken langsam und kontrolliert wieder ab.

STÄRKT: Beine und Gesäß

23. Explosives Stoßen aus der Hocke

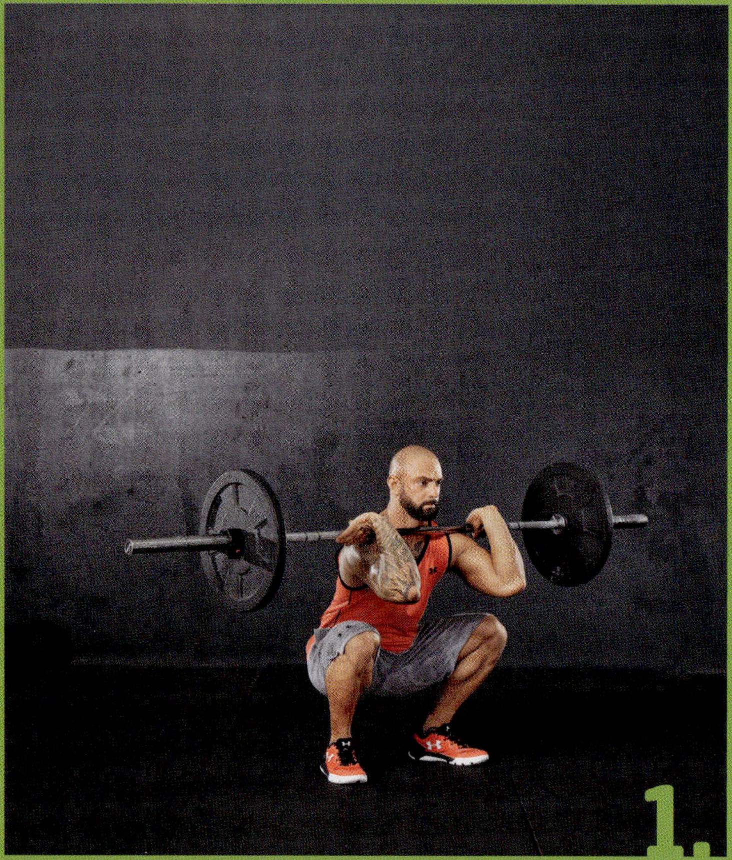

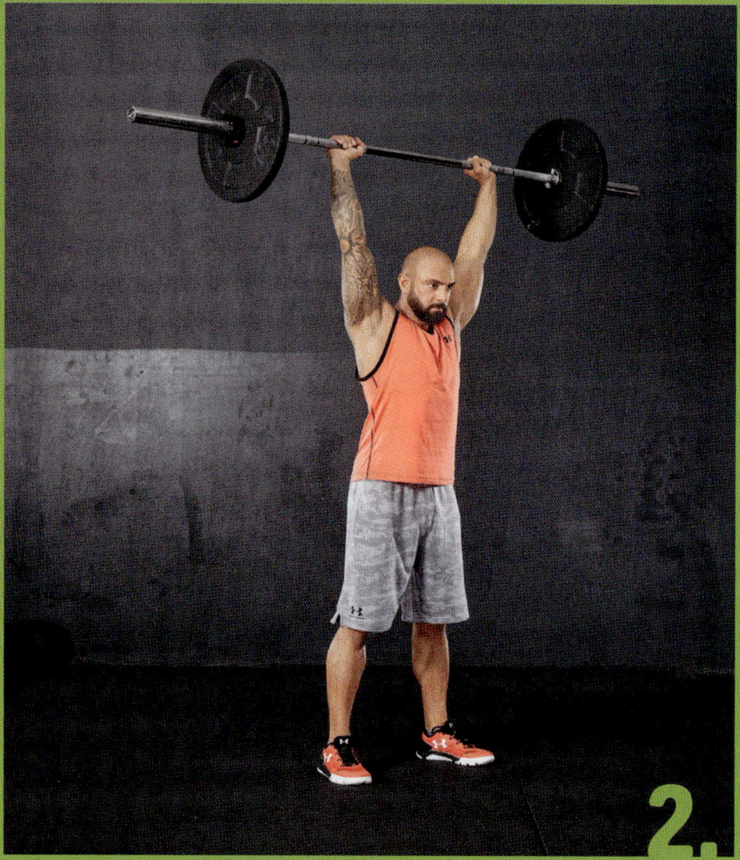

1. Nimm eine Langhantelstange und lege sie mit angewinkelten Armen auf der Schulter ab. Komm dann in eine tiefe Hocke.

2. Mit voller Dynamik drückst du dich mit den Beinen nach oben in den aufrechten Stand. Zeitgleich beförderst du das Gewicht senkrecht über den Kopf, bis deine Arme komplett durchgestreckt sind. Komm kontrolliert zurück in die Hocke und wiederhole die Stoßbewegung explosiv.

STÄRKT: den gesamten Körper

24. Enges Bankdrücken

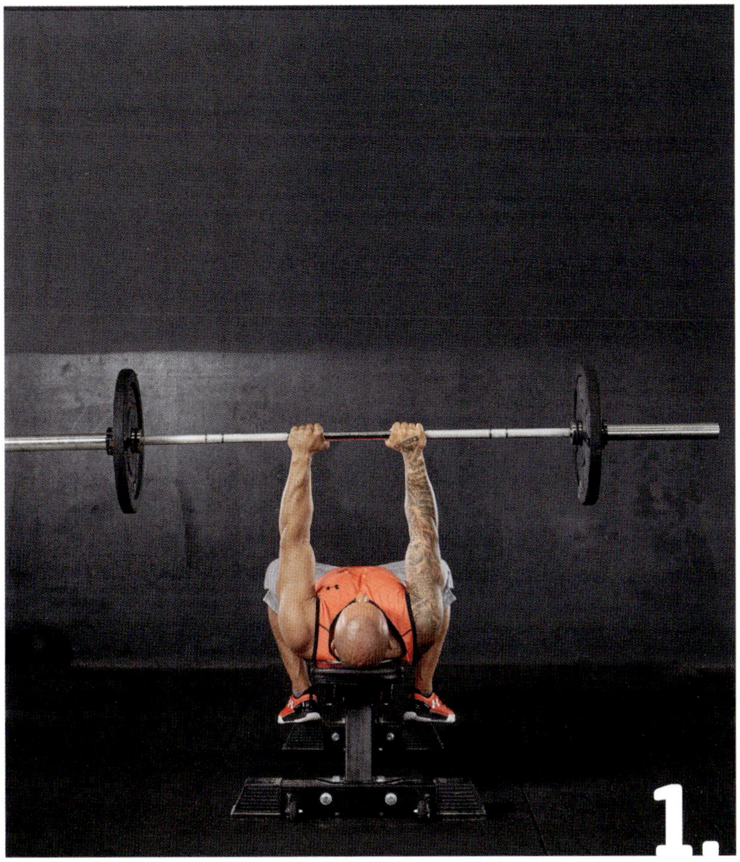

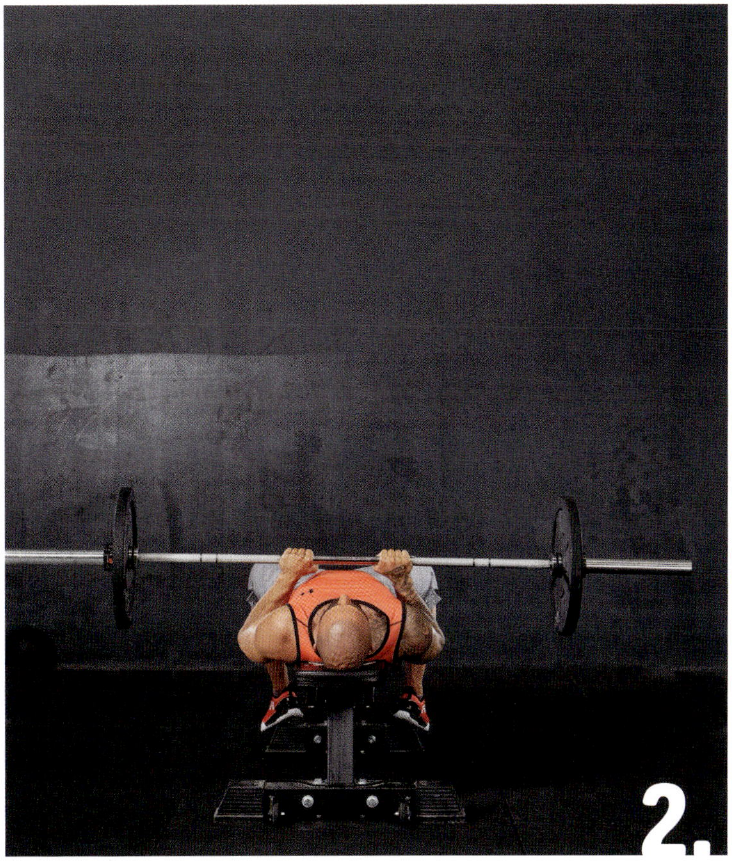

1. Lege dich mit dem Rücken auf eine Hantelbank und positioniere die Füße fest auf dem Boden. Mit senkrecht nach oben gestreckten Armen hältst du eine Langhantel etwas enger als schulterbreit über der Brust.

2. Führe das Gewicht langsam und kontrolliert nach unten, bis die Stange fast deinen Brustkorb berührt. Halte die Endposition für einen kurzen Moment und drücke das Gewicht anschließend zurück nach oben.

STÄRKT: Brust und Trizeps

25. Explosives Reißen

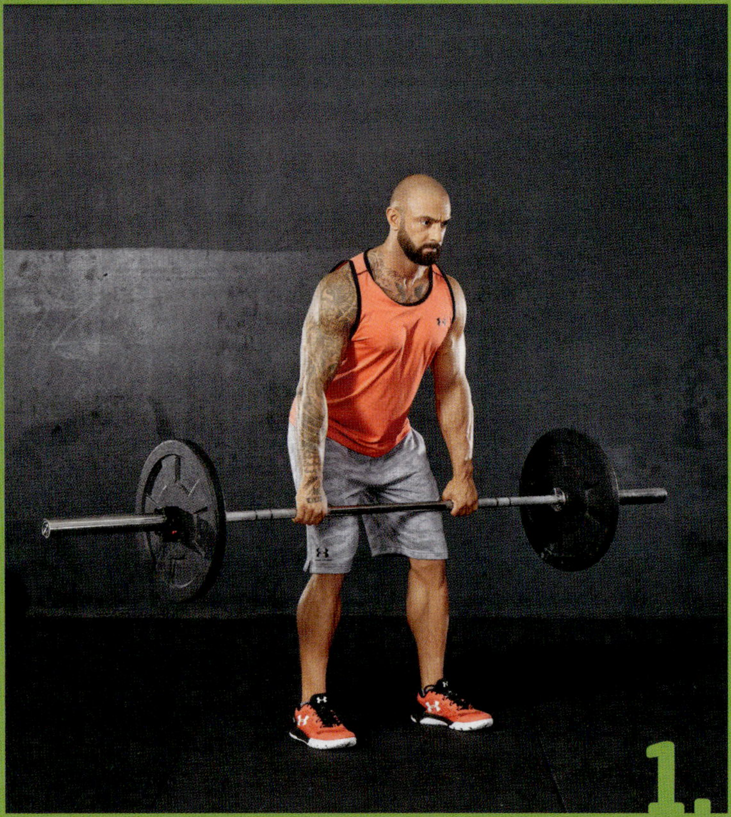

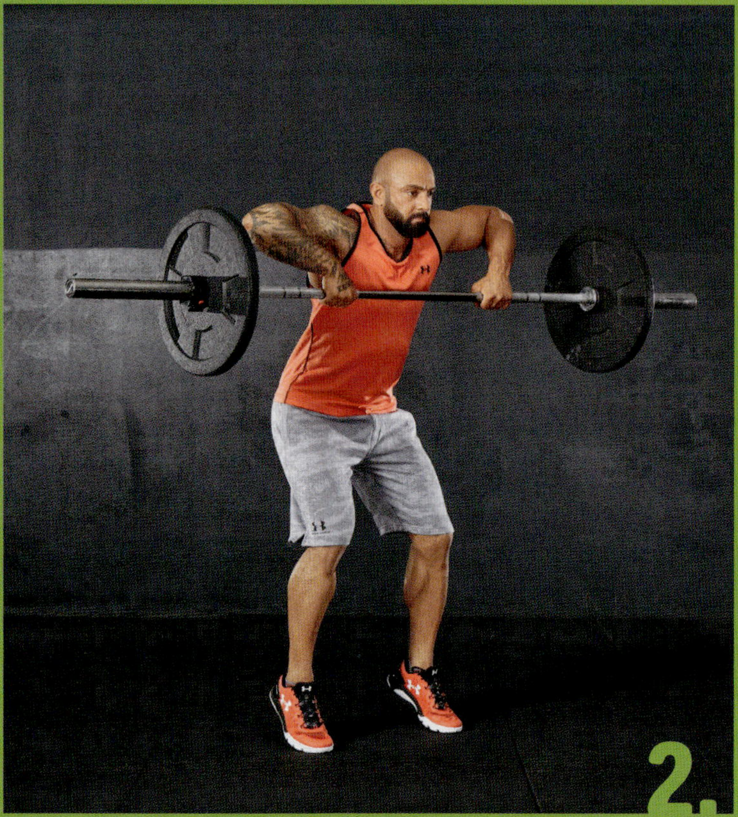

1. Nimm eine Langhantel und stell dich schulterbreit hin. Beuge deine Knie leicht. Halte die Langhantelstange mit gestreckten Armen vor den Oberschenkeln. Achte darauf, dass du keinen Rundrücken machst.

2. Aus dieser Position hebst du explosiv deine Füße vom Boden ab und erzeugst so den Schwung, um zeitgleich die Stange in Richtung deiner Brust nach oben zu ziehen.

Wichtig: Dieser Übungsschritt wird in einer fließenden Bewegung ausgeführt. Deine gebeugten Arme befinden sich in der Endposition etwa waagerecht zum Boden und die Hantelstange etwa auf Kinnhöhe vor deinem Kopf. Stoppe den Schwung der Stange nicht, sondern nutze ihn, um das Gewicht direkt wieder zur Startposition schwingen zu lassen.

STÄRKT: den gesamten Körper

26. Kniebeuge-Stoß-Kombination

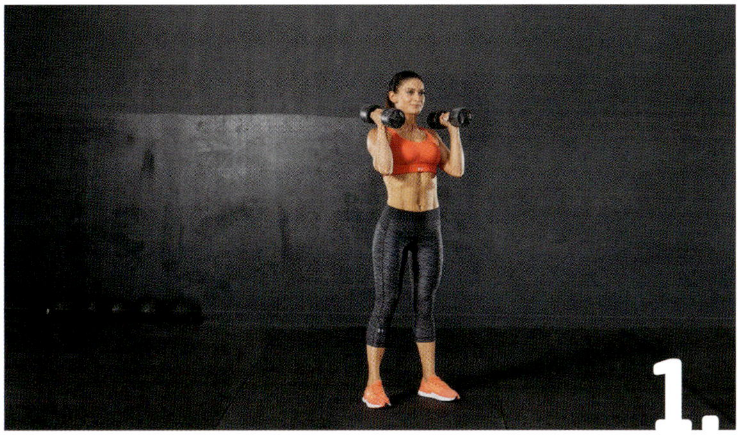

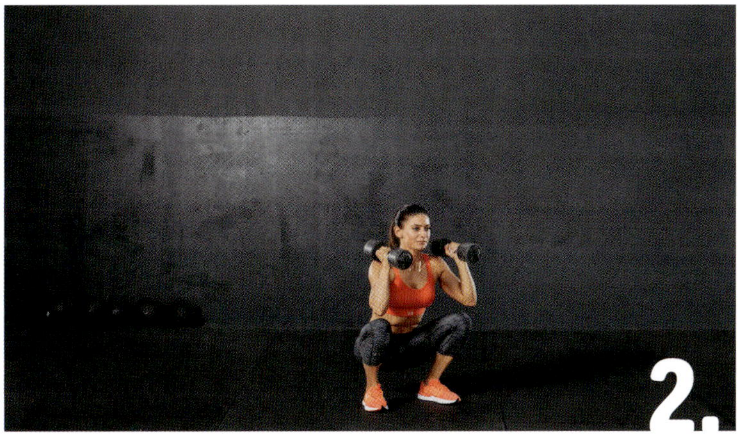

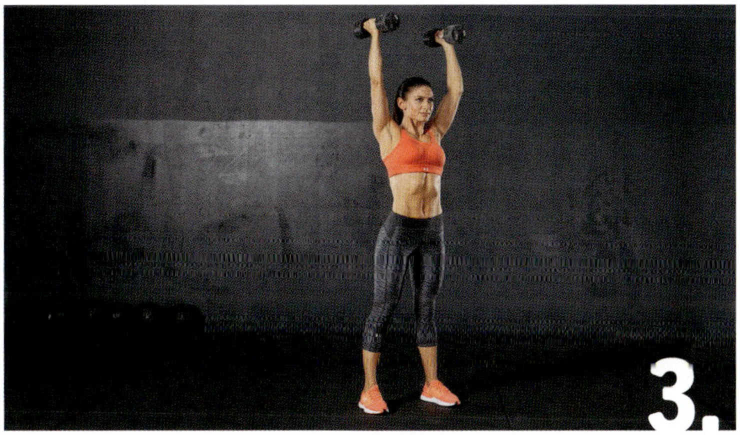

1. Stelle dich aufrecht und etwa schulterbreit hin. Mit den Händen hältst du jeweils eine Kurzhantel im Hammergriff, die Handflächen zeigen also nach innen – deine Arme winkelst du dabei an, bis die Hände auf der Höhe deiner Schultern sind.
2. Komm in eine tiefe Hocke, in dem du deine Hüfte nach hinten schiebst und deine Knie beugst. Der untere Rücken bleibt dabei gerade und die Position der Hanteln unverändert.
3. Drücke dich mit voller Dynamik mit den Beinen nach oben in den aufrechten Stand. Zeitgleich beförderst du die Gewichte senkrecht über den Kopf, bis deine Arme komplett durchgestreckt sind. Komm kontrolliert zurück und wiederhole die Bewegung explosiv.

STÄRKT: den gesamten Körper

27. Gesprungene Ausfallschritte

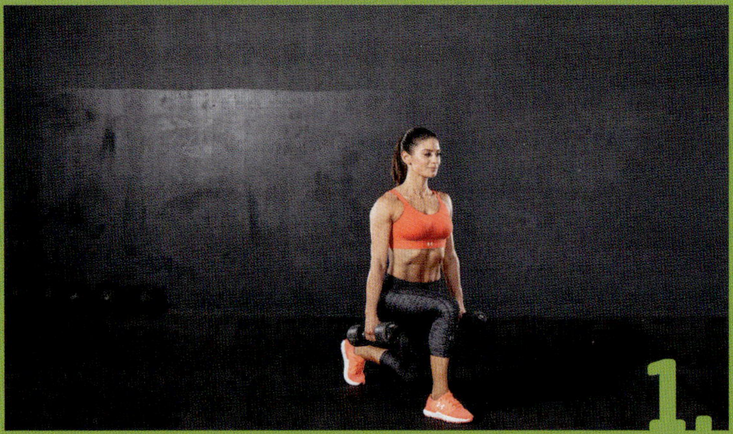

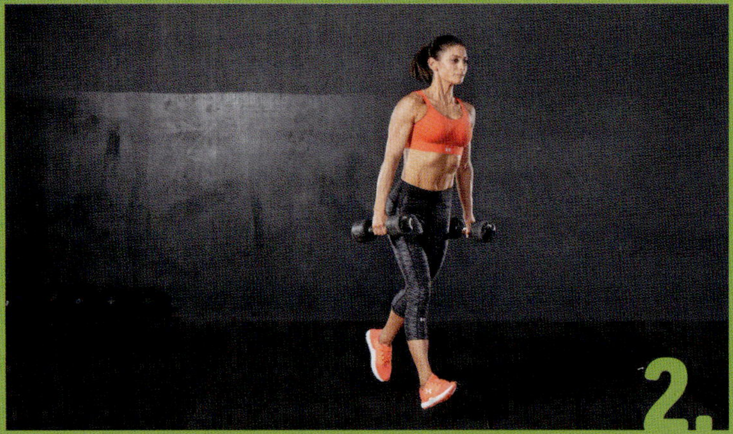

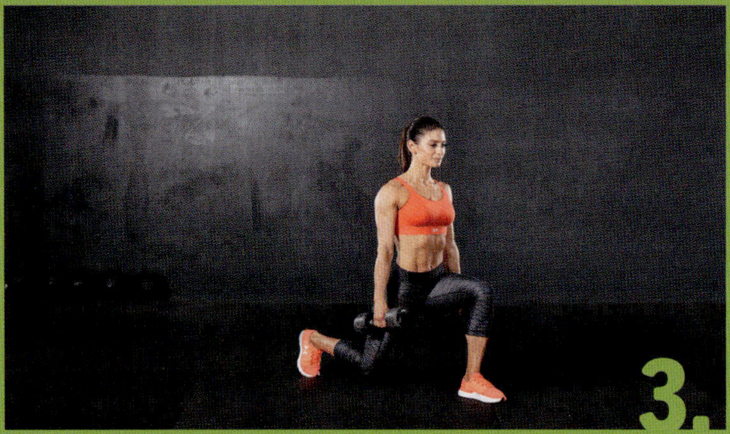

1. Begebe dich in eine tiefe Ausfallschrittstellung, der rechte Fuß ist vorne. Halte ein Paar Kurzhanteln im Hammergriff mit gestreckten Armen neben dem Körper. Dein Oberkörper ist gerade, dein hinteres Knie berührt fast den Boden.

2. Aus dieser Position springst du so explosiv vom Boden ab, dass beide Füße den Boden verlassen. In der Luft machst du einen Scherenschlag mit deinen Beinen, sodass beim Aufkommen das andere – also jetzt das linke – Bein vorne ist.

3. Senke deinen Körper wieder in die tiefe Position ab und wechsle mit jedem folgenden Sprung die Schrittstellung.

STÄRKT: Beine und Gesäß

28. Gesprungene Kniebeugen

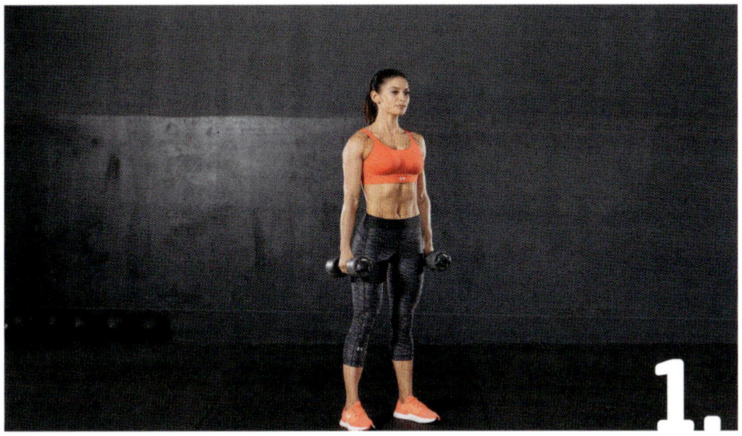

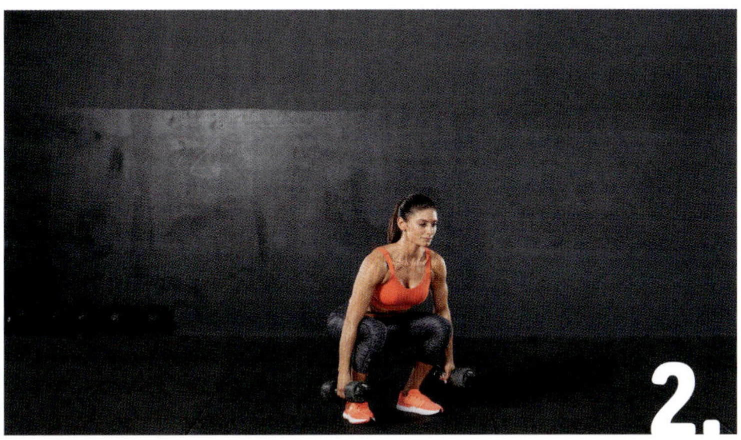

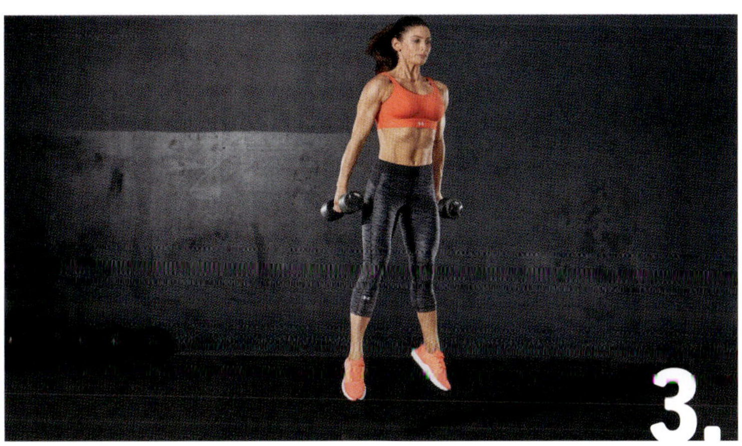

1. Stelle dich aufrecht und schulterbreit hin. In jeder Hand hältst du eine Kurzhantel im Hammergriff mit gestreckten Armen neben dem Körper.

2. Komm in eine Kniebeuge, indem du deine Hüfte nach hinten schiebst und deine Knie im 75-Grad-Winkel beugst. Lass den Oberkörper dabei gerade.

3. Drücke dich zur Streckung deines Körpers so explosiv aus den Waden ab, dass deine Füße den Boden verlassen. Lande so weich wie möglich auf deinen Fußballen. Anschließend geht es direkt wieder über Schritte 1 und 2 – die Kniebeuge – nach oben in den nächsten gestreckten Sprung.

STÄRKT: Beine und Gesäß

29. Katzenbuckel

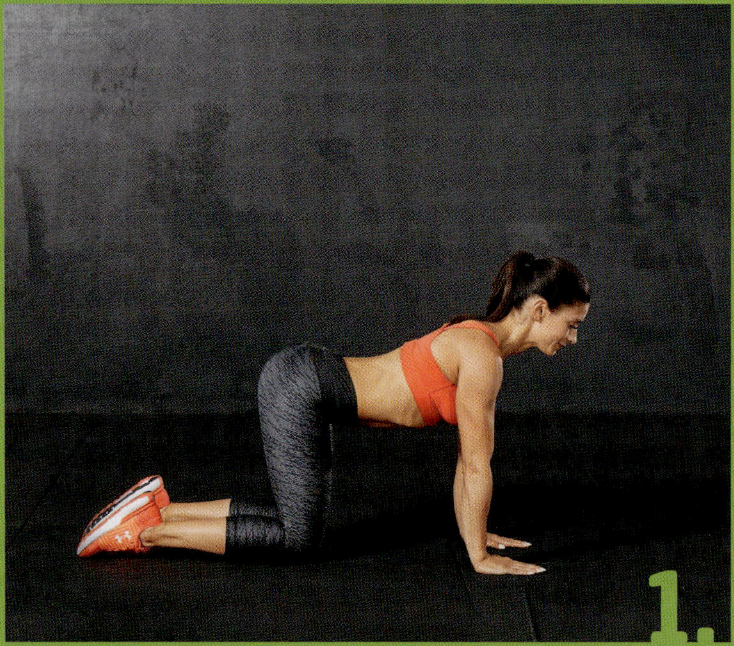

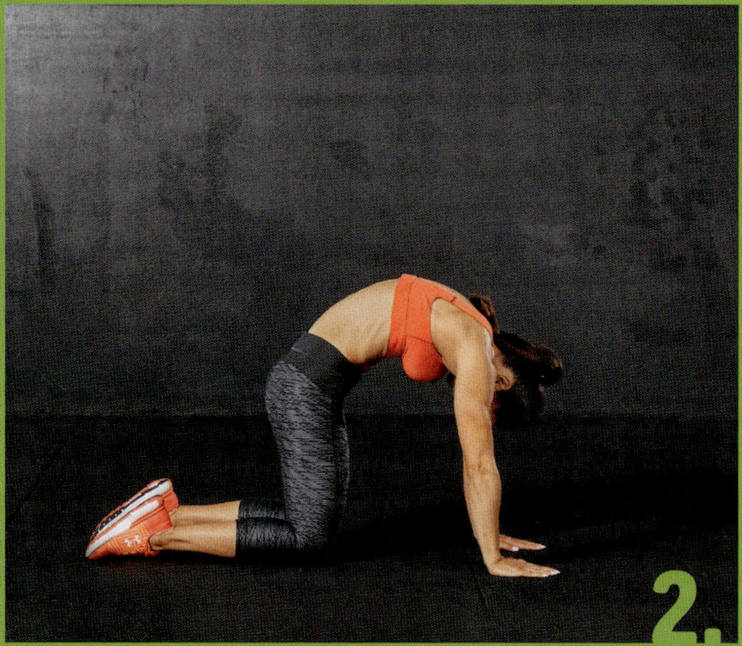

1. Gehe in den Vierfüßlerstand. Platziere hierfür die Hände unter deinen Schultern und deine Knie unter der Hüfte. Lasse den Oberkörper leicht durchhängen und richte deinen Blick nach unten.

2. Rolle nun deinen Oberkörper ein und versuche, den so entstandenen Rundrücken so weit wie möglich nach oben in Richtung Decke zu drücken. Jede Position für einige Sekunden halten.

FÖRDERT: Nacken-, und Rückenmuskulatur, mobilisiert zusätzlich die Wirbelsäule

30. Kobra

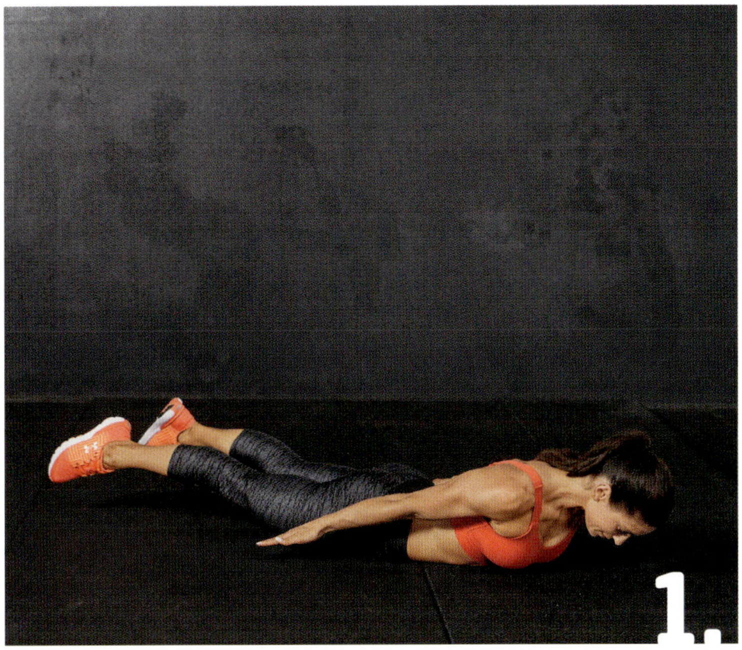

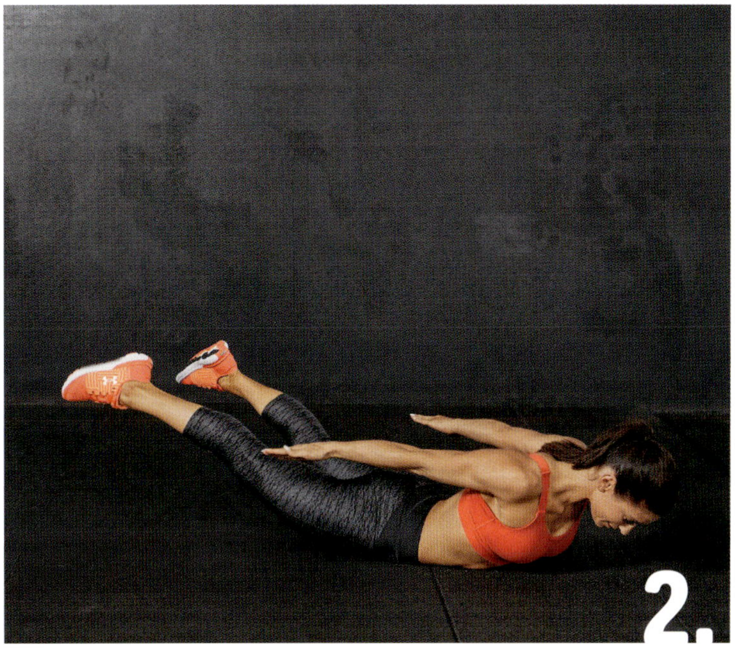

1. Lege dich bäuchlings auf den Boden, baue Spannung rund um die Körpermitte, den Core, auf (Bauchmuskeln!) und hebe deinen Kopf samt Schultern leicht in die Höhe. Deine Arme sind schräg nach hinten vom Körper gestreckt, die Füße leicht vom Boden gehoben.

2. Versuche, die gestreckten Arme und Beine so weit wie möglich nach oben zu bringen. Den Rumpf dabei ebenfalls so weit, wie es ohne Probleme und Schmerzen geht, anheben.

Wichtig: Dein Kopf bleibt in der Verlängerung deiner Wirbelsäule. Halte die Endposition für einige Sekunden und senke den Körper dann zurück zur Startposition.

FÖRDERT: Gesäß und Rücken

31. Einbeiniger Bergsteiger

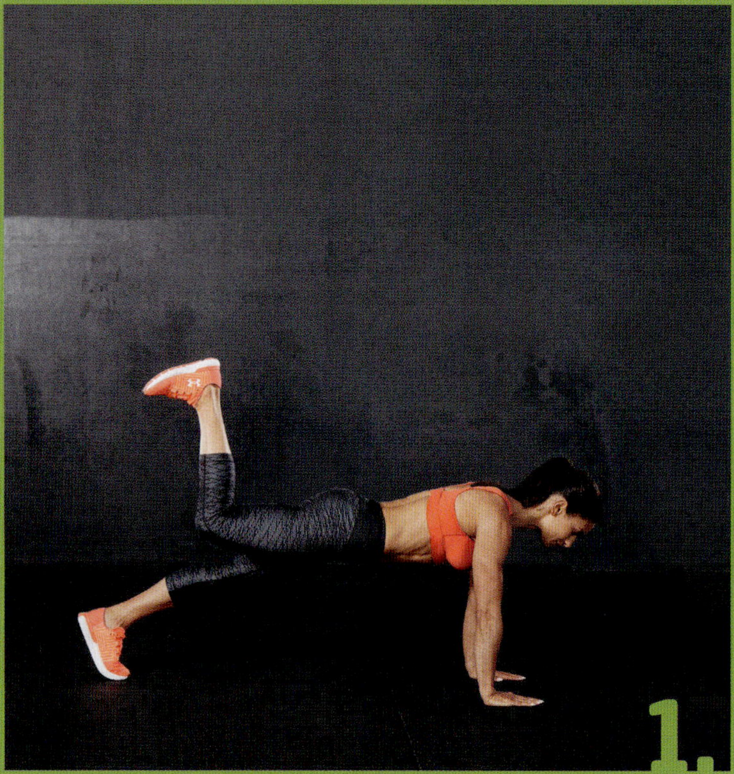

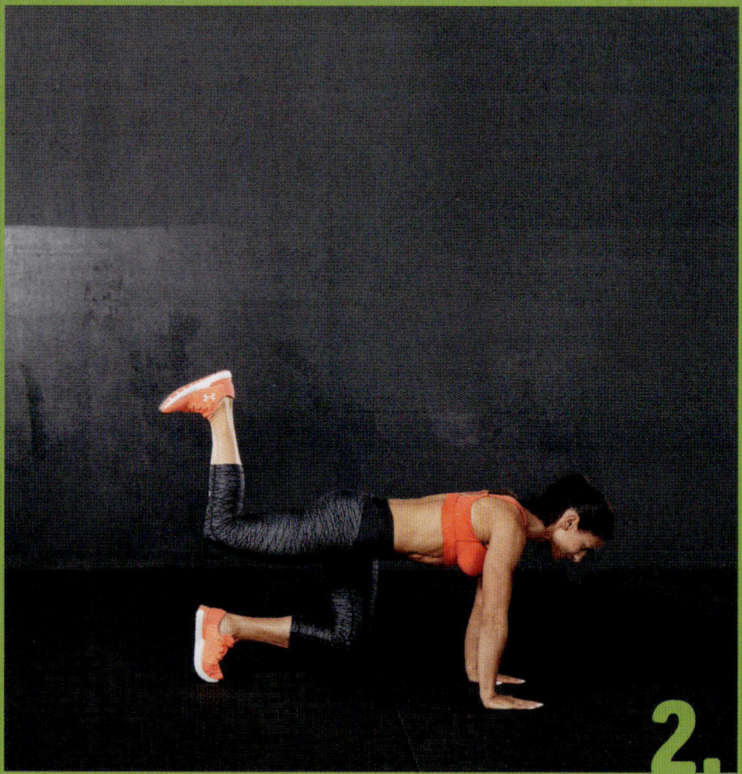

1. Begebe dich in die Liegestützposition. Dazu platzierst du die Arme etwa schulterbreit auseinander auf dem Boden und setzt die Fußspitzen im hüftweiten Abstand auf. Oberkörper und Beine sind in einer Linie. Hebe nun dein rechtes Bein vom Boden ab und beuge es etwa rechtwinklig an.

2. Springe explosiv mit deinem Standfuß, in diesem Fall mit dem linken Fuß, so weit wie möglich nach vorne Richtung Hände. Im Idealfall schaffst du es, den Fuß unter deinem Bauch abzustellen – das rechte Bein bewegt sich dabei so wenig wie möglich. Absolviere die im Trainingsplan geforderten Wiederholungen mit diesem einbeinigen Vor- und Zurückspringen, ehe du das Bein wechselst und den nächsten Satz ausführst.

STÄRKT: den gesamten Körper

32. Einbeiniges Beckenheben

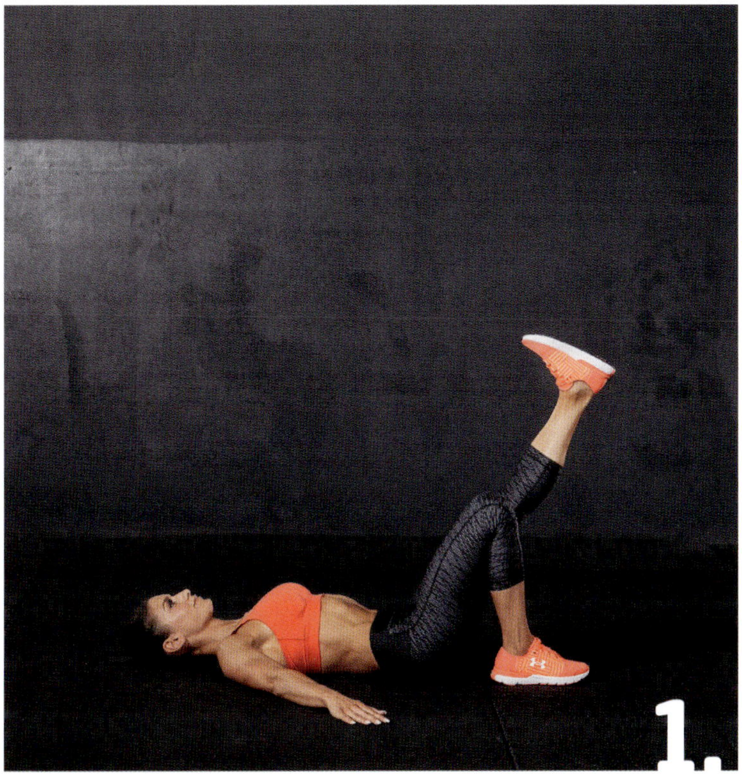

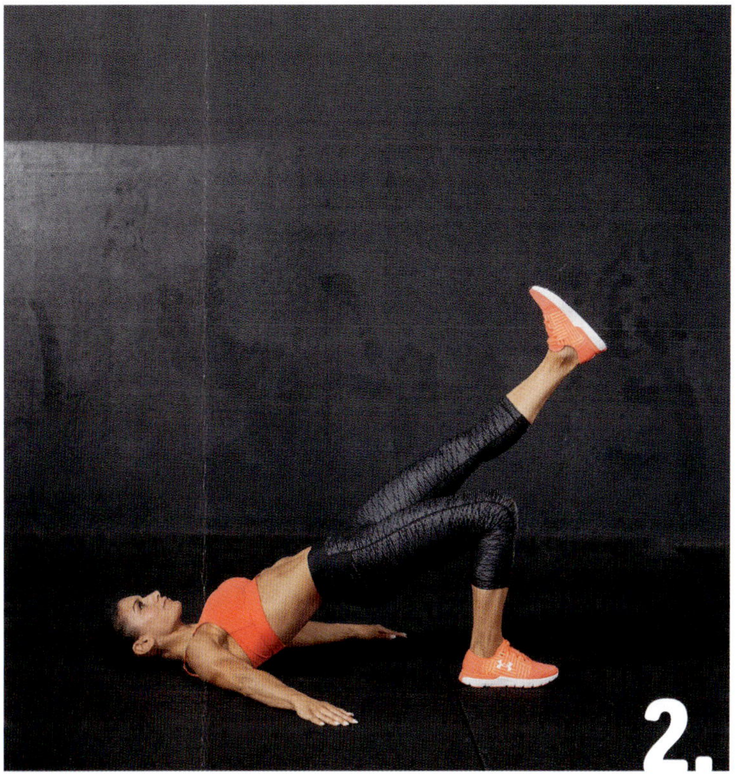

1. Lege dich mit dem Rücken auf den Boden. Winkle dein rechtes Bein an, sodass der rechte Fuß aufgestellt ist. Strecke dein linkes Bein schräg nach oben. Die Arme legst du leicht nach außen gestreckt neben deinen Körper.

2. Schiebe aus dieser Position das Becken so weit wie möglich nach oben und halte dabei dein linkes Bein weiterhin in der Luft. Die Endposition kurz halten und wieder zurück zum Start. Nachdem du die geforderten Wiederholungen absolviert hast, wechselst du im nächsten Satz das Bein.

STÄRKT: Beine und Gesäß

33. Hocksprünge aus dem Sitzen

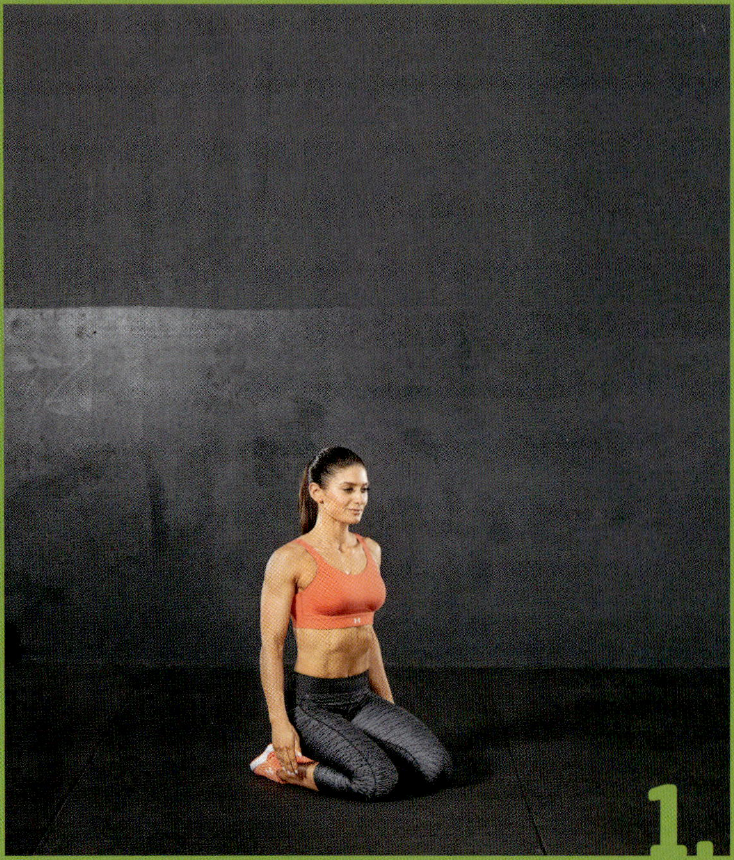

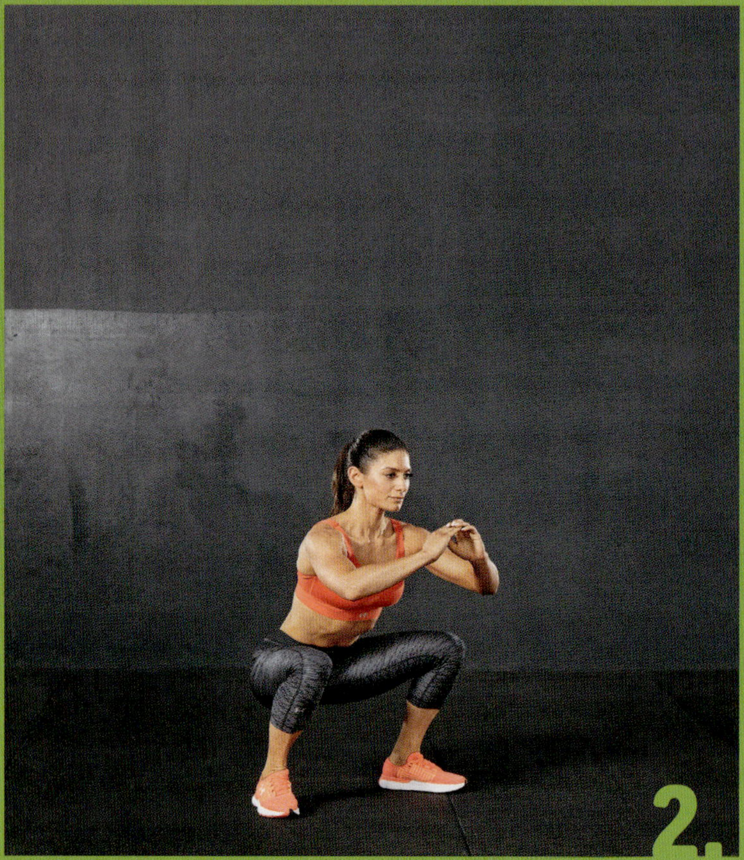

1. Knie dich auf den Boden und setze dabei dein Gesäß auf den Fersen ab. Halte den Oberkörper gerade und die Arme neben dem Körper, du brauchst sie gleich für den nötigen Schwung.

2. Mit voller Kraft schwingst du die Arme nach vorne und hebst deine Beine vom Boden ab. Versuche blitzschnell, deine Füße aufzusetzen und in einer tiefen Kniebeugeposition zu landen. Anschließend begibst du dich wieder in die Startposition und wiederholst den Ablauf.

STÄRKEN: Beine, Gesäß und Rumpf

34. Strecksprünge

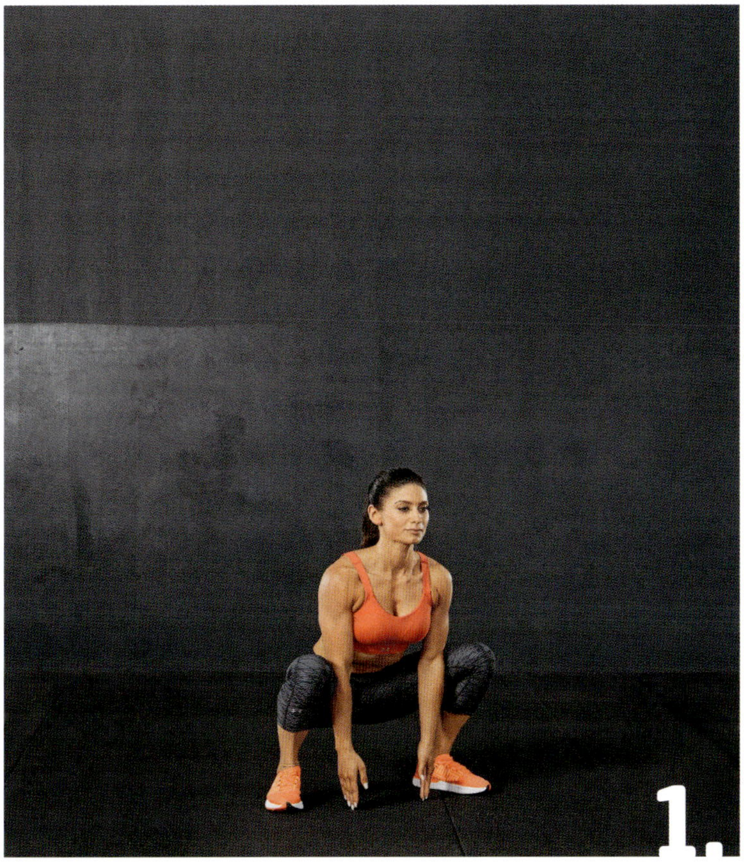

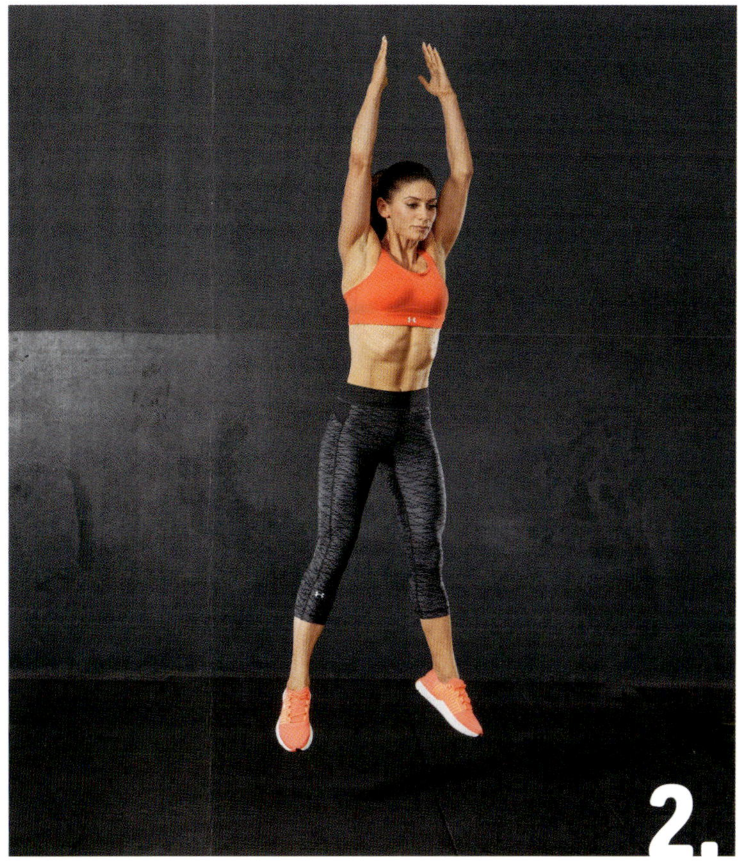

1. Stelle dich breitbeinig hin und drehe die Füße leicht nach außen. Senke den Oberkörper ab und gehe tief in die Hocke.

Wichtig: Der Rücken ist gerade und die Fersen bleiben auf dem Boden. Dein Gesäß ist abgesenkt, deine Arme hältst du innerhalb der Knie gestreckt, die Fingerspitzen befinden sich zwischen deinen Füßen auf dem Boden.

2. Springe explosiv hoch, reiße die Arme über den Kopf und strecke deinen gesamten Körper komplett durch. Nach der Landung begibst du dich wieder in die Ausgangsposition und schließt gleich den nächsten Sprung an.

STÄRKEN: Beine, Gesäß und Rumpf

35. Boxsprünge mit Zusatzsprung

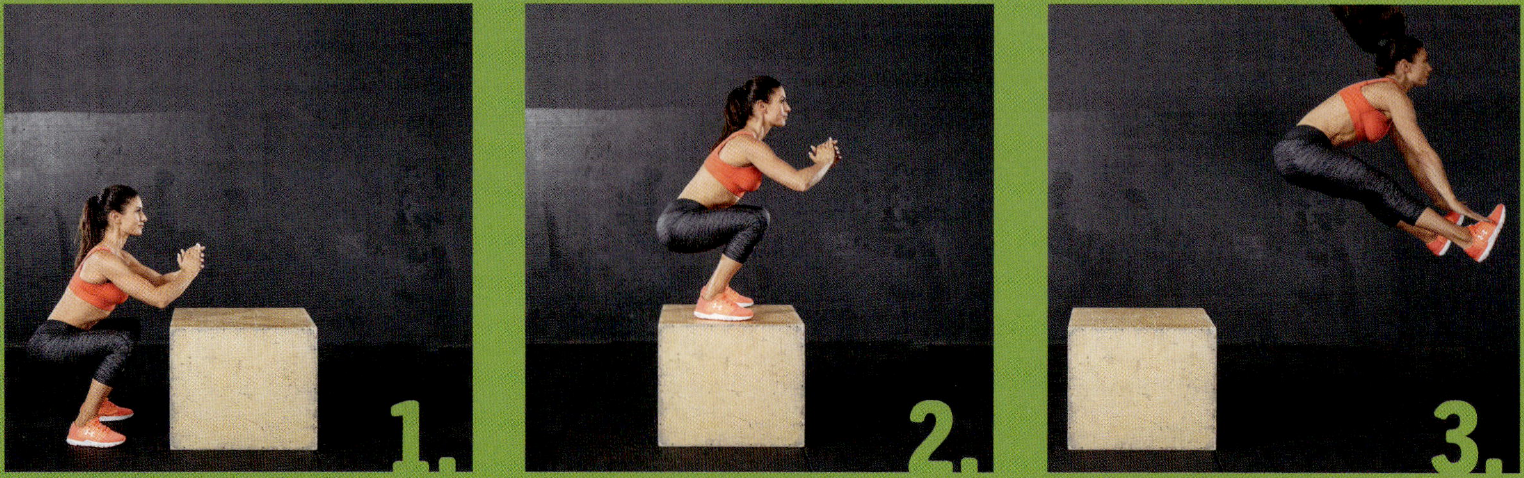

1. Stelle dich mit etwas Abstand vor eine Box oder eine Hantelbank. Platziere deine Füße etwa hüftbreit auseinander, halte deine Arme neben deinem Körper.

2. Beuge die Knie etwas und drücke dich kräftig vom Boden ab. Lande mit gebeugten Knien auf der Erhöhung.

Wichtig: Benutze die Arme, um ausreichend Schwung zu holen, indem du sie vor dem Abstoßen etwas nach hinten nimmst und dann mit dem Sprung nach vorne ziehst.

3. Springe mit beiden Beinen locker von der Erhöhung und lande ein gutes Stück davor auf dem Boden. Nach der Landung drückst du dich direkt wieder dynamisch vom Boden ab und springst so hoch wie möglich in die Luft. Dein Oberkörper und deine Beine bewegen sich dabei leicht nach vorne.

Dies ist eine Wiederholung. Drehe dich anschließend um und wiederhole die Übung.

STÄRKEN: Beine und Gesäß

36. Burpees mit Drehung

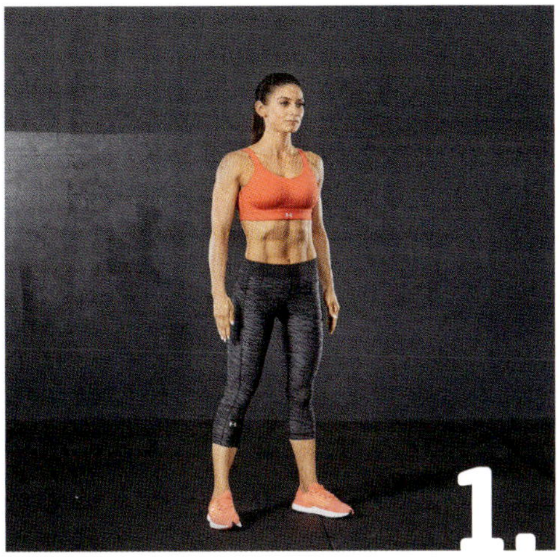

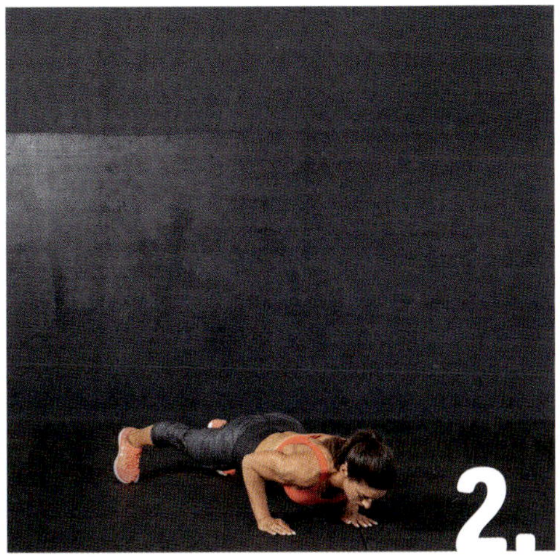

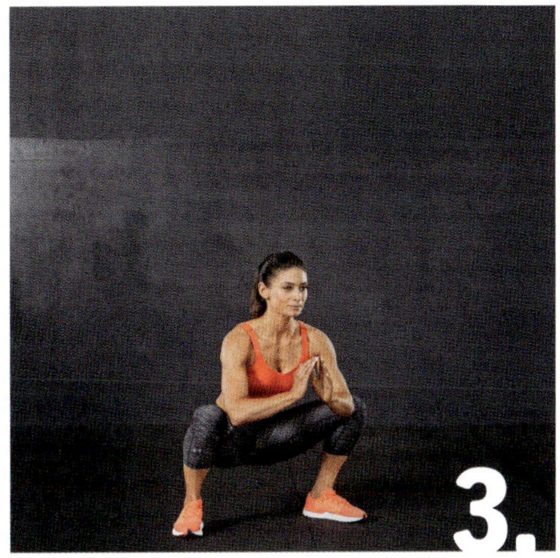

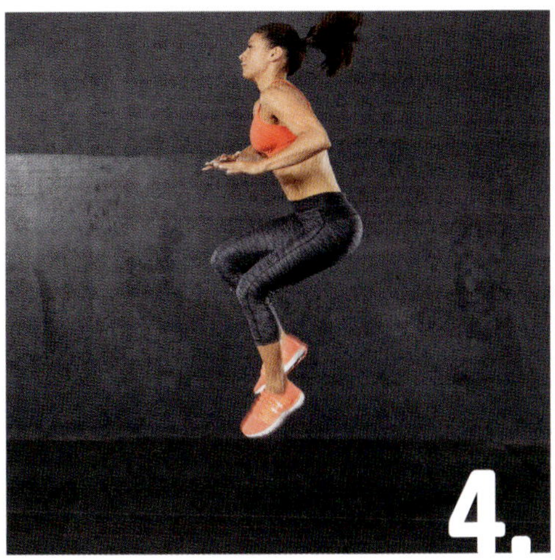

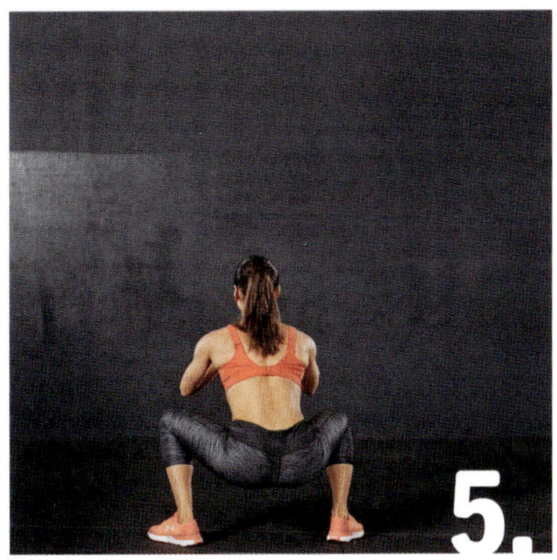

1. Stelle dich aufrecht und etwa schulterbreit hin.
2. Spring nach unten in die Liegestützposition und führe einen sauberen Liegestütz aus.
3. Drücke dich dynamisch nach oben und spring nach vorne, das heißt, löse deine Füße vom Boden und ziehe die Knie unter die Brust. Nutze den Schwung, um die Hände vom Boden zu lösen und dein Körpergewicht nach hinten zu verlagern, sodass du in einer tiefen Hocke landest.
4. Aus der Hocke springst du explosiv nach oben und drehst dabei deinen Körper um 180 Grad. Zieh im Sprung beide Beine an – und am höchsten Punkt berühren deine Hände die angezogenen Knie.
5. Versuche, die 180-Grad-Drehung komplett zu vollenden, und lande in der tiefen Hocke. Anschließend startest du die Übung wieder von vorne.

STÄRKEN: den gesamten Körper

37. Explosive Sprünge aus der Hocke

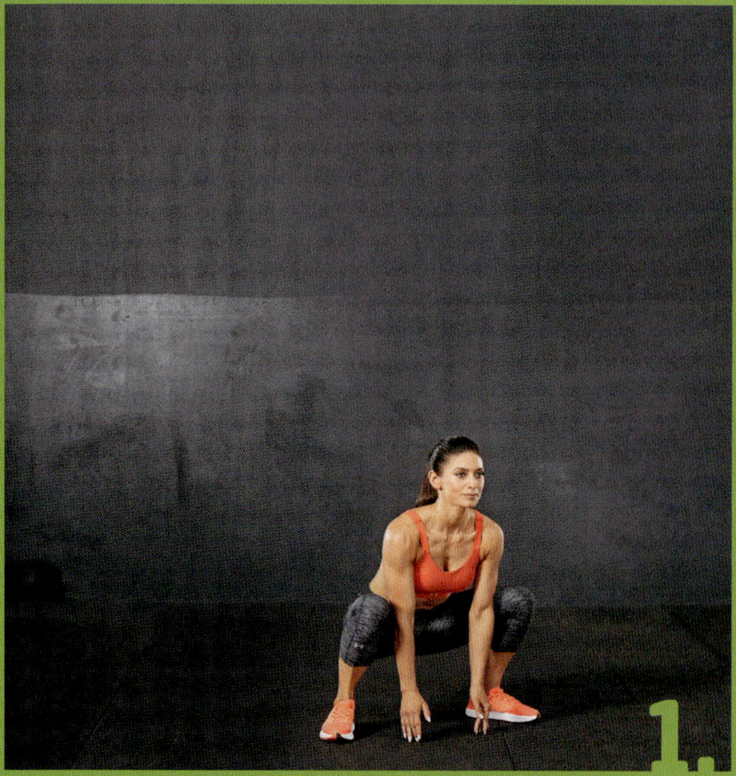

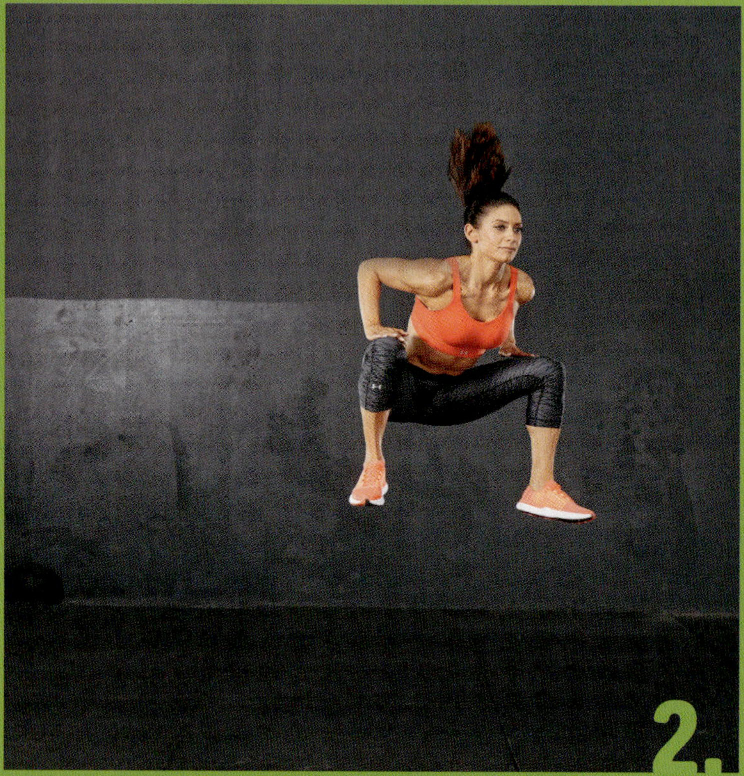

1. Stelle dich breitbeinig hin und drehe die Füße leicht nach außen. Senke den Oberkörper ab und gehe tief in die Hocke.

Wichtig: Der Rücken ist gerade und die Fersen bleiben auf dem Boden. Dein Gesäß ist abgesenkt, deine Arme halte innerhalb der Knie gestreckt. Platziere die Fingerspitzen zwischen deinen Füßen auf dem Boden.

2. Springe explosiv hoch und ziehe dabei deine Beine so dynamisch wie möglich mit gebeugten Knien Richtung Decke an. Am höchsten Punkt berühren die Handflächen für einen kurzen Moment deine Knie. Lande auf dem Boden und wiederhole den Sprung.

STÄRKEN: Beine und Gesäß

38. Liegestütze mit Tritten nach vorne

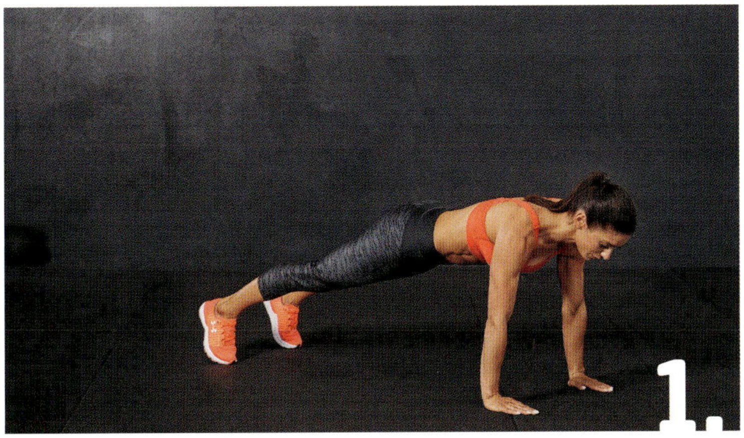

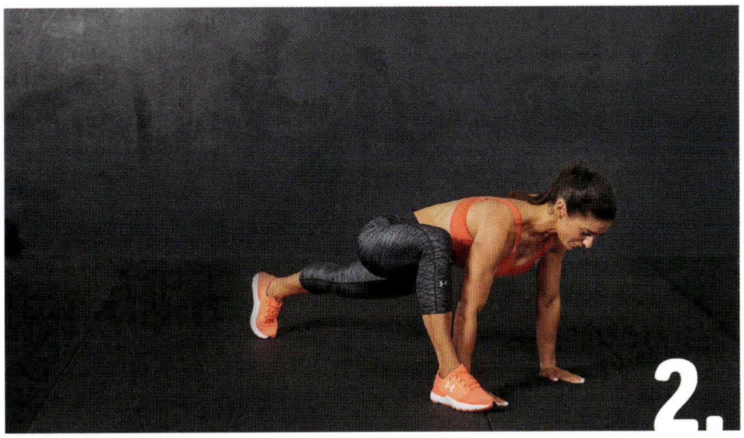

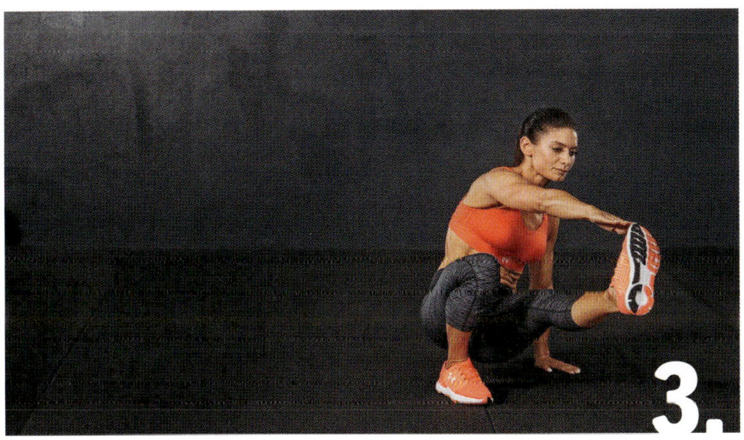

1. Begebe dich in die Liegestützposition. Platziere hierfür deine Hände unterhalb der Schultern und die Füße unmittelbar nebeneinander.

2. Setze den rechten Fuß so weit wie möglich nach vorne, im Idealfall direkt neben deine rechte Hand auf Höhe deiner Schulter. Achte darauf, dass der Fuß einen guten Stand hat – er dient als Stütze für die weitere Ausführung.

3. Ziehe nun explosiv den linken Fuß nach vorne unter deinem Körper durch, sodass dieser in der Endposition nach vorne zeigt und dein linkes Bein komplett durchgestreckt ist.

Wichtig: Spanne deinen Rumpf komplett an und nutze in diesem Schritt deine linke Hand als Stütze. Nachdem du die geforderten Wiederholungen absolviert hast, wechselst du die Seite, indem du in den Liegestütz zurücksteigst und das linke Bein vorsetzt. Jetzt ist das rechte Bein dran, nach vorne zu ziehen – und du startest hiermit in den nächsten Satz.

STÄRKEN: den gesamten Körper

39. Sprinter-Sit-ups

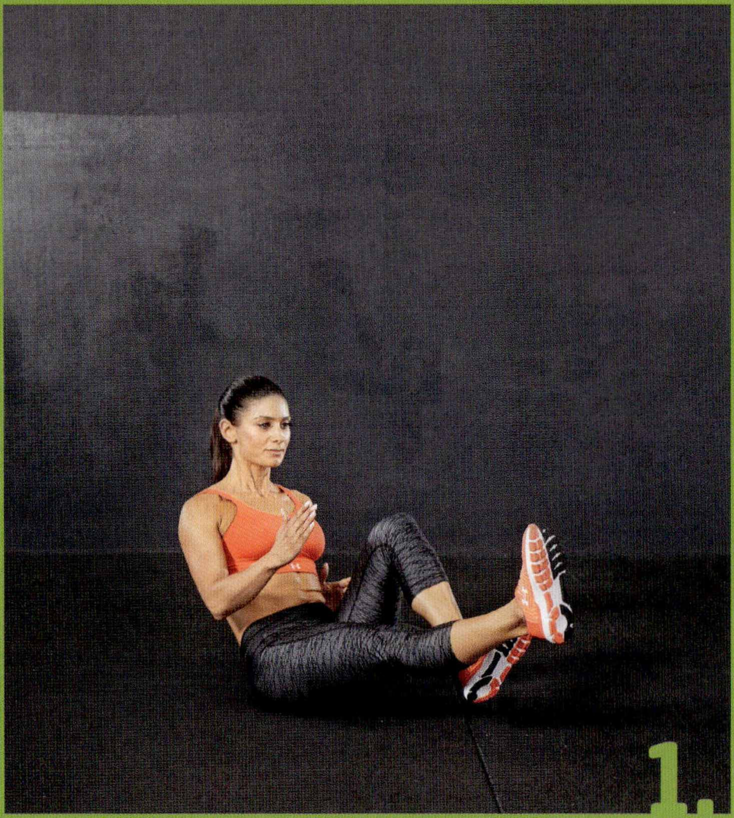

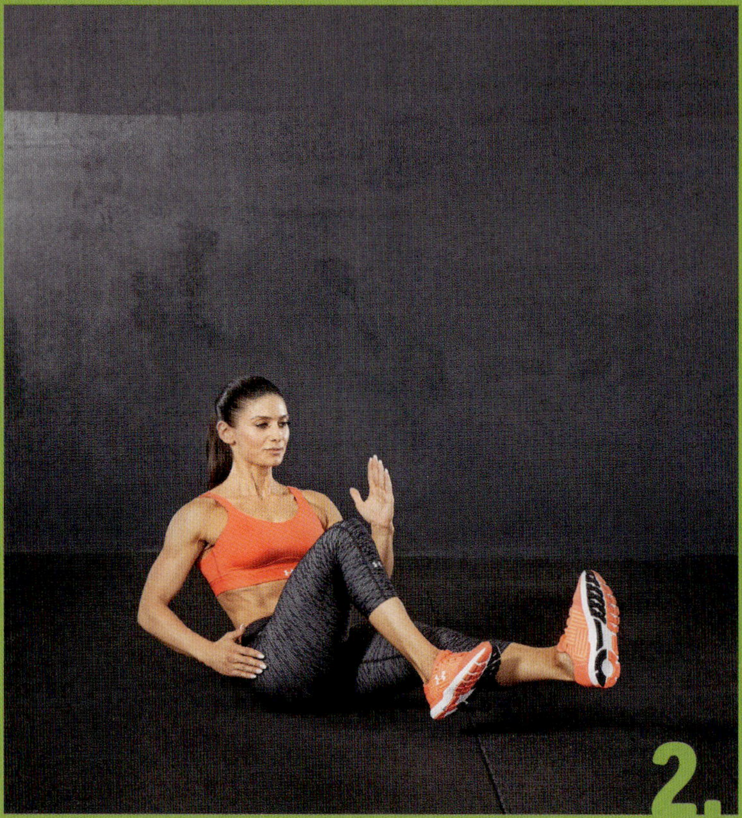

1. Setze dich hin und halte die Beine gestreckt über dem Boden. Der Oberkörper lehnt sich dabei ein wenig zurück. Halte beide Arme im 90-Grad-Winkel. Ziehe dein linkes Knie an und führe den rechten angewinkelten Arm leicht nach vorne Richtung Knie. Dein linker Arm bleibt hinten.

2. Strecke explosiv das linke Bein nach vorne und ziehe dein rechtes Bein nach hinten. Bewege zeitgleich den linken Arm nach vorne und den rechten Arm nach hinten.

Wichtig: Die Arme bleiben stets angewinkelt. Mit voller Kraft wechselseitig fortfahren.

STÄRKEN: Bauch und Schultern

40. Explosive Liegestütze

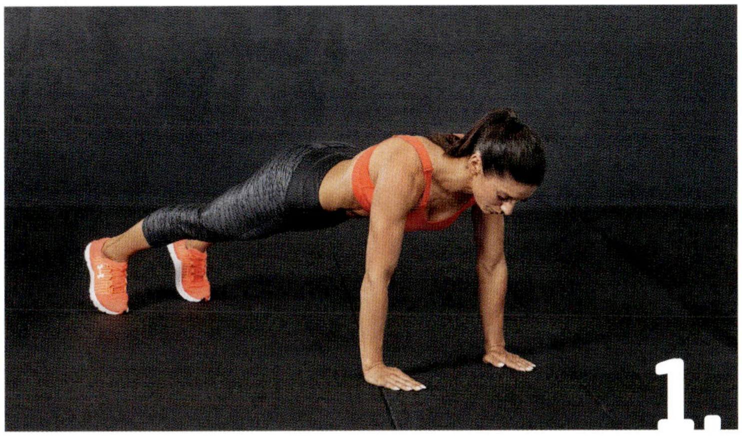

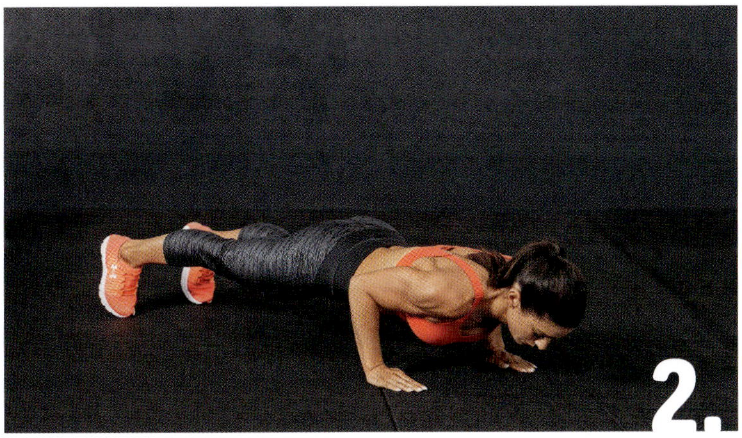

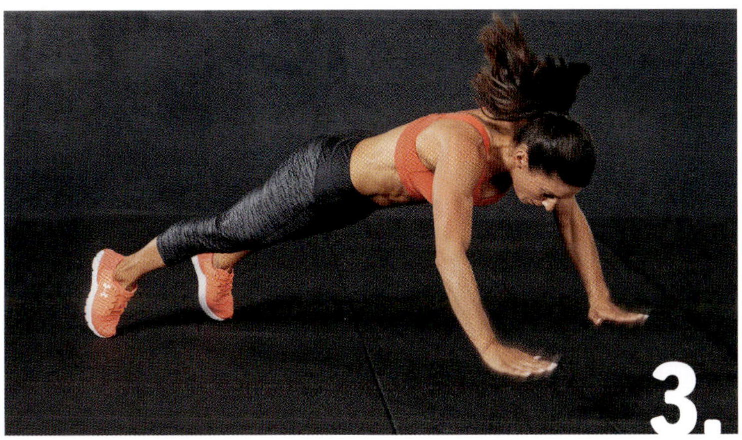

1. Begebe dich in die Liegestützposition.
2. Beuge deine Arme und senke den Körper so ab, dass sich deine Brust knapp über dem Boden befindet.
3. Aus dieser Position drückst du dich dynamisch nach oben ab, sodass sich deine Hände für einen kurzen Moment vom Boden lösen und du dich kurzzeitig in der Luft befindest. Lande auf den Händen und wiederhole die Übung.

STÄRKEN: Brust, Schultern und Trizeps

41. Brücke mit Beinheben

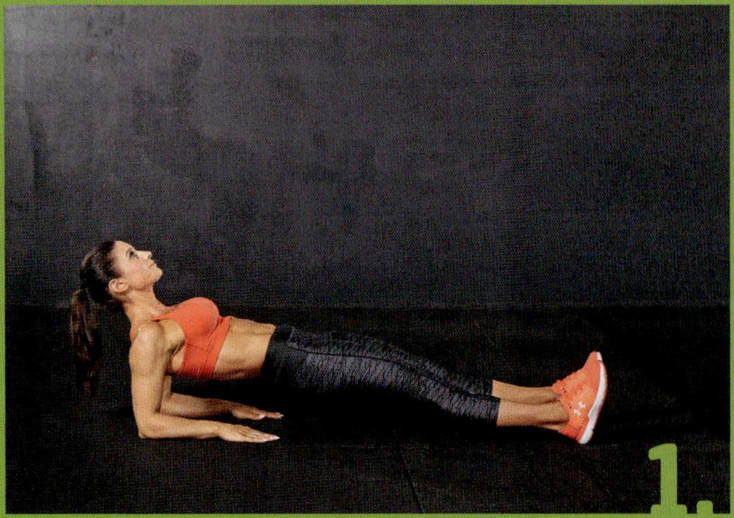

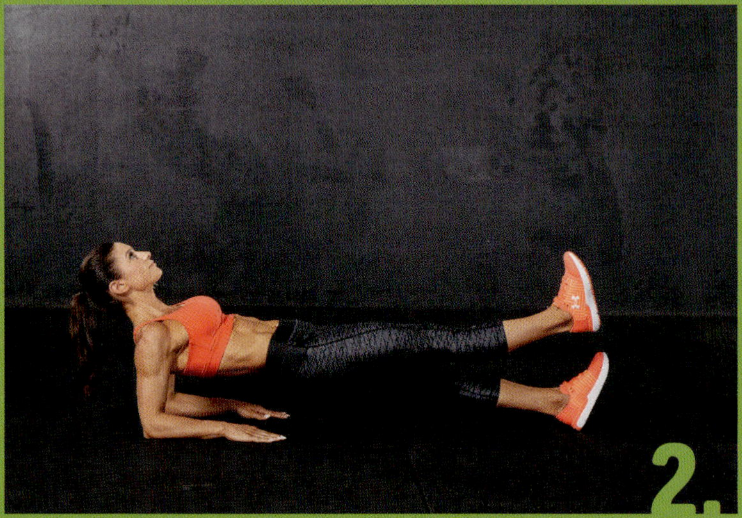

1. Setze dich mit gestreckten Beinen auf den Boden. Neige deinen Oberkörper nach hinten und stütze dich auf deinen Unterarmen so ab, dass sich deine Ellbogen unterhalb der Schultern befinden. Stemme deine Fersen in den Boden und hebe dein Gesäß an.

2. Führe aus dieser Position dein rechtes Bein so weit wie möglich nach oben.

Wichtig: Das Bein bleibt während der Ausführung durchgehend gestreckt. Sobald deine Ferse den Boden berührt, geht es gleich wieder nach oben. Hast du einen Satz mit der angegebenen Anzahl an Beinheben absolviert, wechselst du das Bein.

STÄRKT: Bauch und Beine

42. Sprünge von einer Erhöhung

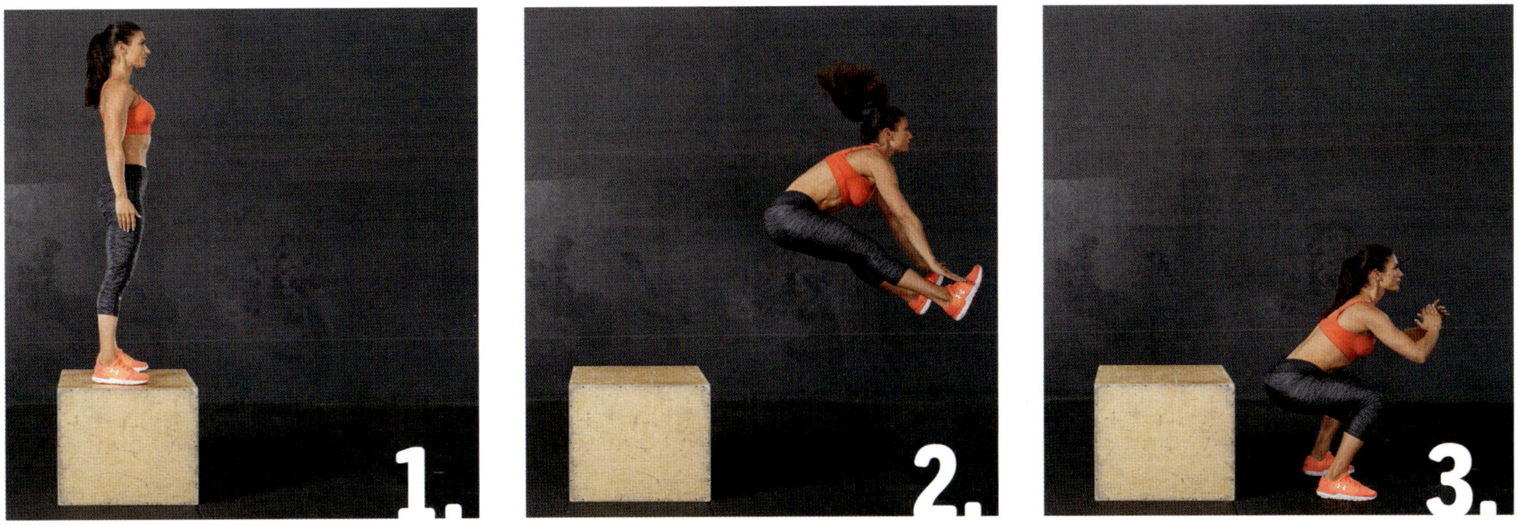

1. Stelle dich auf eine Box oder Hantelbank. Deine Füße sind etwa hüftbreit auseinander platziert und deine Arme befinden sich neben deinem Körper.

2. Springe mit beiden Beinen von der Erhöhung und lande ein gutes Stück davor in der tiefen Hockposition auf dem Boden.

3. Nach der Landung drückst du dich direkt wieder dynamisch vom Boden ab und springst so hoch wie möglich in die Luft. Dein Oberkörper und deine Beine bewegen sich dabei nach vorne.

Dies ist eine Wiederholung. Gehe anschließend zurück auf die Erhöhung und wiederhole die Übung.

STÄRKEN: Beine und Gesäß

43. Umgekehrter Liegestütz

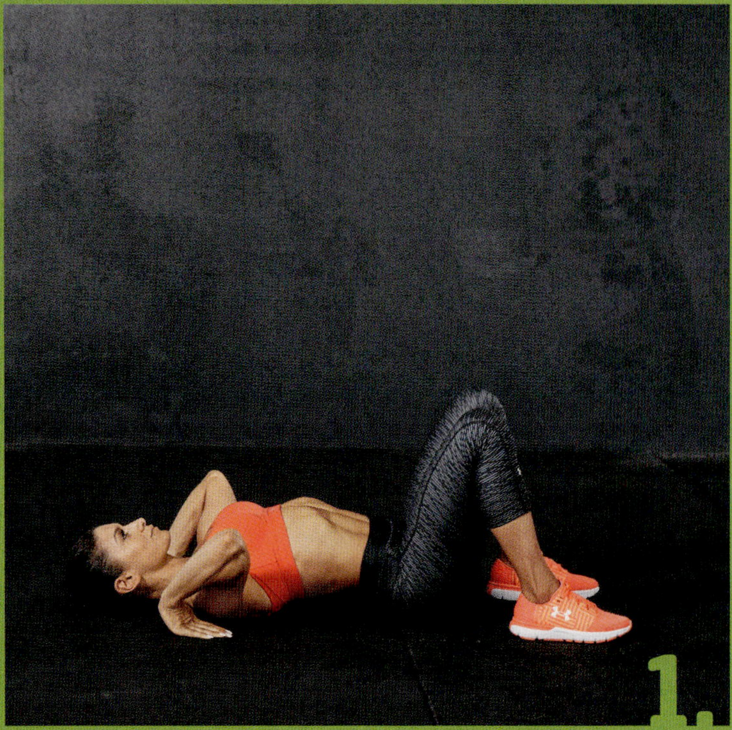

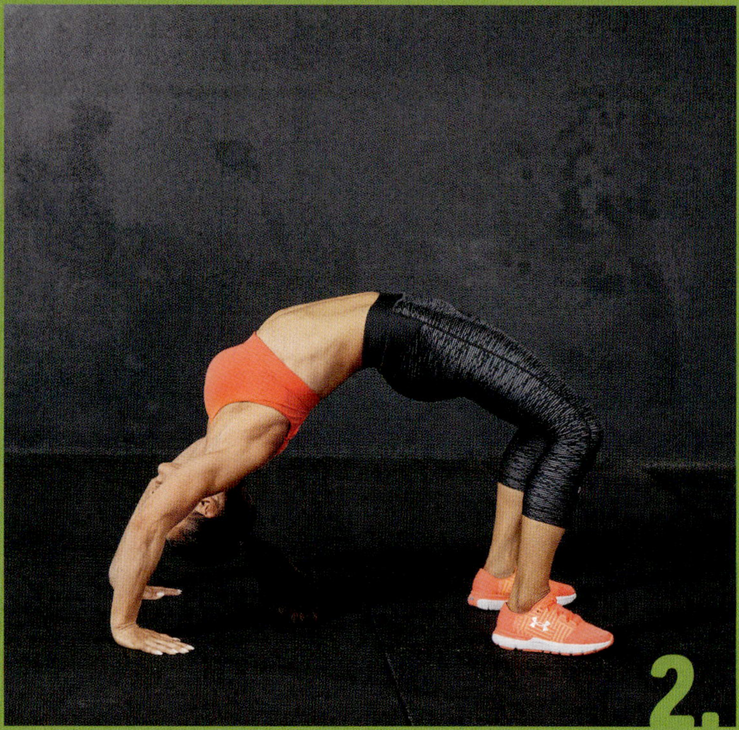

1. Lege dich rücklings auf den Boden und stelle die Füße auf. Platziere deine Handflächen so neben dem Kopf, dass deine Finger schräg nach vorne Richtung Körper zeigen. Die Ellbogen sind zur Decke gerichtet.

2. Spanne deinen Rumpf an und presse deine Hände und Füße so fest wie möglich in den Boden – so baust du die nötige Spannung auf. Drücke nun deinen Körper nach oben, bis die Arme fast gestreckt sind. Halte oben kurz und leg dich dann wieder ab.

STÄRKT: den gesamten Körper

44. Oberkörperrotation im weiten Ausfallschritt

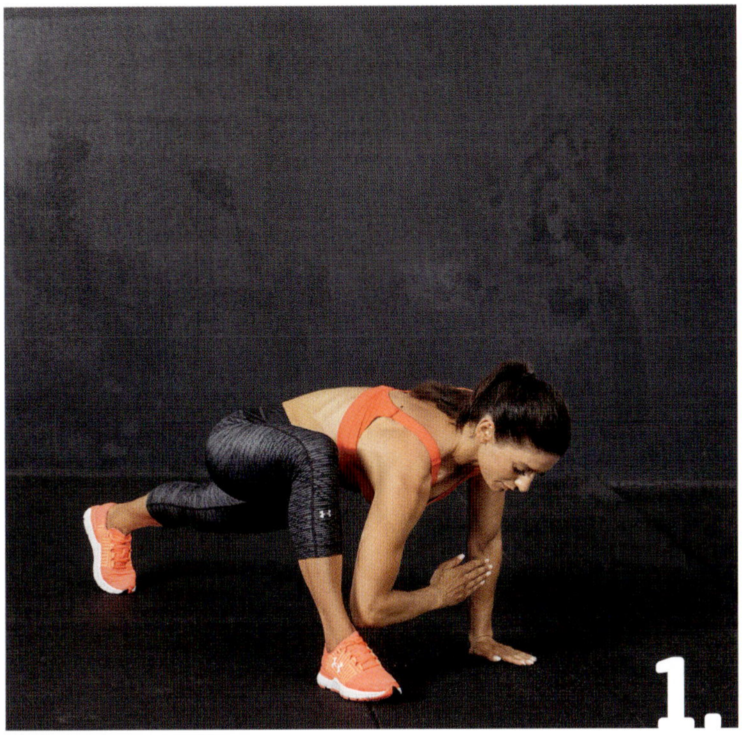

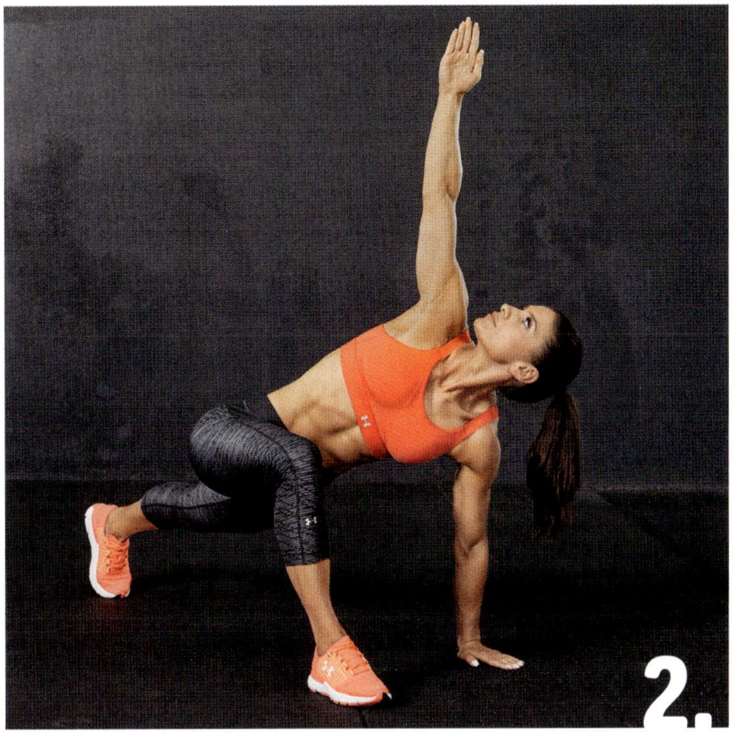

1. Stelle dich aufrecht und etwa schulterbreit hin. Mit deinem rechten Fuß machst du so weit wie möglich einen Ausfallschritt nach vorne und stützt am Ende der Bewegung deinen linken Arm auf dem Boden ab. Deinen rechten Ellbogen drückst du mit gebeugtem Arm von innen gegen deine rechte Wade.

2. Drehe deinen Oberkörper nach rechts auf. Dafür streckst du deinen rechten Arm durch und führst ihn mit der Rotation senkrecht nach oben. Folge deiner Armbewegung mit dem Blick. Nachdem du zum Start zurückgekehrt bist und die geforderten Wiederholungen absolviert hast, wechselst du im nächsten Satz die Seite.

STÄRKT: Beine, Gesäß und Rumpf

45. Kerze

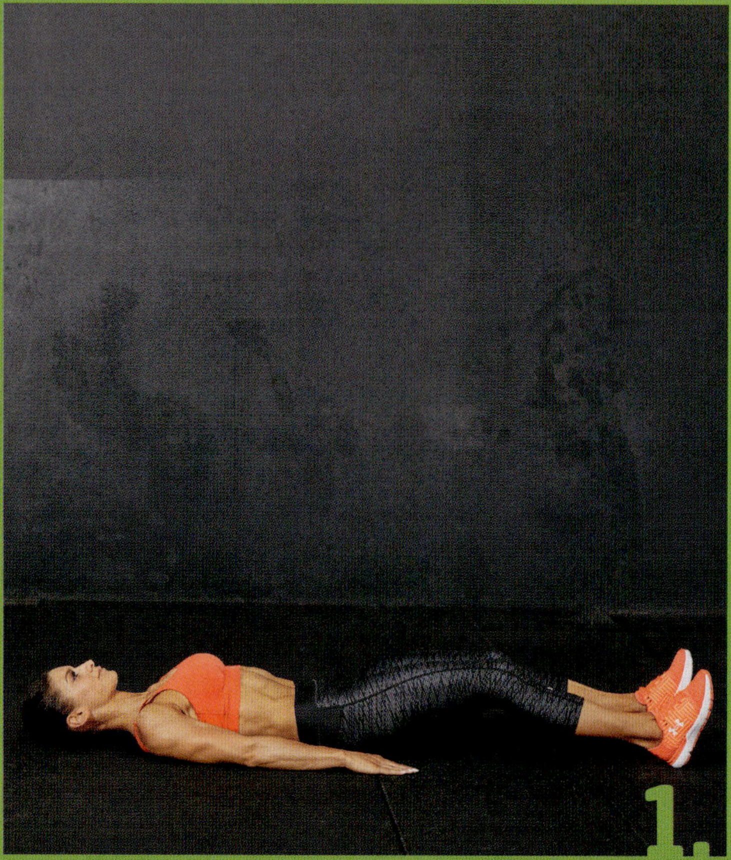

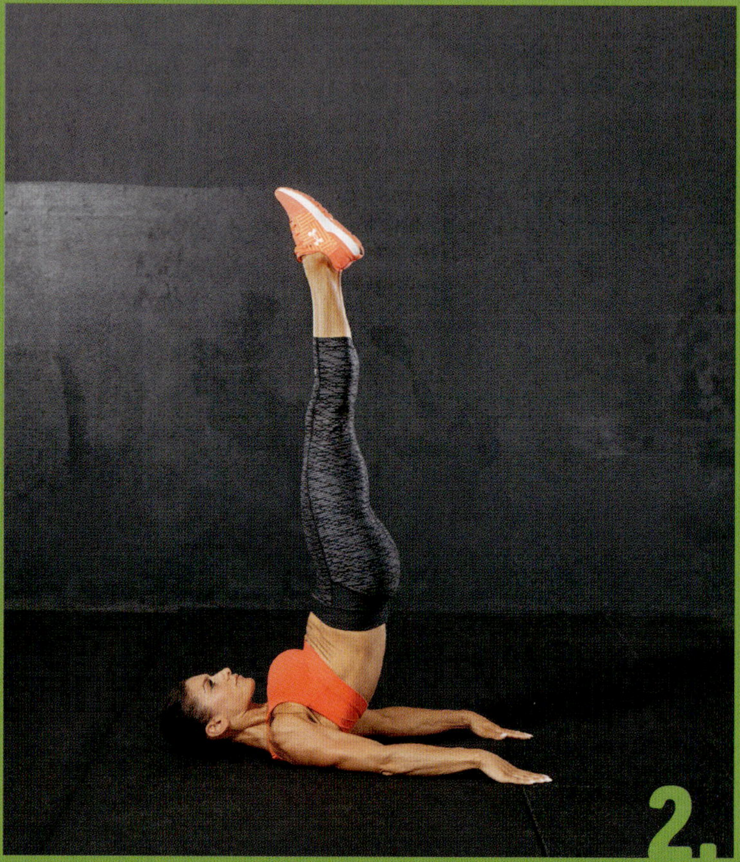

1. Lege dich mit dem Rücken auf den Boden. Lege die Arme schräg nach außen neben dem Körper gestreckt ab. Stelle die Fersen auf.

2. Hole mit den Beinen Schwung, nutze deine Arme als Stütze und verlagere das Gewicht auf deinen oberen Rücken samt Schultern. Hebe deine Beine so weit an, bis sie senkrecht nach oben zeigen. In der Endposition bildet dein Körper eine gerade Linie nach oben zur Decke. Halte kurz und komm dann zurück zum Start.

STÄRKT: Beine, Bauch und Rücken

46. Klimmzüge im Obergriff

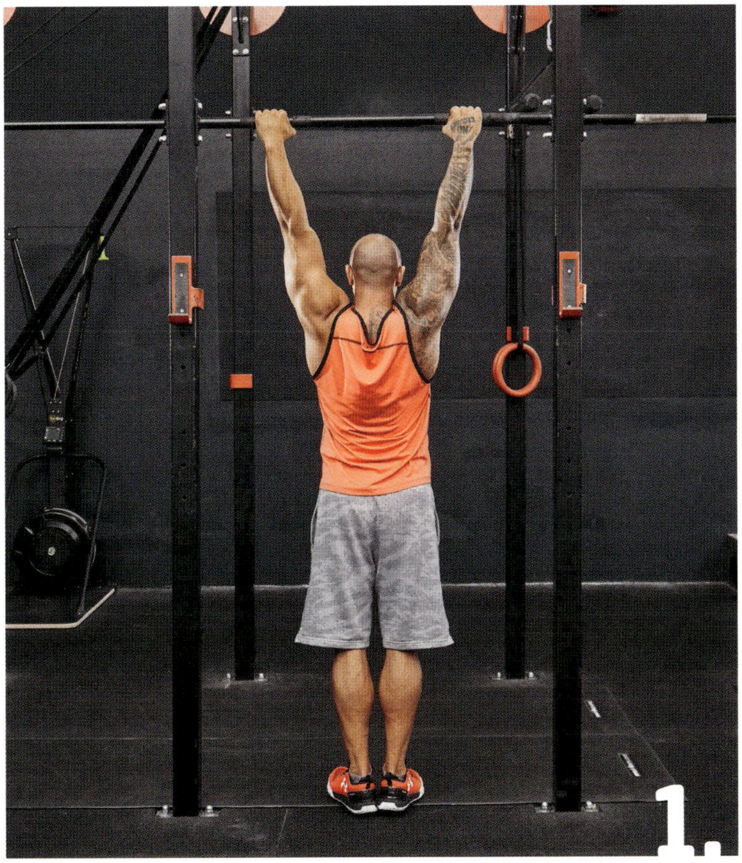

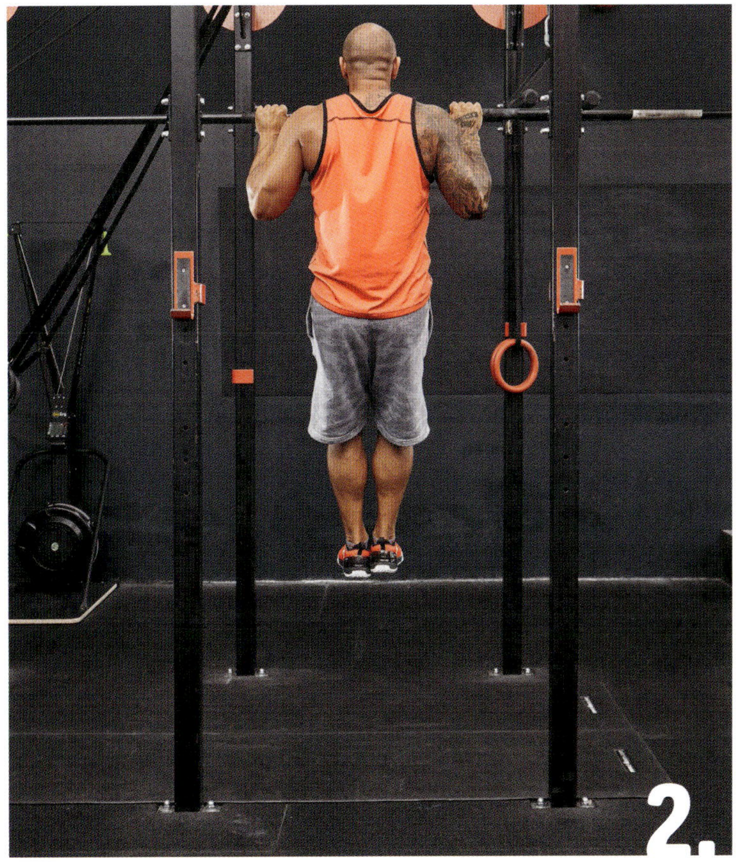

1. Halte dich etwas mehr als schulterbreit an einer Klimmzugstange fest. Die Handflächen zeigen nach vorne. Ist die Stang hoch genug, hebe die Füße vom Boden. Lass deine Beine möglichst gestreckt.

2. Ziehe deinen Oberkörper nach oben, bis dein Kinn die Stange deutlich passiert hat. Ziehe dabei die Schulterblätter zusammen. Versuche, die Endposition für eine Sekunde zu halten, ehe du dich langsam und kontrolliert in die Startposition absenkst.

STÄRKEN: Bizeps, Schultern und den oberen Rücken

47. Klimmzüge im Untergriff

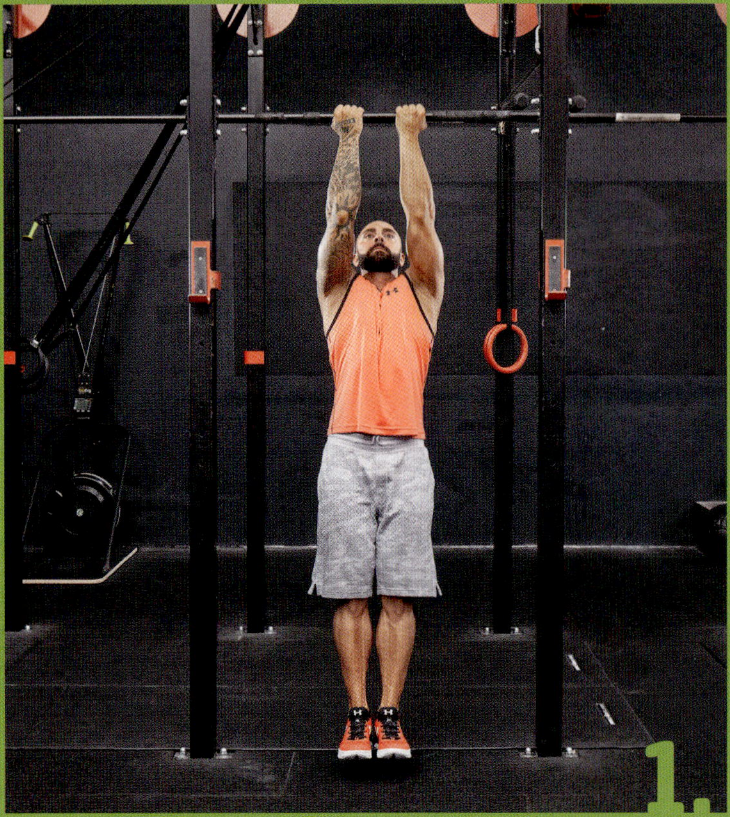

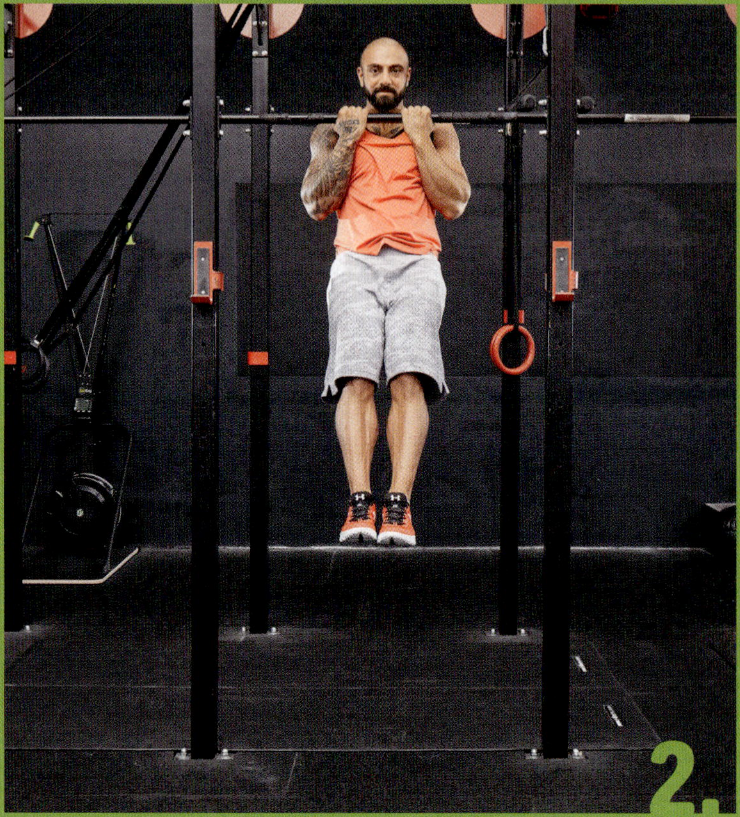

1. Halte dich im Untergriff etwa schulterbreit an einer Klimmzugstange fest. Die Handflächen zeigen zu dir. Hebe die Füße vom Boden ab und lass die Beine möglichst gestreckt.

2. Ziehe deinen Oberkörper nach oben, bis dein Kinn die Stange deutlich passiert hat. Ziehe dabei die Schulterblätter zusammen. Versuche, die Endposition für eine Sekunde zu halten, ehe du dich langsam und kontrolliert in die Startposition absenkst.

STÄRKEN: Bizeps, Schultern und den oberen Rücken

48. Dips

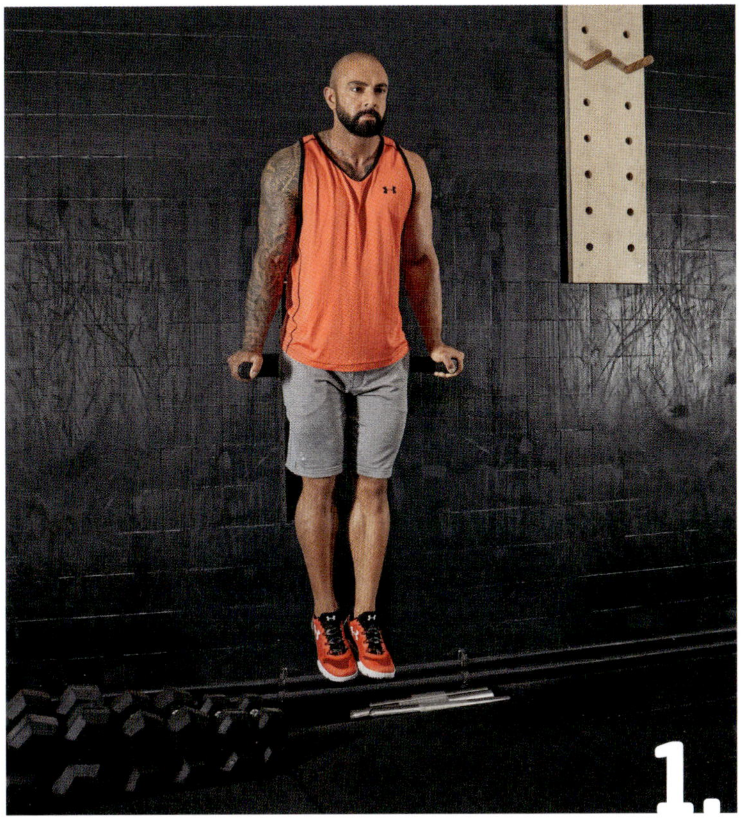

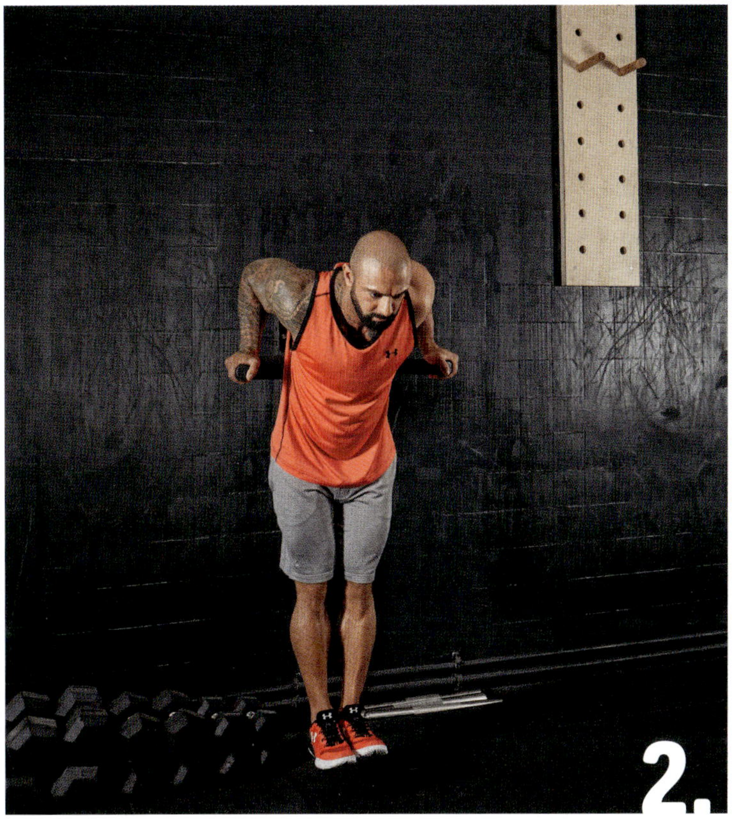

1. Stütze dich mit gestreckten Armen auf den Holmen ab und halte die Beine gestreckt. Achte darauf, dass du den Schultergürtel stets nach unten ziehst.

2. Aus dieser Position beugst du deine Arme, bis sich diese etwa waagerecht zu den beiden Holmen befinden.

Wichtig: Dein Blick ist während der gesamten Ausführung möglichst nach vorne gerichtet. Halte die Endposition kurz und drücke dich dann direkt wieder nach oben.

STÄRKEN: Brust, Schultern und Trizeps

49. Dehnung der Adduktorenmuskulatur

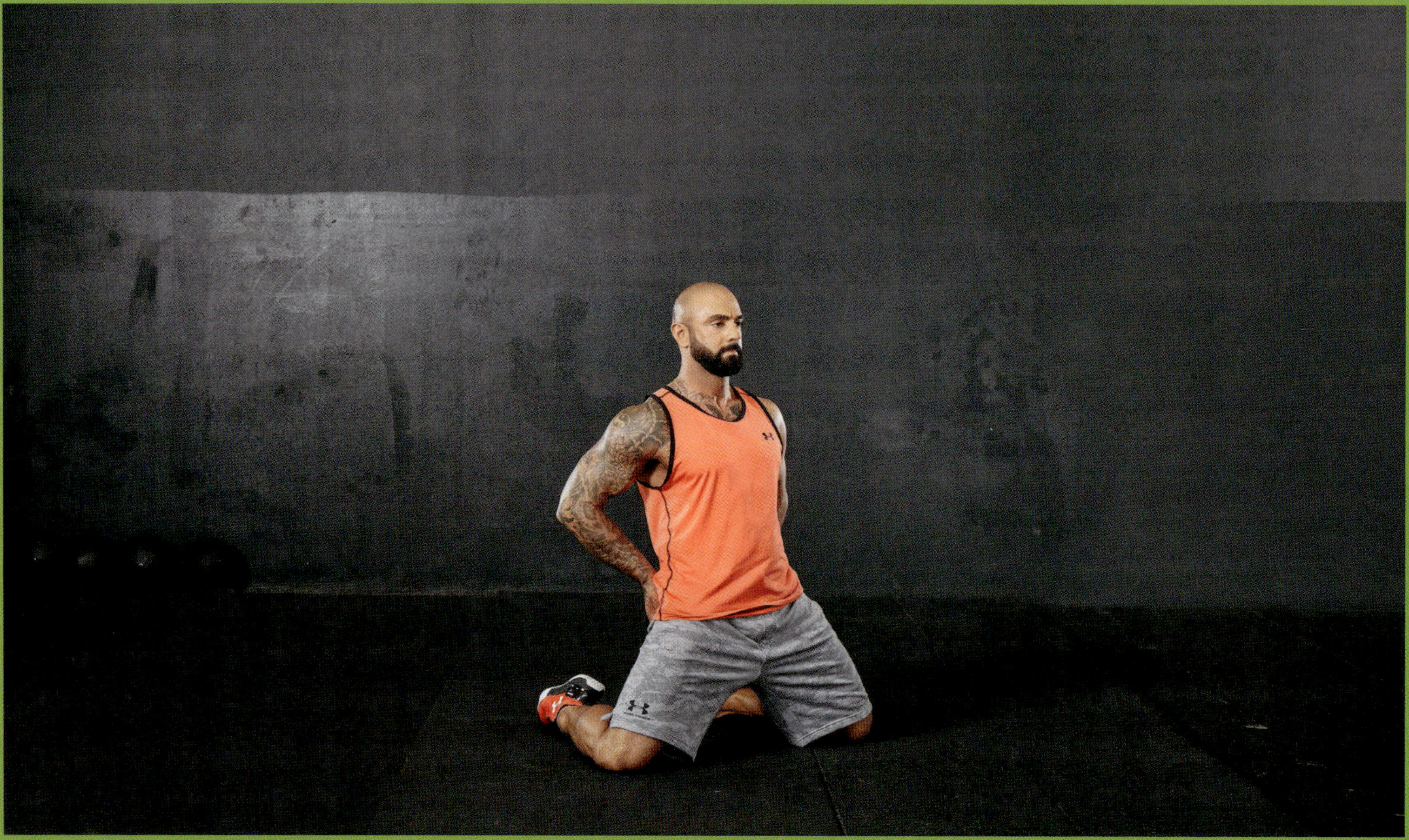

Begib dich in den Vierfüßlerstand. Platziere deine Knie etwas mehr als schulterbreit auseinander. Richte deinen Oberkörper auf und lege deine Handflächen auf dem Gesäß ab. Drücke aus dieser Position dein Becken so weit nach vorne, bis du eine Dehnung in den Adduktoren spürst. Verbleibe für etwa 30 Sekunden im Stretch, ehe du die Position wieder auflöst.

50. Dehnung der Brust- und Schultermuskulatur

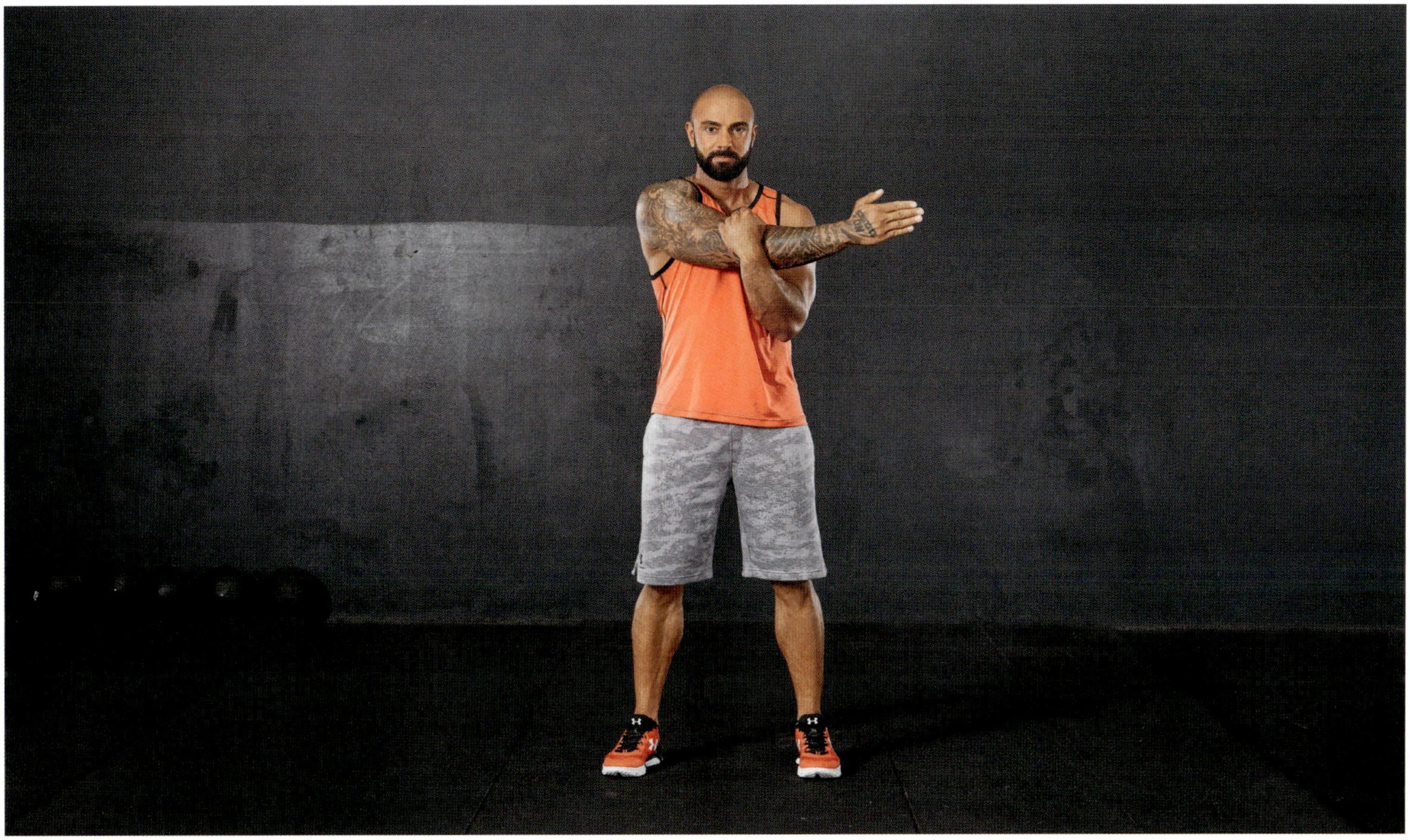

Stelle dich aufrecht hin. Strecke deinen rechten Arm so vor deinem Körper, dass dieser nach links zeigt. Mit deiner linken Hand hältst du deinen rechten Oberarm und ziehst diesen so nah wie möglich zur Brust, bis du eine Spannung spürst. Bleibe für 30 Sekunden in dieser Position, ehe du anschließend die Arme wechselst.

51. Dehnung der Gesäßmuskulatur

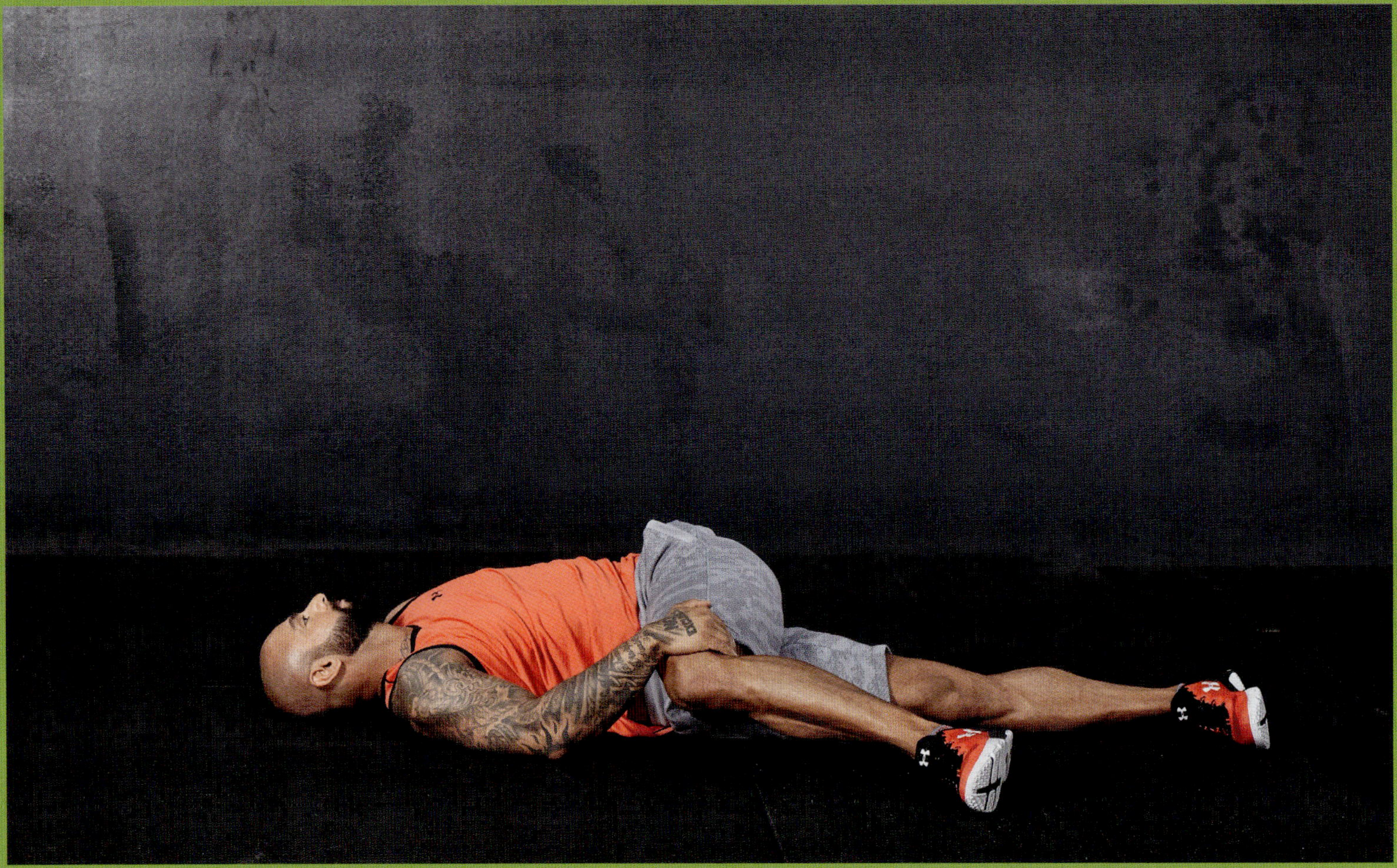

Lege dich auf den Rücken und strecke deine Arme zur Seite. Hebe dein linkes Bein vom Boden ab, beuge es im 90-Grad-Winkel und platziere deine rechte Hand an der Außenseite des linken Knies. Drehe deine Hüfte leicht ein und ziehe dein linkes Knie mit der Hilfe deiner rechten Hand so weit wie möglich nach rechts in Richtung Boden. Sobald du eine Dehnung in dieser Rotation spürst, hältst du diese Position für 30 Sekunden, ehe du die Spannung wieder löst. Anschließend führst du die Übung zur anderen Seite aus.

52. Dehnung der Hüftbeugemuskulatur

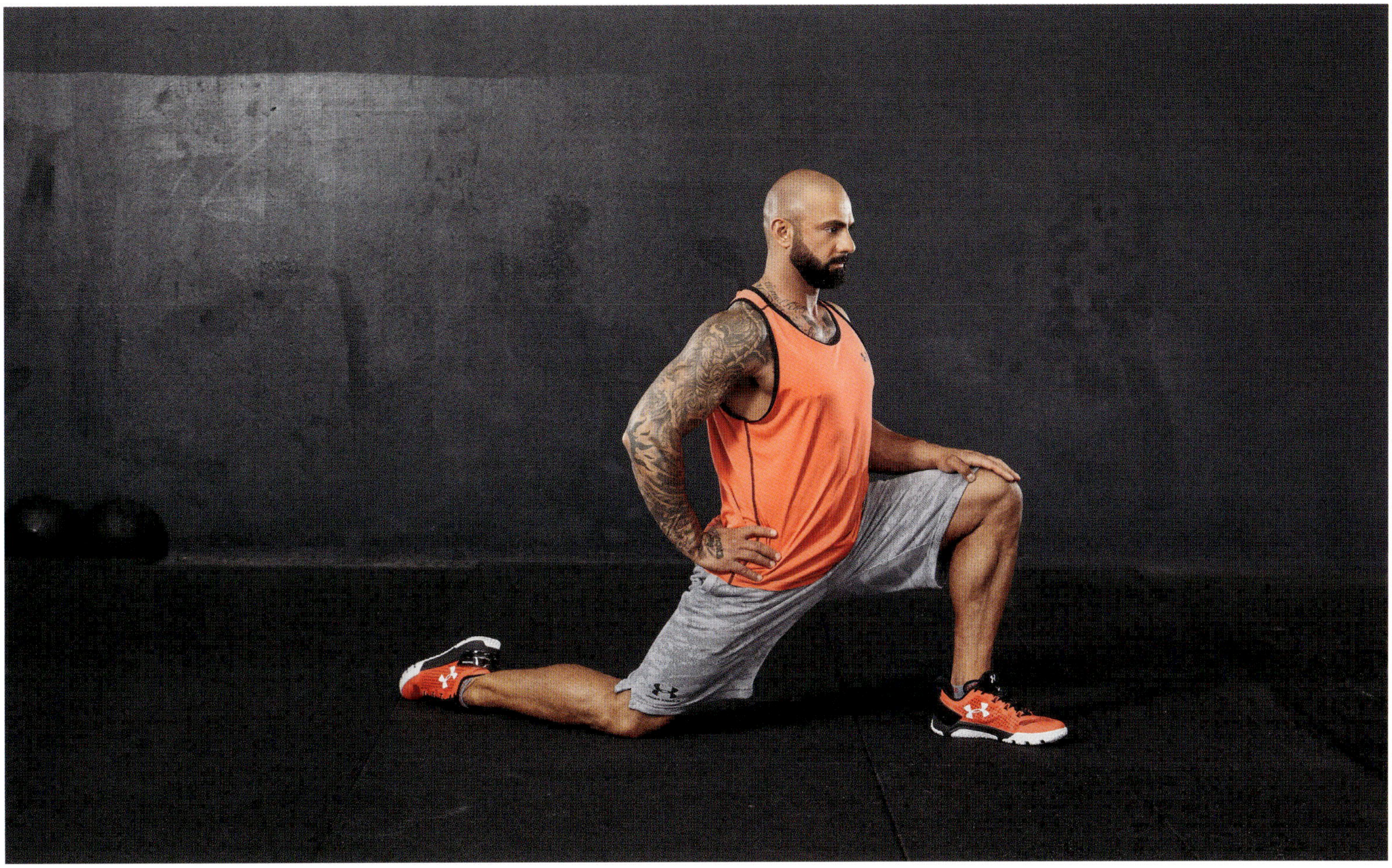

Mache mit dem linken Fuß einen weiten Ausfallschritt nach vorne und lege dein rechtes Schienbein auf dem Boden ab. Dein Oberkörper bleibt aufrecht. Lege deine linke Hand auf deinem linken Knie vorne ab, die rechte Hand setzt du auf deine Hüfte. Aus dieser Position schiebst du langsam und kontrolliert dein Becken so weit nach vorne, bis du eine Dehnung in der Leiste und im Hüftbeuger spürst. Halte diese Spannung für 30 Sekunden, ehe du die Dehnung wieder auflöst und die Beinstellung wechselst.

53. Dehnung der Nackenmuskulatur

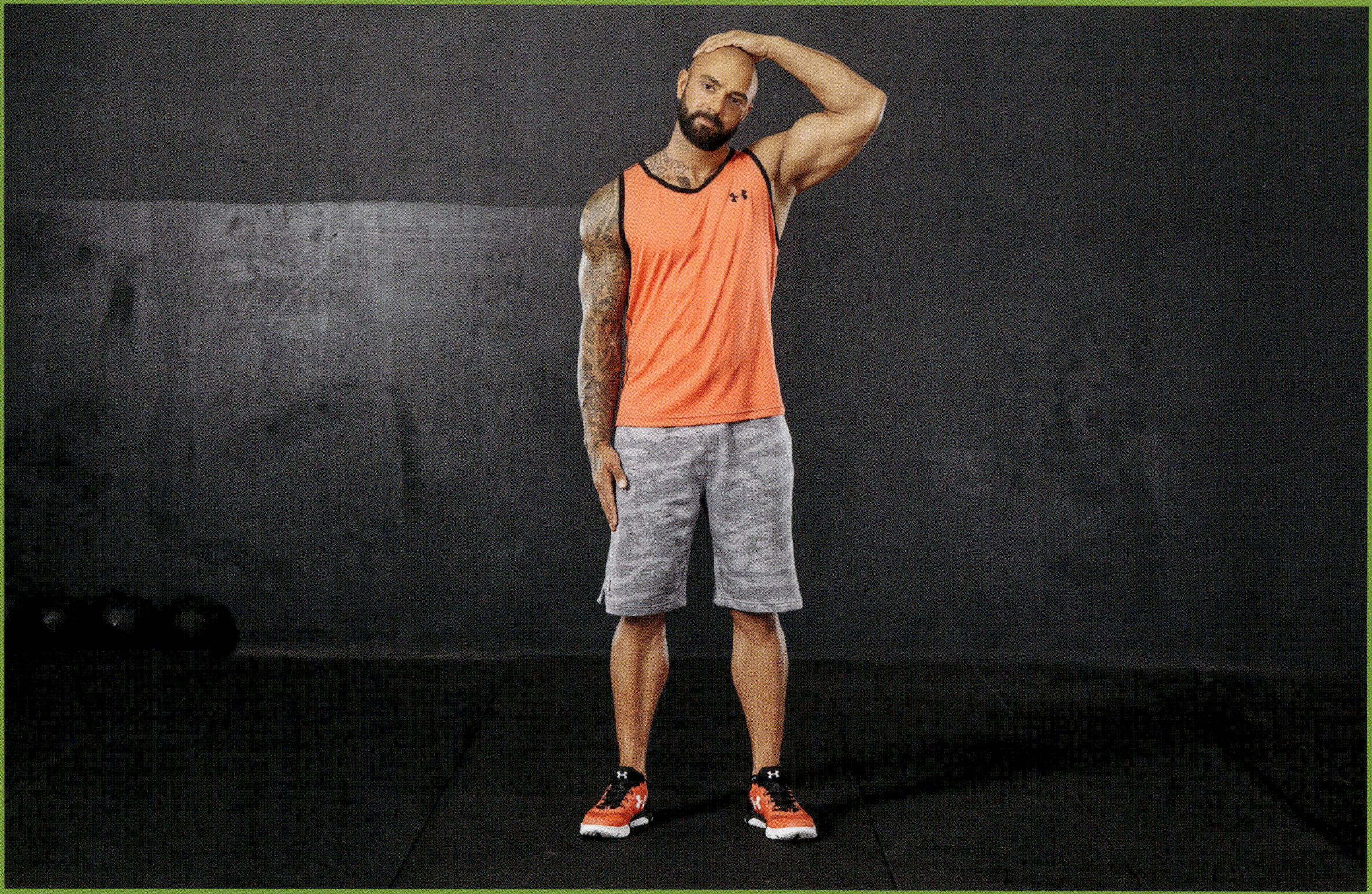

Stelle dich aufrecht und schulterbreit hin. Beuge nun deinen Kopf nach links und versuche, mit deinem Ohrläppchen so weit wie möglich in Richtung deiner Schulter zu gelangen. Um weiter in die Dehnung zu gelangen, ziehst du den Kopf vorsichtig mit deiner linken Hand in Richtung deiner linken Schulter. Sobald du eine Dehnung spürst, hältst du die Position für 30 Sekunden. Anschließend löst du die Spannung und führst die Übung zur anderen Seite aus.

54. Dehnung der unteren Rückenmuskulatur

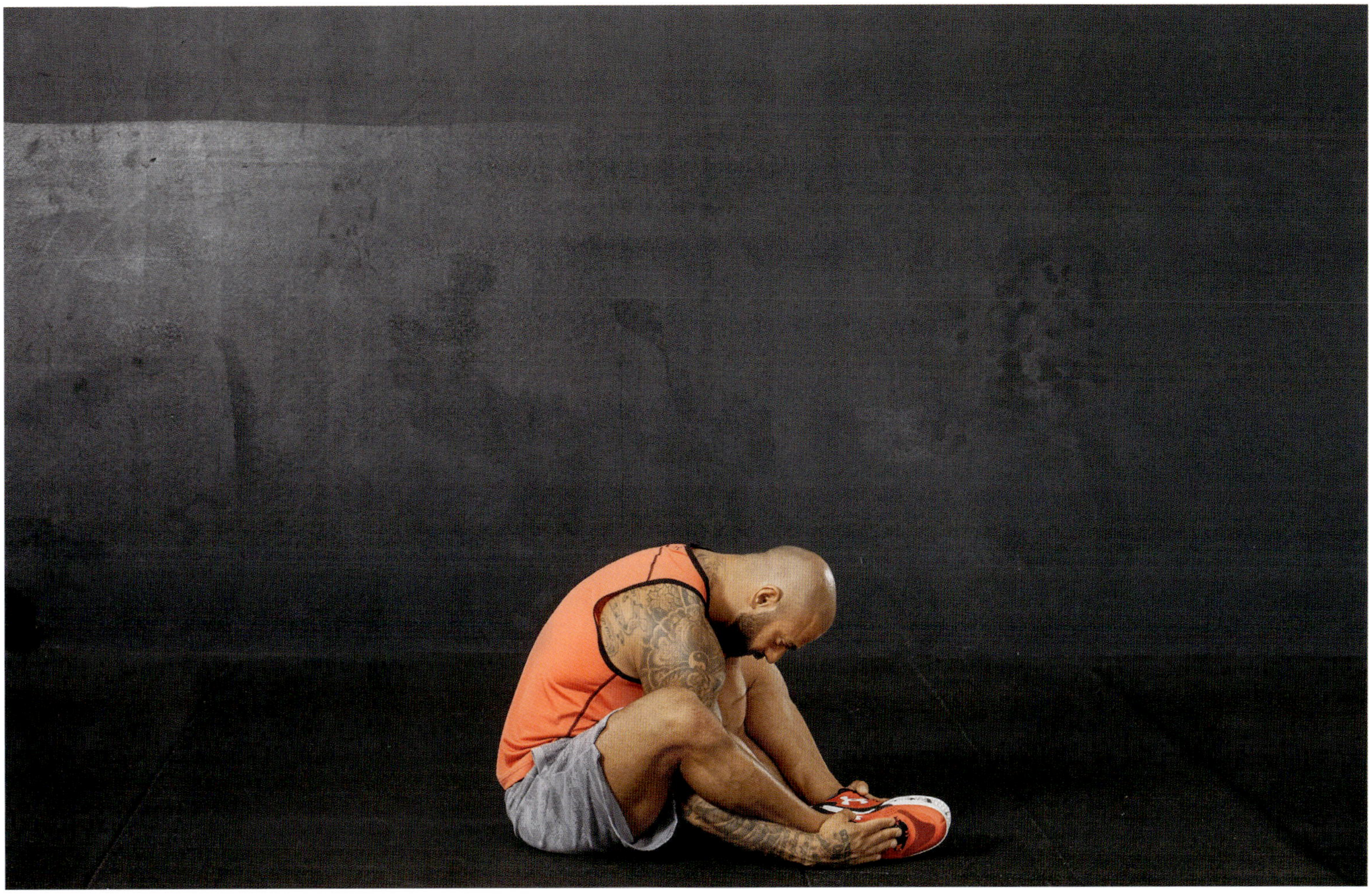

Setze dich auf den Boden und platziere deine Füße so, dass deine Fußsohlen aneinanderliegen. Führe deine Hände unter den Waden hindurch und halte dich an deinen Fußgelenken fest. Senke deinen Kopf, richte den Blick nach unten und versuche, mit der Kraft deiner Arme die Brust so weit in Richtung Boden zu senken, bis du eine Dehnung im unteren Rücken spürst. Halte die Dehnung für 30 Sekunden, ehe du die Spannung wieder löst.

55. Dehnung der Trizepsmuskulatur

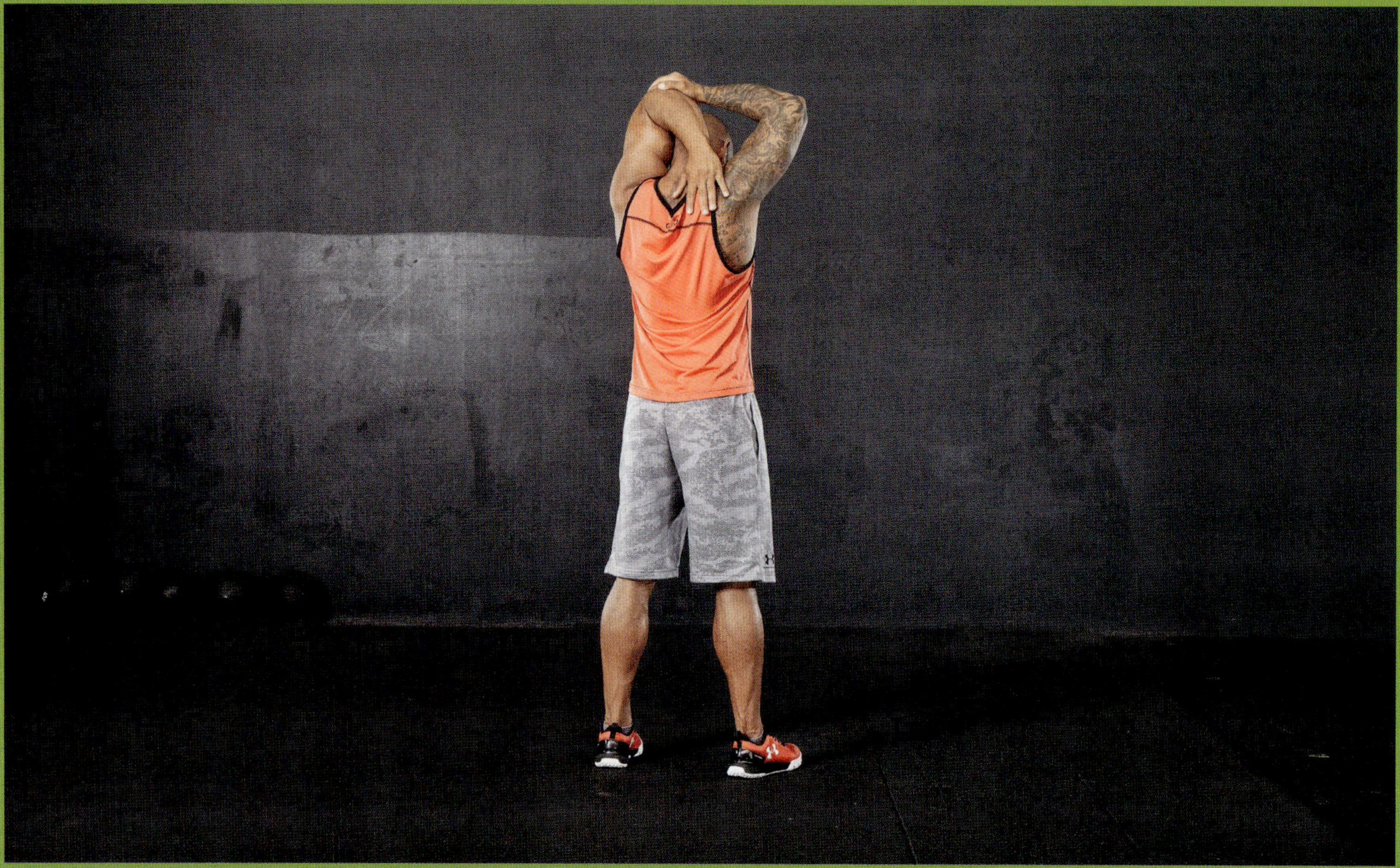

Stelle dich aufrecht hin. Hebe deinen linken Arm an, beuge ihn und lege die Handfläche im Nacken ab. Mit der rechten Hand hältst du deinen linken Ellbogen und drückst diesen nach hinten unten. Sobald du eine Dehnung spürst, bleibst du in der Position und verweilst für 30 Sekunden. Anschließend wieder lösen und die Arme wechseln.

56. Dehnung der Wadenmuskulatur

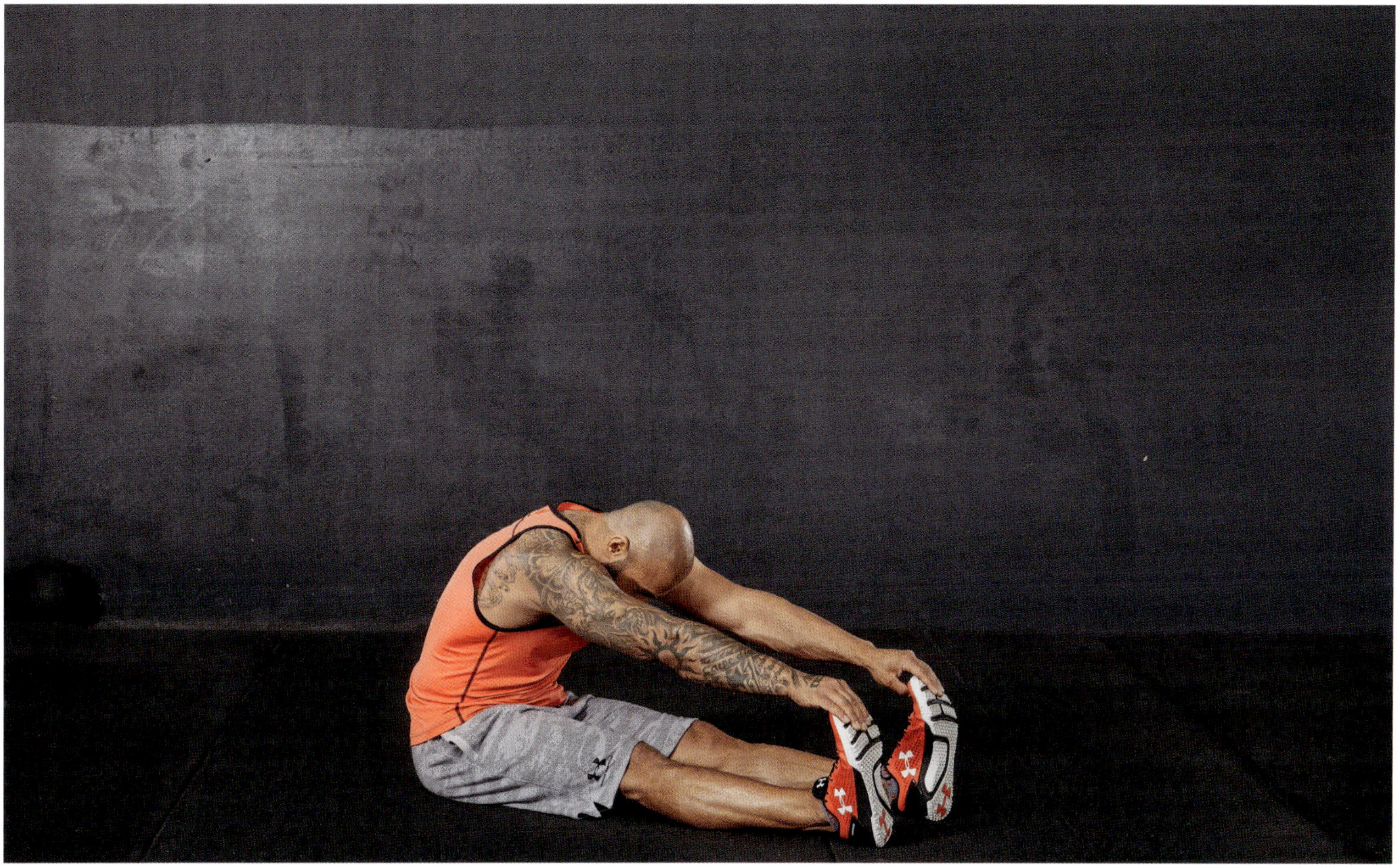

Setze dich auf den Boden und strecke deine Beine nach vorne. Versuche, mit deinen Händen so weit wie möglich in Richtung deiner Fußspitzen zu gelangen – ziehe sie zu dir her, sodass die Füße geflext sind – und diese im Idealfall auch zu erreichen. Richte deinen Blick nach unten und halte die Spannung für 30 Sekunden.

57. Dehnung der hinteren Oberschenkelmuskulatur

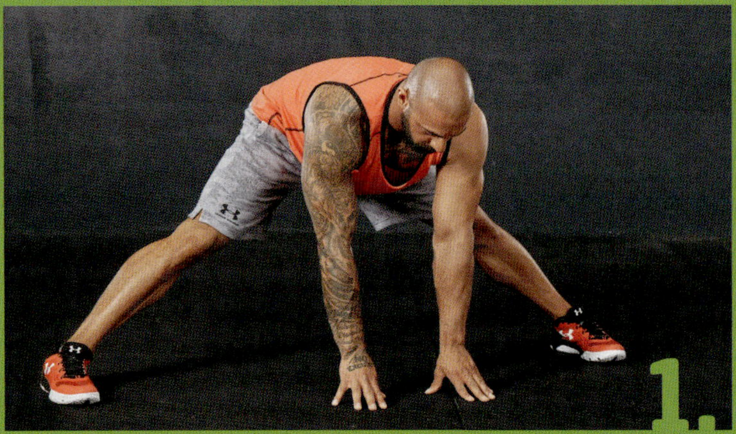

1.

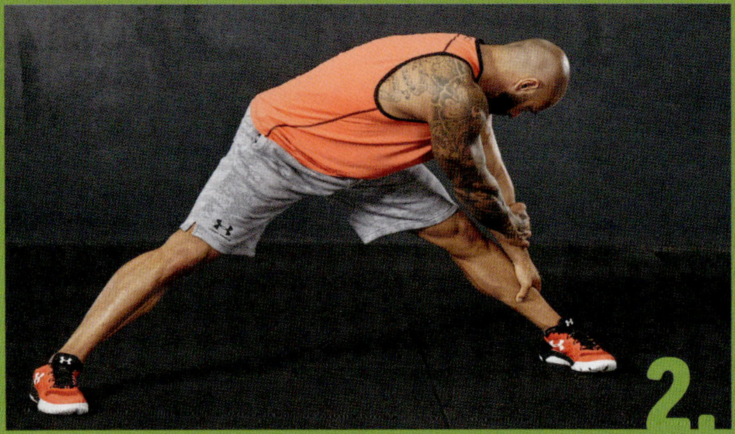

2.

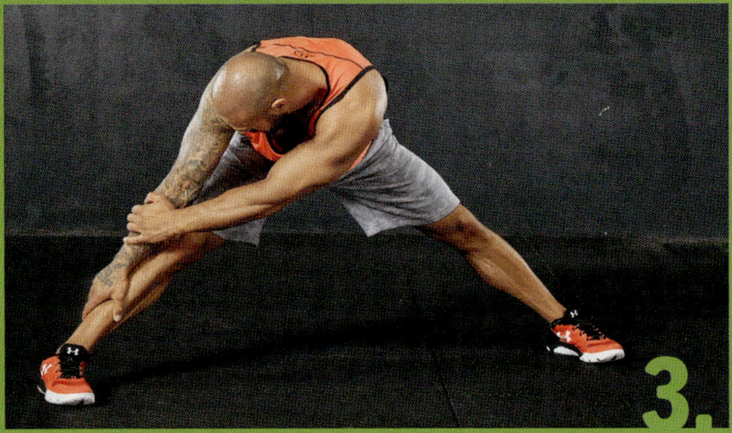

3.

1. Stelle dich aufrecht und schulterbreit hin. Beuge deinen Oberkörper nach vorne, stütze dich mit den Händen auf dem Boden ab – je näher sich die Hände vor deinem Körper befinden, desto intensiver der Stretch – und platziere deine Füße so weit wie möglich auseinander. Bereits jetzt solltest du eine Spannung in deiner hinteren Oberschenkelmuskulatur spüren und diese für 30 Sekunden halten.
2. Wandere nun mit dem Oberkörper zur linken Seite und versuche, mit deinen Händen dein linkes Fußgelenk so tief wie möglich zu greifen. Halte die Dehnung für 30 Sekunden.
3. Wandere anschließend mit dem Oberkörper zur rechten Seite, greife Richtung Fußgelenk und halte auch dort die Spannung für 30 Sekunden.

58. Dehnung der vorderen Oberschenkelmuskulatur

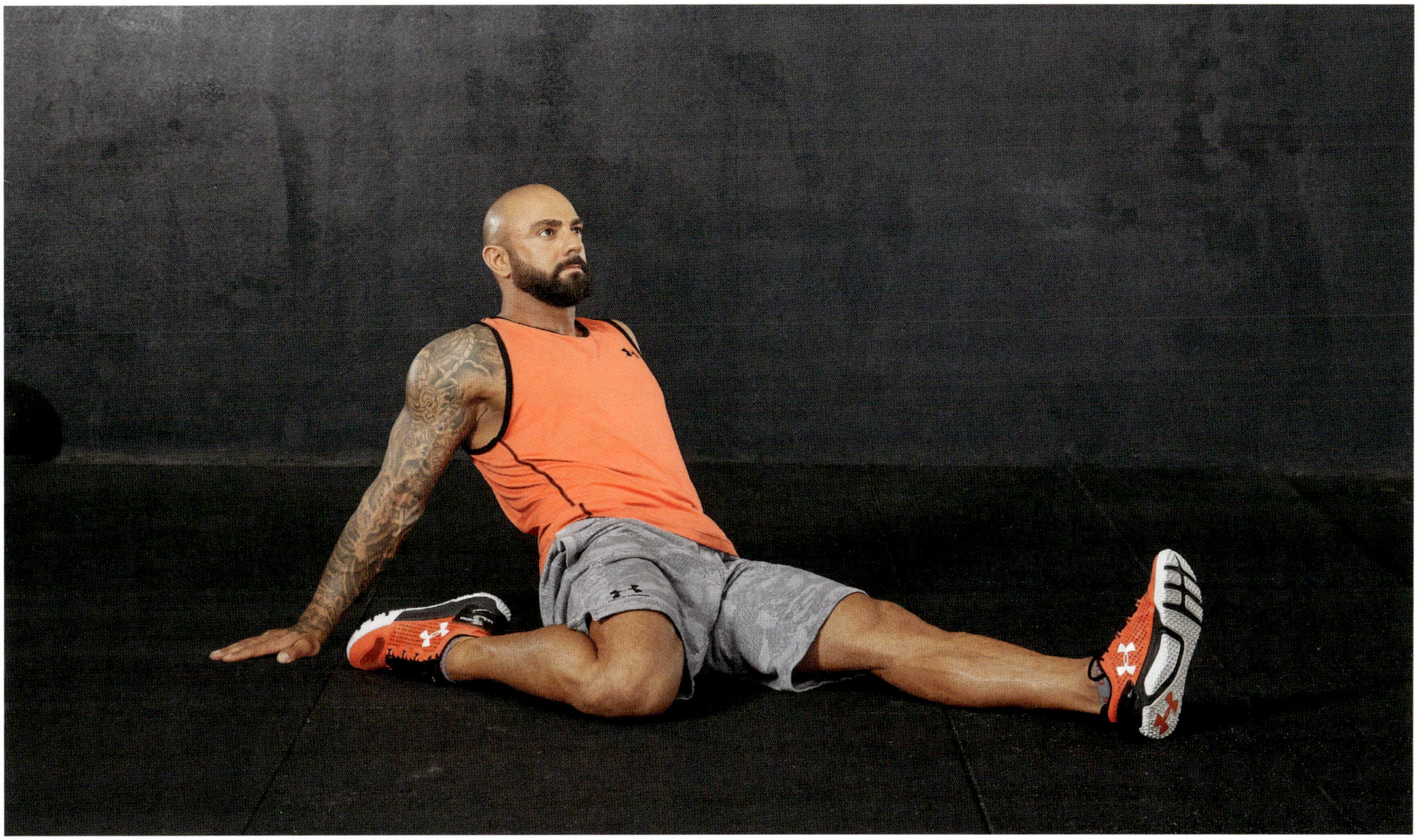

Komm in den Kniestand und setze dich so auf den Boden ab, dass sich das Gewicht auf deinen Schienbeinen befindet und dein Oberkörper aufgerichtet ist. Strecke nun dein linkes Bein gerade nach vorne und platziere deine Hände hinter deinem Gesäß – so kommst du nicht aus dem Gleichgewicht. Lehne deinen Oberkörper so weit nach hinten, bis du im rechten Oberschenkel eine Dehnung spürst. Halte die Position für 30 Sekunden, ehe du das Bein wechselst.

59. Massage der oberen Rückenmuskulatur

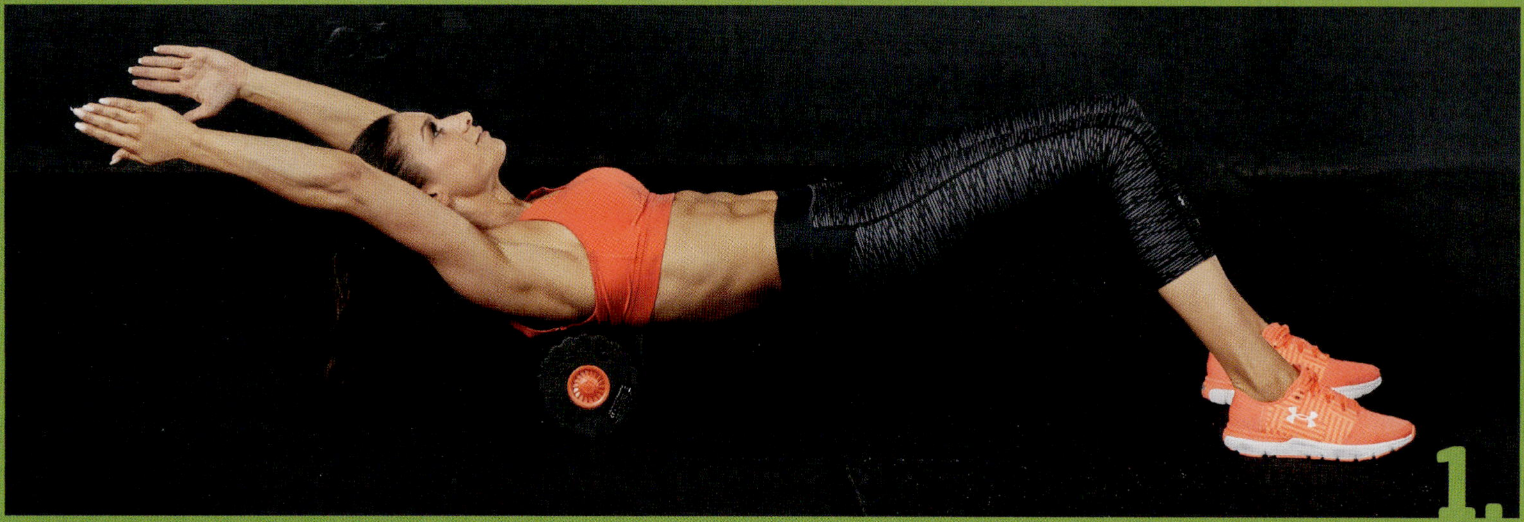

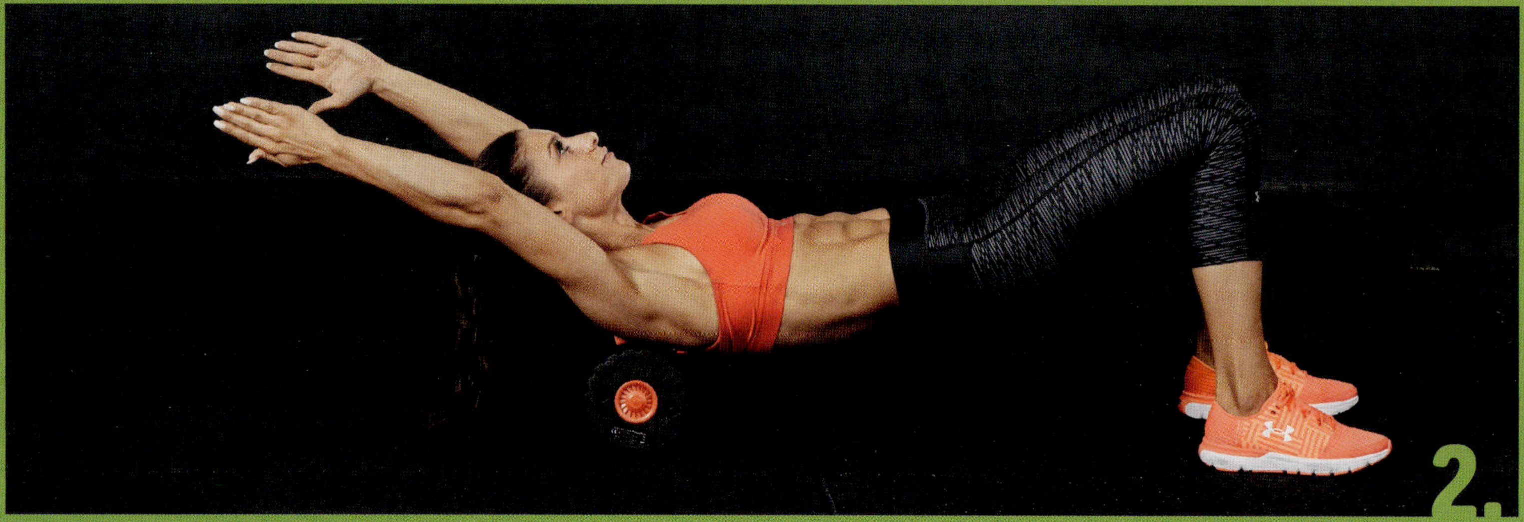

1. Setze dich auf den Boden. Stelle deine Füße auf und lege dich so mit deinem Rücken auf die Massagerolle, dass sie sich knapp unterhalb deiner Schulterblätter befindet. Strecke die Arme in Verlängerung deiner Schultern nach hinten und hebe das Becken an.

2. Rolle nun langsam und kontrolliert nach oben, sodass du deinen oberen Rücken samt Nackenmuskulatur lockerst. Anschließend rollst du wieder zurück zur Ausgangsposition und wiederholst diesen Ablauf ganz bewusst.

60. Massage der unteren Rückenmuskulatur

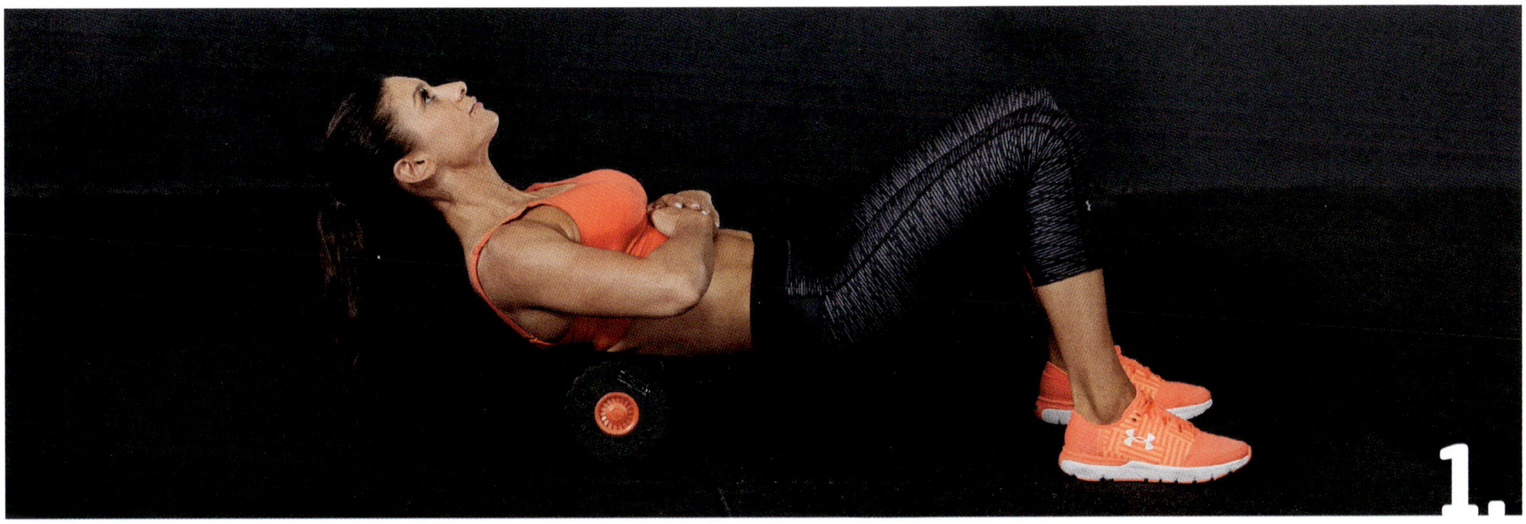

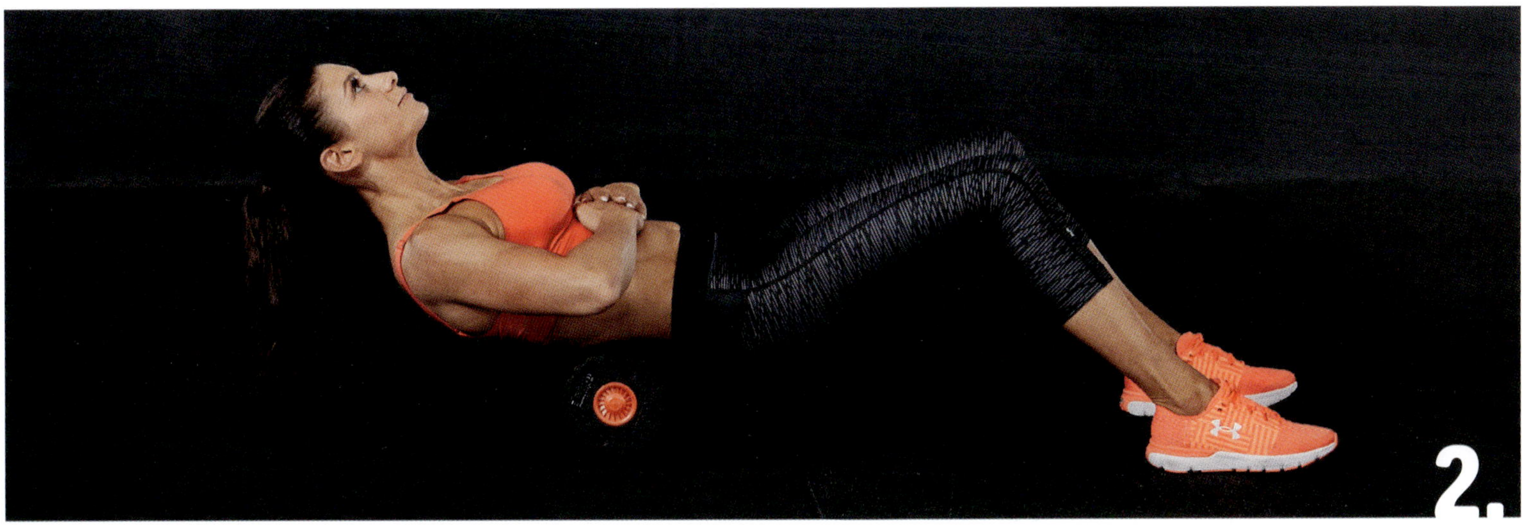

1. Setze dich auf den Boden. Stelle deine Füße auf und lege dich so auf die Massagerolle, dass sie sich in der Mitte deines Rückens befindet. Verschränke die Hände vor deinem Bauch und hebe das Becken an.

2. Rolle nun langsam und kontrolliert nach unten, sodass du deinen unteren Rücken samt Lendenwirbelsäule aktivierst. Kurz vor dem Gesäß stoppst du und rollst wieder zurück zur Startposition.

61. Massage der Gesäßmuskulatur

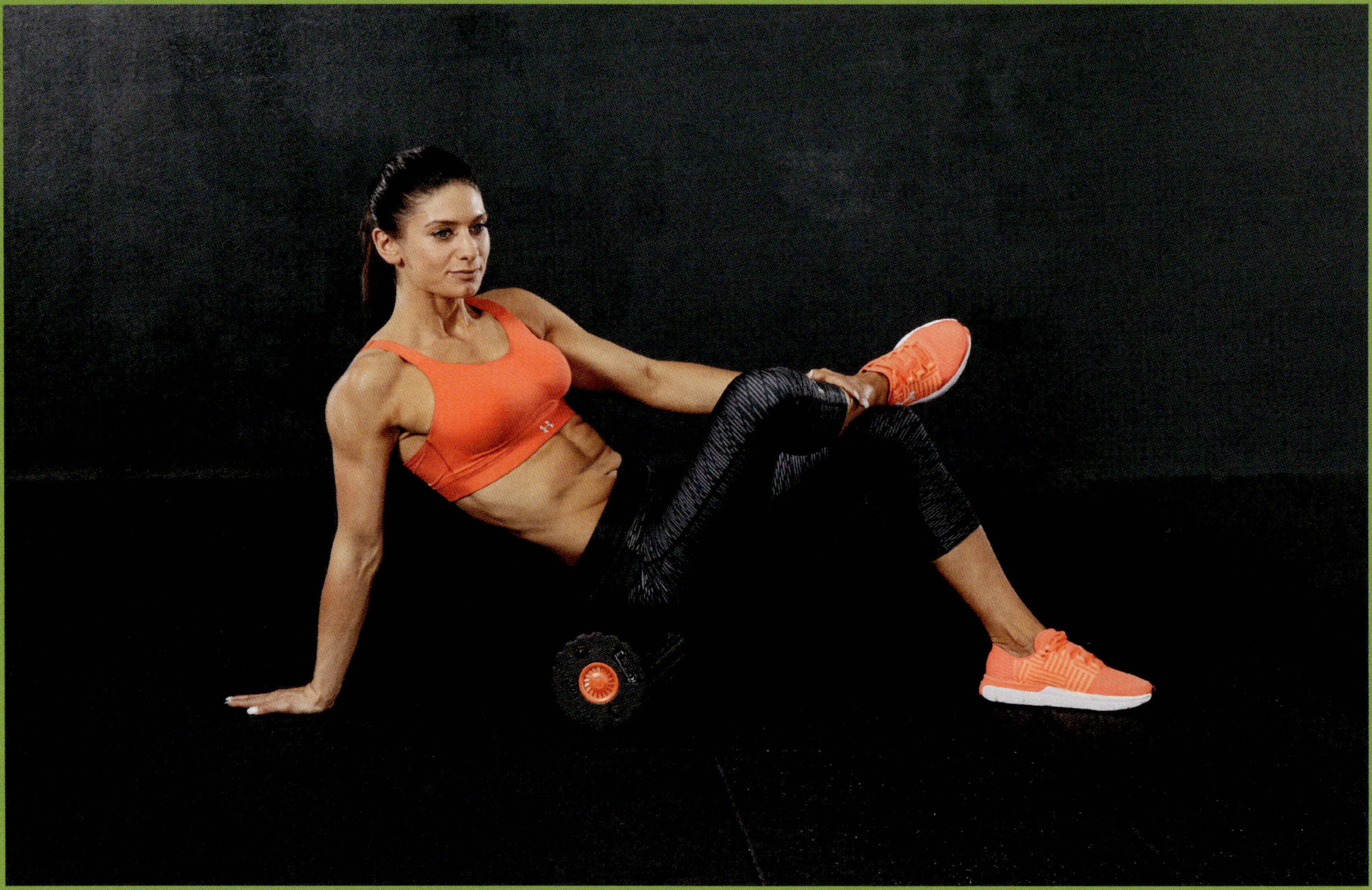

Setze dich auf den Boden. Stelle deine Füße auf und platziere die Massagerolle so, dass sie sich unterhalb deiner rechten Gesäßhälfte befindet. Stütze dich mit deiner rechten Hand am Boden ab und schlage dein angewinkeltes rechtes Bein über das linke. Schiebe das Gewicht langsam und kontrolliert nach vorne, sodass du deine Gesäßhälfte intensiv massierst. Kurz vor dem unteren Rücken stoppst du die Bewegung und rollst anschließend wieder zurück.

62. Massage der hinteren Oberschenkelmuskulatur

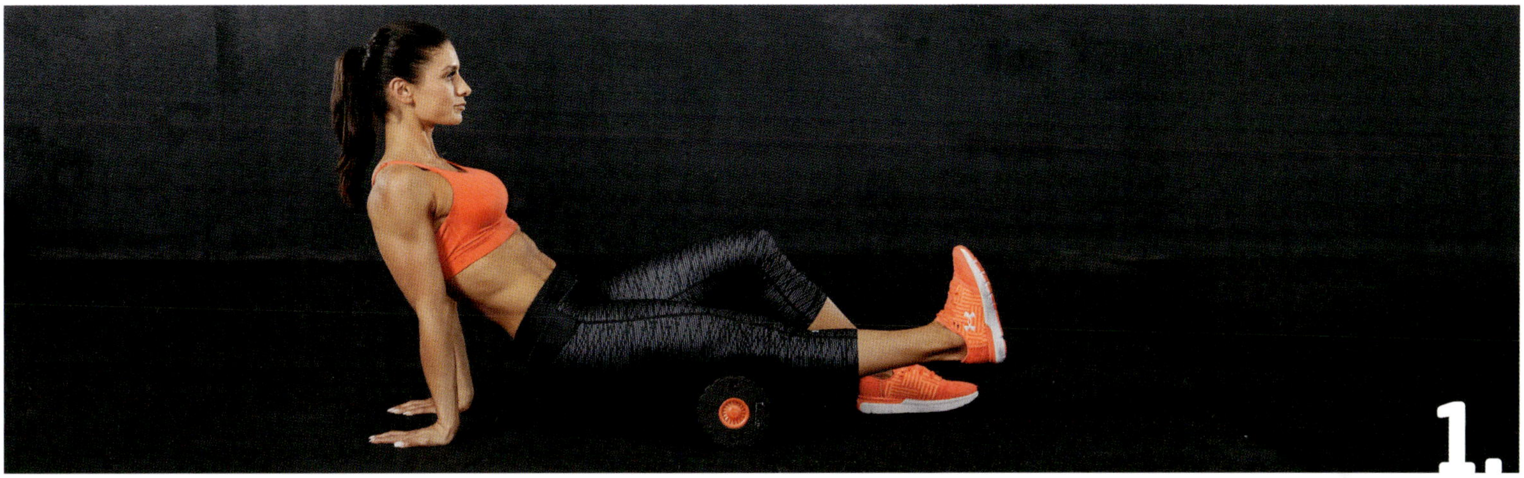

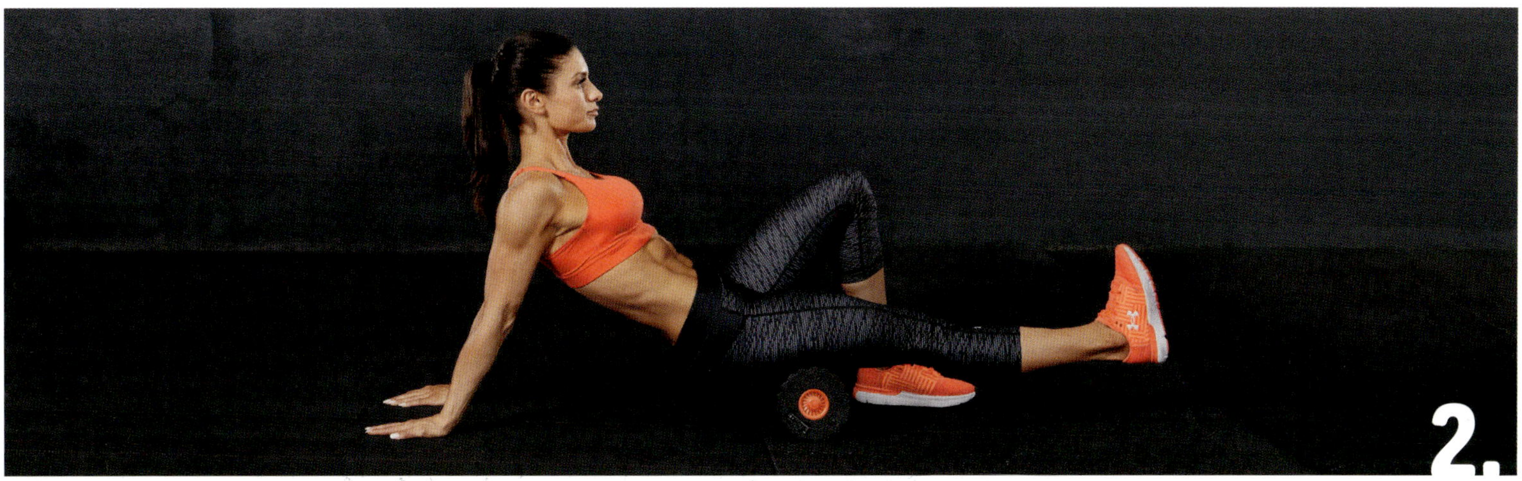

1. Setze dich auf den Boden. Stelle deine Füße auf und platziere die Massagerolle so, dass sie sich unter deinem rechten Oberschenkel knapp oberhalb der Kniekehle befindet. Stütze dich mit deinen Händen am Boden ab, hebe das rechte Bein und strecke es.

2. Rolle nach vorne, sodass du deinen hinteren Oberschenkel intensiv massierst. Kurz vor dem Gesäß stoppst du die Bewegung und rollst anschließend wieder zurück.

63. Massage der äußeren Oberschenkelmuskulatur

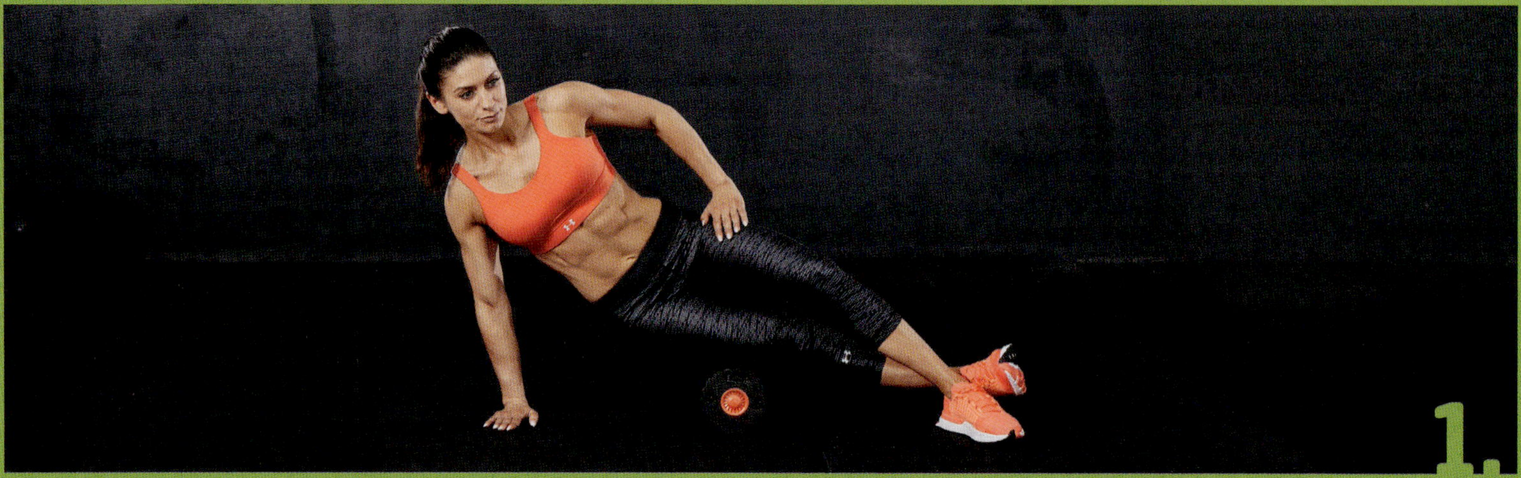

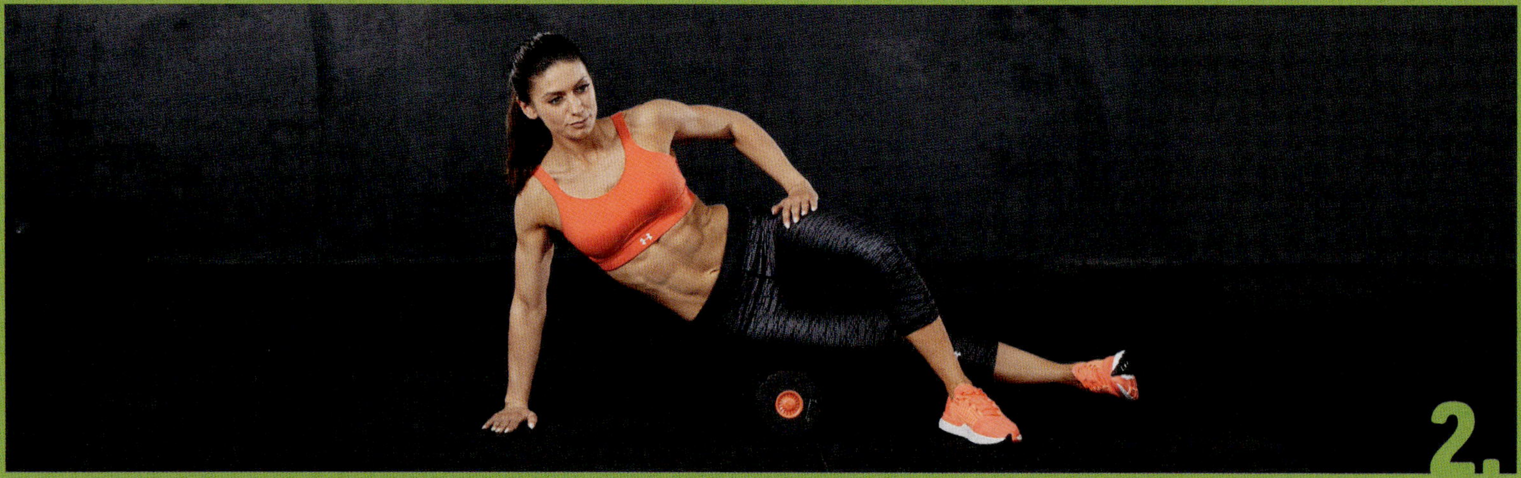

1. Begib dich in den Seitstütz und stütze dich auf der rechten Hand ab. Lege deinen unteren rechten Oberschenkel auf der Massagerolle ab, sodass sich diese knapp über deinem rechten Knie befindet. Deine rechte Hand dient als Stütze, deine linke Hand ist auf dem linken Oberschenkel platziert. Dein linker Fuß ist vor deinem rechten Bein aufgestellt.

2. Rolle nach oben, sodass du deinen äußeren Oberschenkel intensiv massierst. Kurz vor der Hüfte stoppst du die Bewegung und rollst anschließend zurück.

64. Massage der inneren Oberschenkelmuskulatur

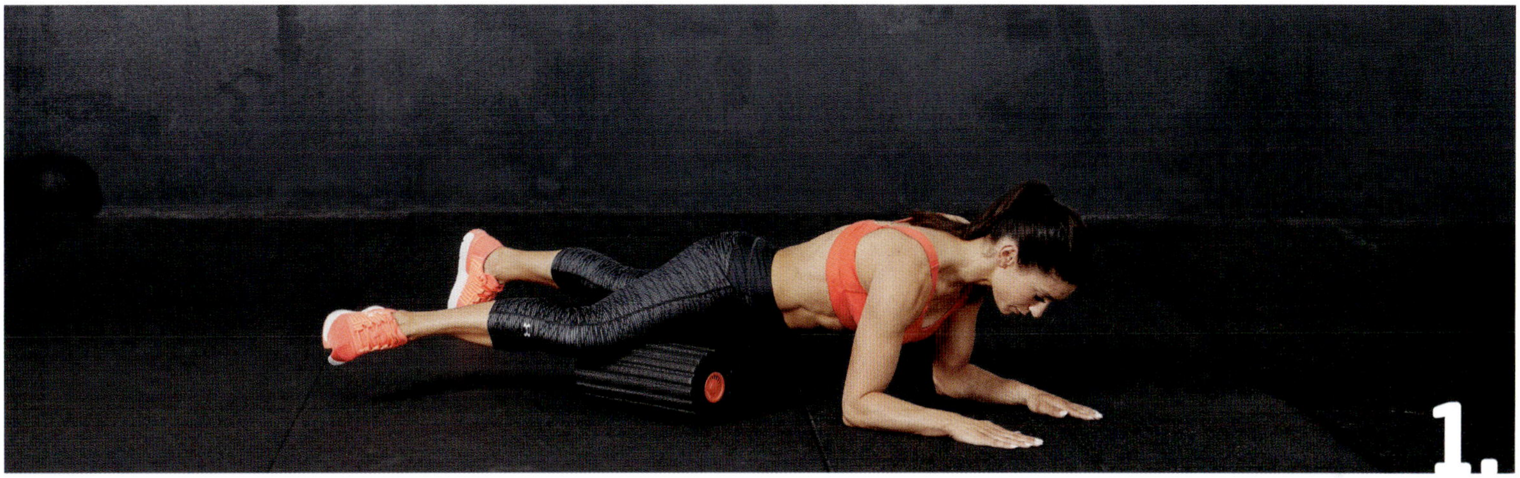

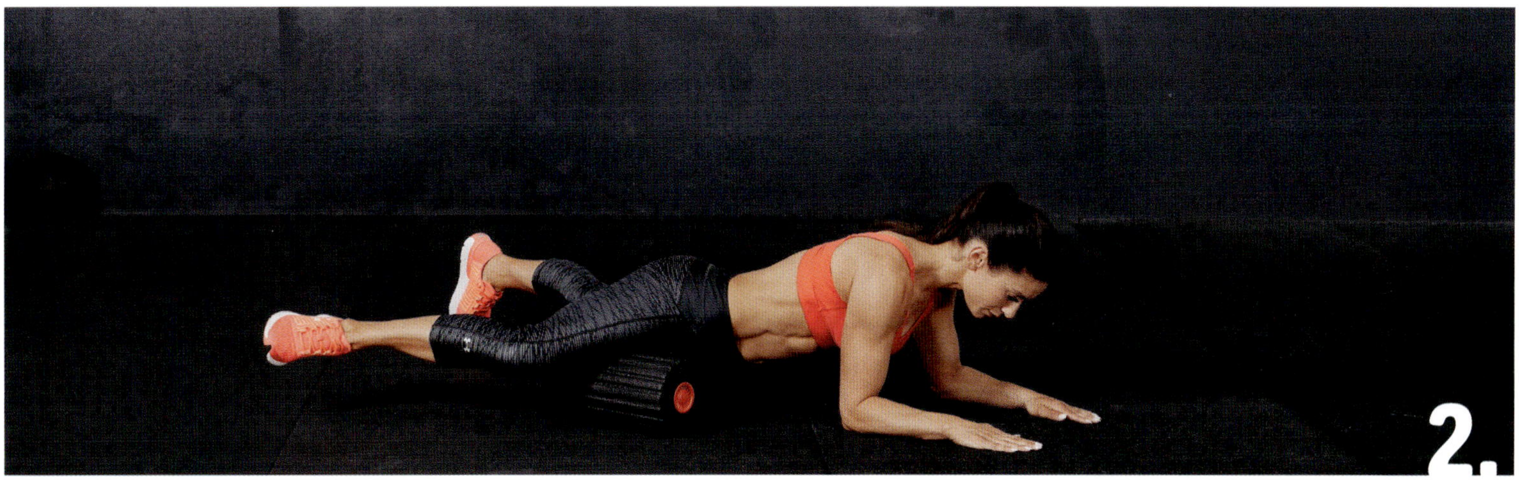

1. Lege dich auf den Bauch und stütze deinen Oberkörper auf den Händen ab. Beuge leicht dein rechtes Bein und drehe es ein wenig nach außen, sodass du die Massagerolle gezielt unterhalb der Oberschenkelinnenseite in der Nähe des Knies platzieren kannst.

2. Schieb dich über der Rolle nach hinten, sodass du deinen inneren Oberschenkel intensiv nach oben massierst. Kurz vor der Leiste stoppst du die Bewegung und rollst anschließend zurück.

65. Massage der vorderen Oberschenkelmuskulatur

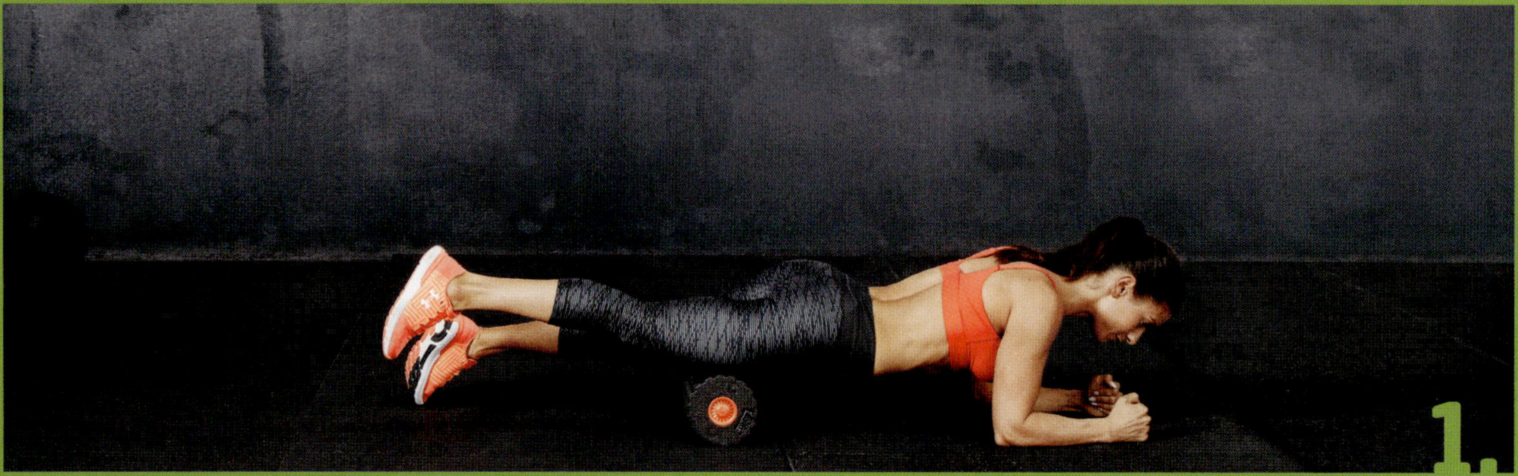

1.

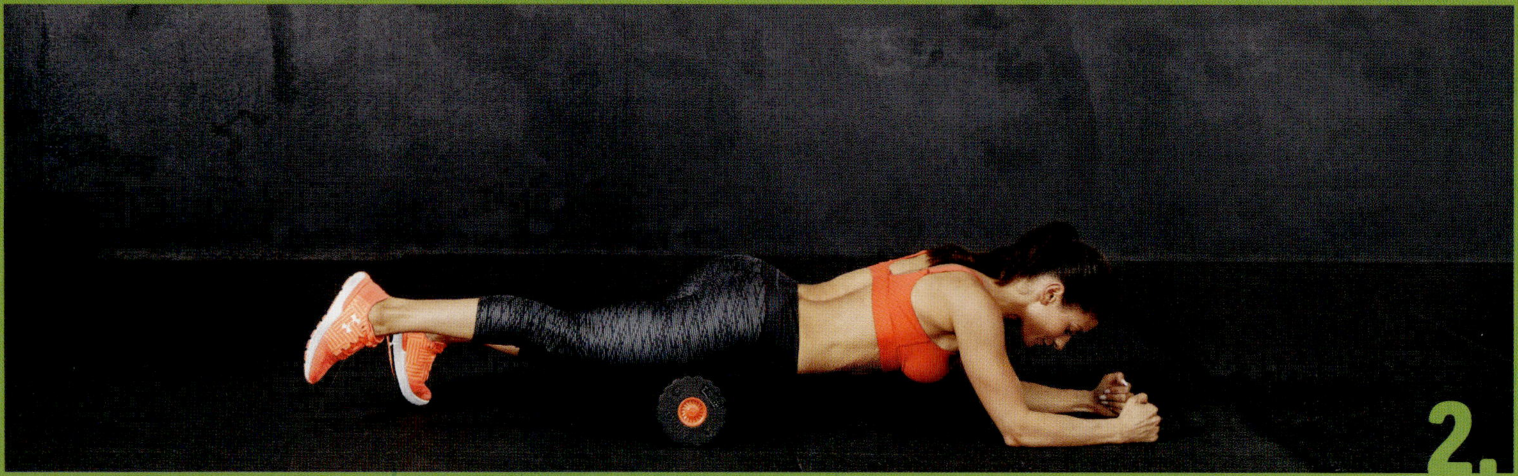

2.

1. Begib dich in einen Unterarmstütz. Dafür legst du dich mit dem Bauch auf den Boden, stützt dich auf deinen Unterarmen ab und stellst die Füße auf. Platziere die Massagerolle unter deinem rechten Oberschenkel knapp über deinem Knie und stelle den linken Fuß so weit nach links, bis du sicher das Gleichgewicht halten kannst.

2. Schieb dich über die Unterarme nach hinten, sodass du deinen vorderen Oberschenkel intensiv massierst. Kurz bevor die Rolle an der Hüfte ist, stoppst du die Bewegung und rollst zurück, indem du dich mit den Unterarmen wieder nach vorne schiebst.

66. Massage der Wadenmuskulatur

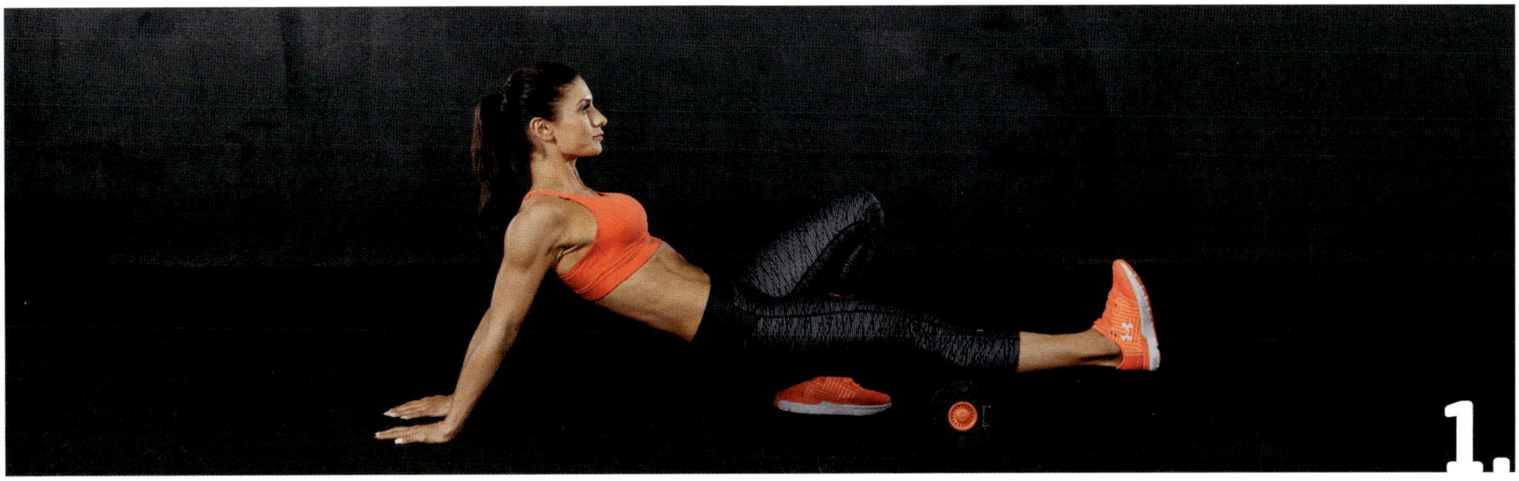

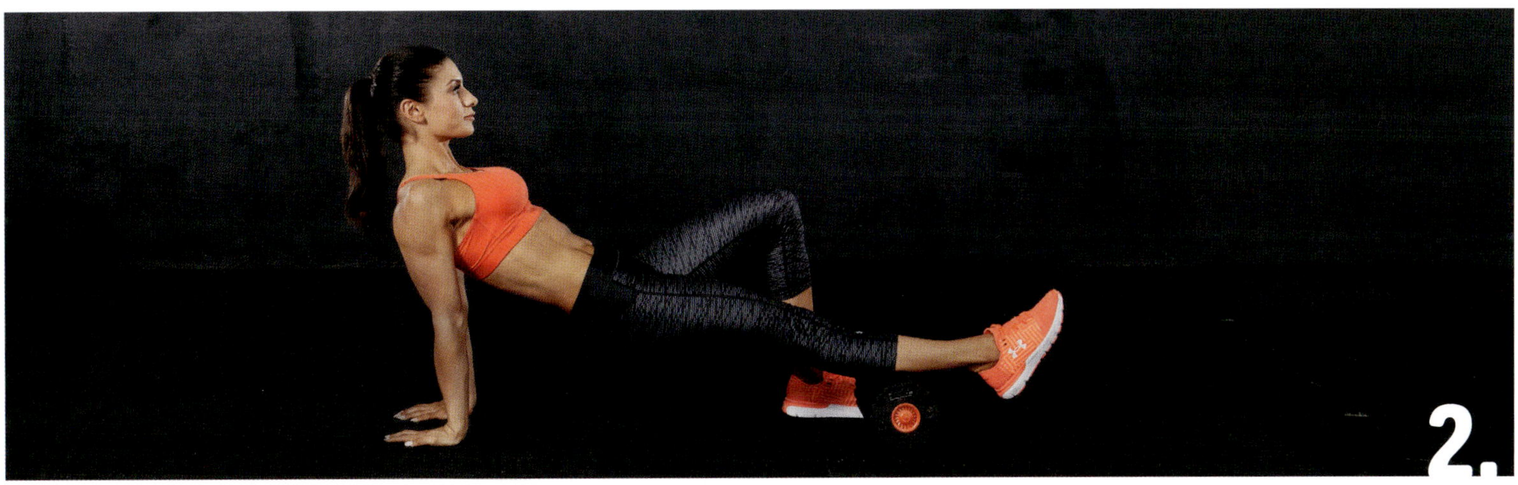

1. Setze dich auf den Boden. Stelle deine Füße auf und platziere die Massagerolle so, dass sie sich unter deiner rechten Wade knapp unterhalb der Kniekehle befindet. Stütze dich mit deinen Händen am Boden ab und strecke das rechte Bein.

2. Schieb dich nun über der Rolle nach hinten, sodass die Rolle über deine Wade Richtung Fußgelenk rollt und du deine Wade intensiv massierst. Kurz vor dem Fußgelenk stoppst du die Bewegung und rollst anschließend wieder zurück.

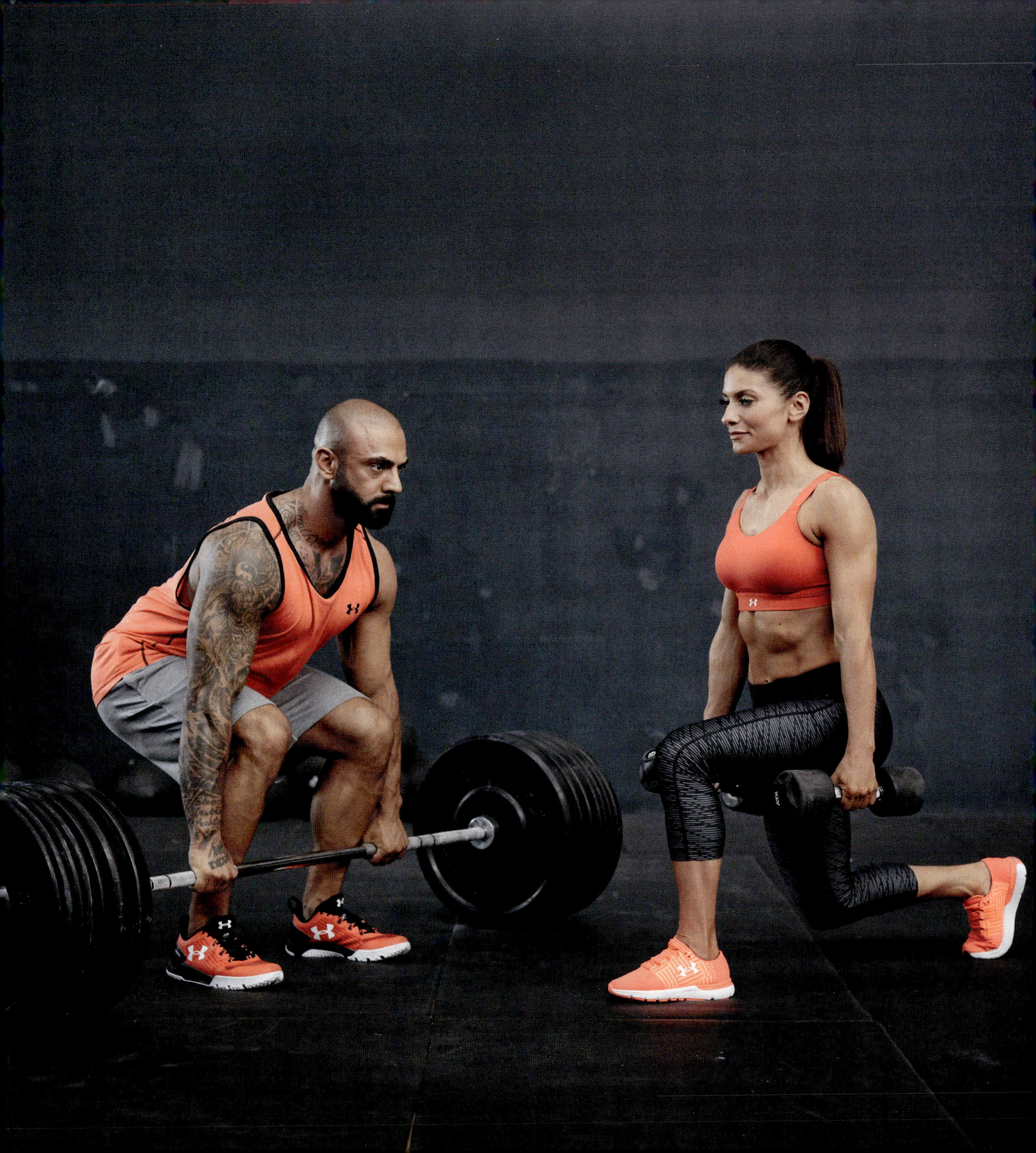

5 Kapitel 5: Trainingspläne

Ich habe dir in den vorherigen Kapiteln das nötige Rüstzeug mitgegeben – jetzt bist du an der Reihe, den theoretischen Teil zu verinnerlichen und in dein Leben zu integrieren! Du bist mit den ultimativen Motivationsboostern ausgestattet, die Geschichte von Stefania Lou hat dir gezeigt, dass es wirklich jeder schaffen kann, seine Ziele zu erreichen und seine Träume zu verwirklichen. Dank der perfekten Ernährung wird dein Organismus mit dem richtigen Treibstoff versorgt und die ausgewählten Übungen bieten das ideale Grundgerüst, um deinen Körper auf ein neues Level zu befördern.

Um dich optimal auf den bevorstehenden Trainingsplan vorzubereiten, werde ich dir zu jedem Trainingstag die wichtigsten Fakten erklären. So hast du die Möglichkeit, dich vor jeder der Einheiten mit dem Ablauf vertraut zu machen und den Fokus voll auf die Ausführung zu legen. Anschließend erhältst du weitere wichtige Fakten zu den Bestandteilen des Plans und zum Schluss hast du ihn dann vor dir – einen 8-Wochen-Plan, der dein Leben komplett verändern wird!

TRAININGSPLAN A: KRAFTOPTIMIERUNG

Trainingsansatz

Das Training ist als Intervall- beziehungsweise Zirkeltraining mit Gewichten ausgelegt.
Aufgrund der kurzen Pausen wird die Laktatproduktion gesteigert, was die Zunahme des Wachstumshormonspiegels zur Folge hat. Ergebnis: Die Fettverbrennung wird angeregt und das Muskelwachstum gesteigert.
Anders als bei einem typischen Zirkeltraining trainierst du hier den ganzen Körper, die sehr kurzen Satzpausen stärken zusätzlich dein Herz-Kreislauf-System. Die Übungen für die unterschiedlichen Muskelgruppen führst du nacheinander aus. Dieses Trainingsprinzip ähnelt dem der Supersätze, in diesem speziellen Plan ist jedoch eine minimale Pause zwischen den Sätzen integriert.

Trainingsvorgaben

1. Zuerst stehen drei Aufwärmübungen auf dem Programm.
2. Anschließend warten fünf Mobilisationsübungen – je 20 Wiederholungen.
3. Die Supersätze bestehen jeweils aus zwei Übungen und fordern wechselweise die unteren und oberen Extremitäten. Beispiel: 1 Übungssatz Kreuzheben gefolgt von einem Übungssatz Bankdrücken – insgesamt 4 Sätze pro Übung.
4. Zwischen den beiden Übungen eines Supersatzes hast du nur 10 Sekunden Pause.
5. Der Wiederholungsbereich der Übungen liegt zwischen 8 und 10.
6. Die Pausenzeit zwischen den Supersätzen sollte nicht länger als 45 Sekunden dauern.
7. Das Gewicht sollte zwischen 80 und 85 Prozent deiner Maximalkraft liegen.
8. Abschließend führst du acht Faszienübungen aus – je 30 Sekunden halten.

Trainingsauswirkungen

- Hoher Kalorienverbrauch wegen der erhöhten Herzfrequenz während des Work-outs
- Erhöhter Wachstumshormonspiegel während und kurz nach dem Work-out durch Laktatansammlung in den Muskeln
- Erhöhter Grundumsatz deiner Energiezufuhr nach dem Training

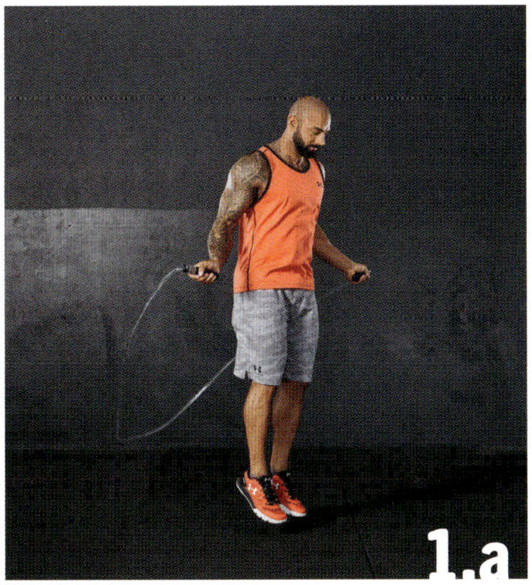
1.a

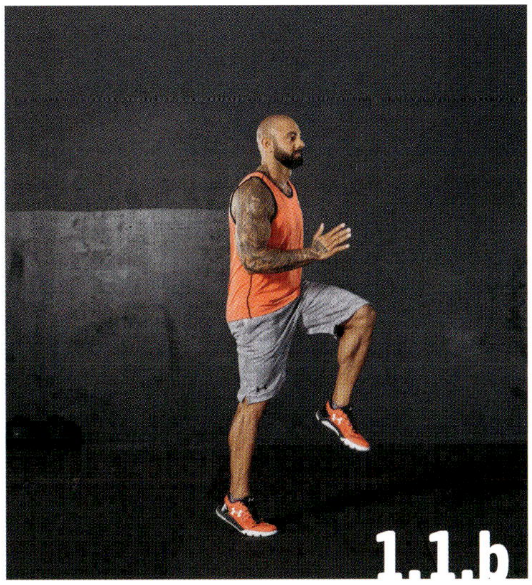
1.1.b

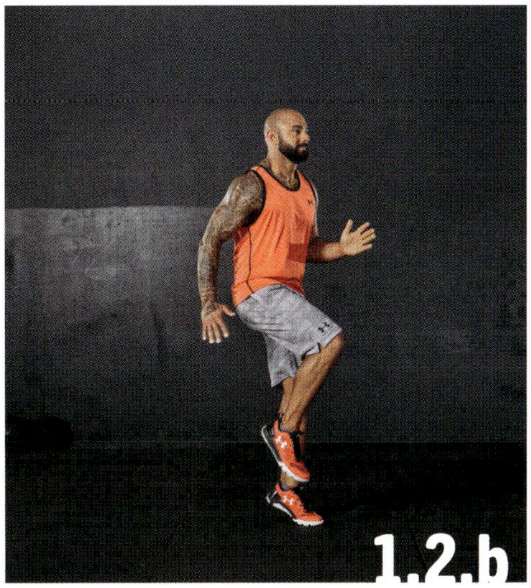
1.2.b

AUFWÄRMEN

1. 10 Minuten Seilspringen (1.a, Seite 64) oder 10 Minuten locker einlaufen (1.b, Seite 61)
2. Kniehebelauf, 1 Minute (Seite 63)
3. Hohe Tritte, 1 Minute (Seite 65)

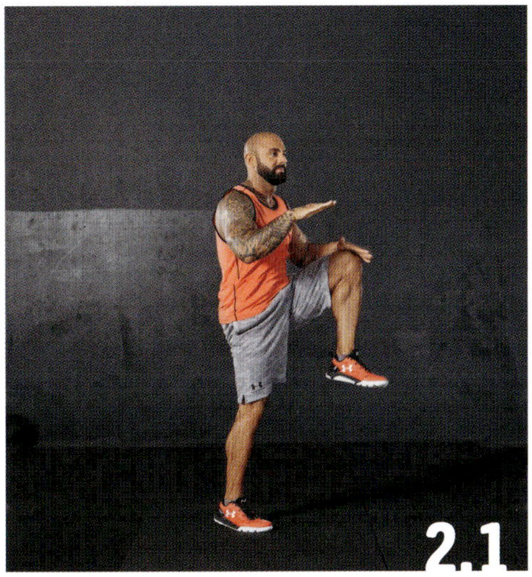
2.1

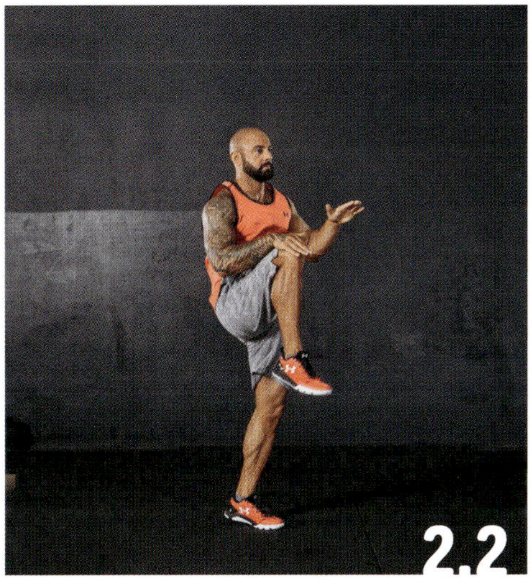
2.2

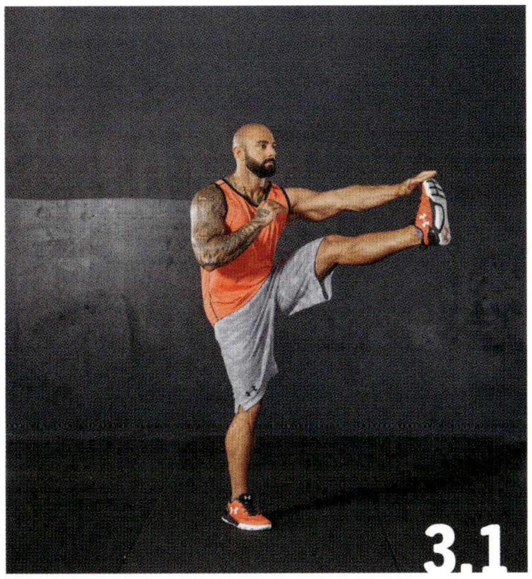
3.1

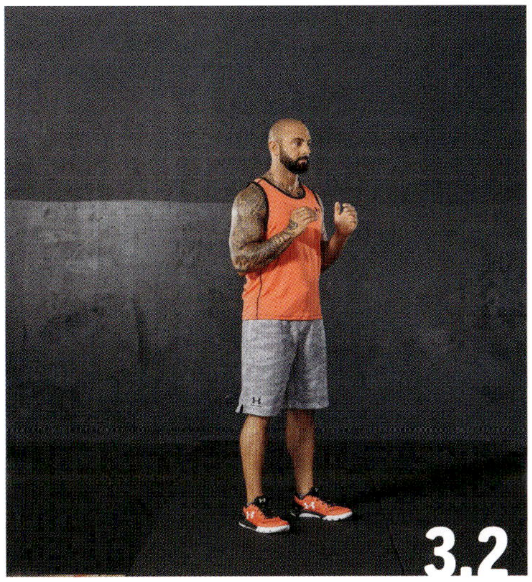
3.2

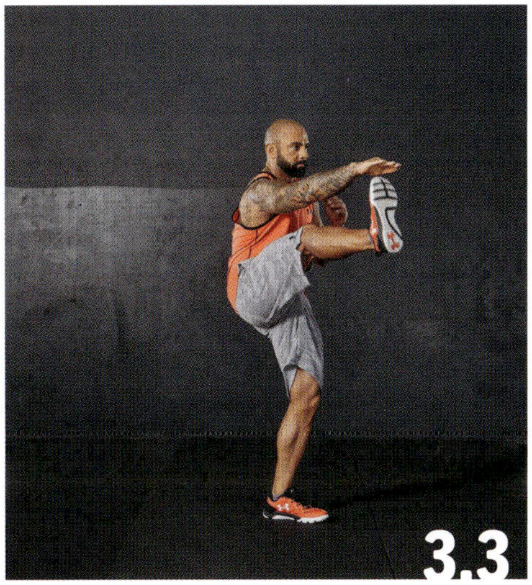
3.3

MOBILISATION

Für jede Übung gilt:

20 Wiederholungen ausführen (bei den wechselseitigen Übungen je 10 Wiederholungen pro Seite), ehe die nächste Übung ansteht

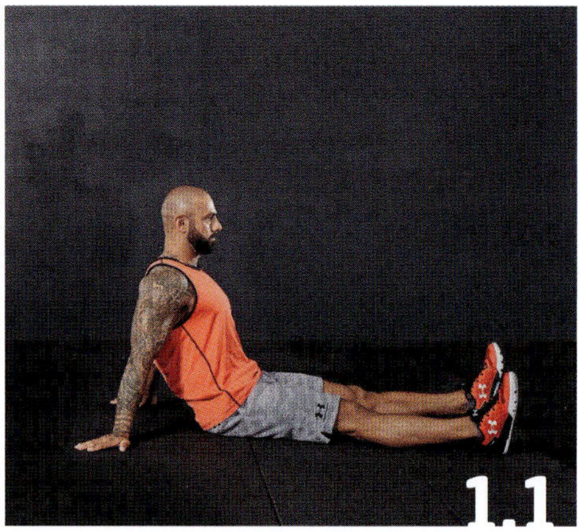
1.1

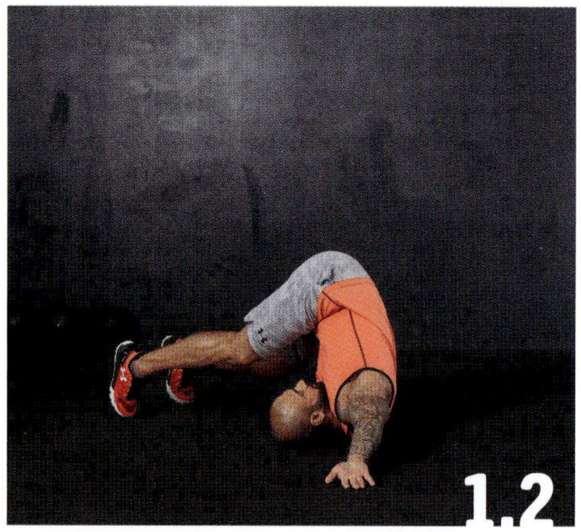
1.2

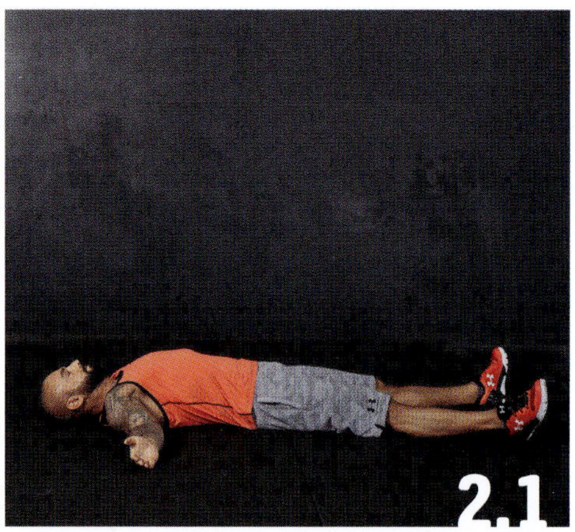
2.1

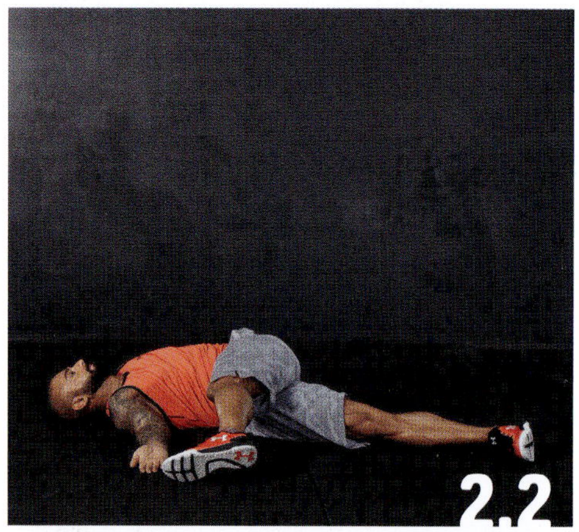
2.2

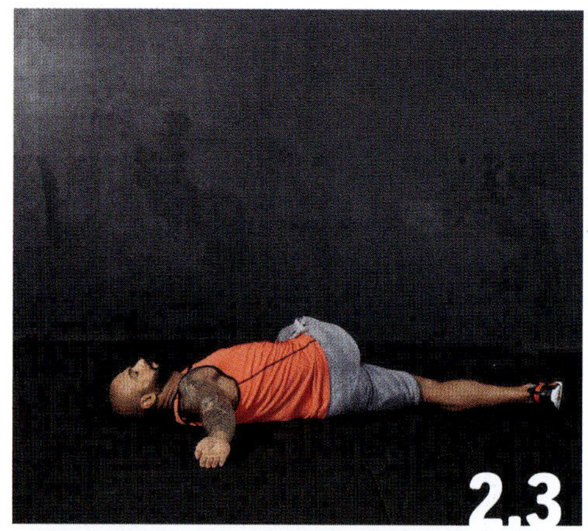
2.3

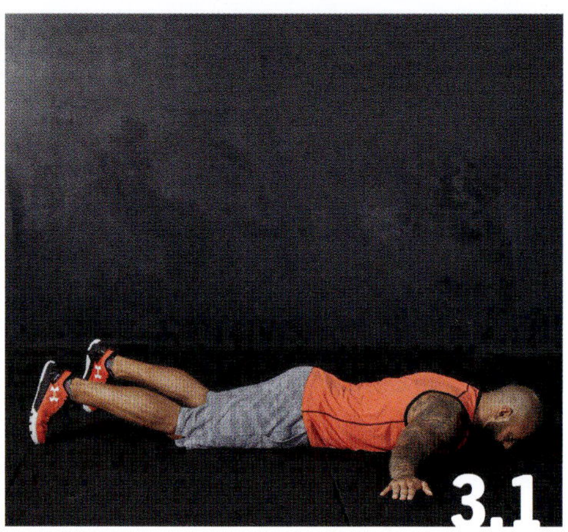
3.1

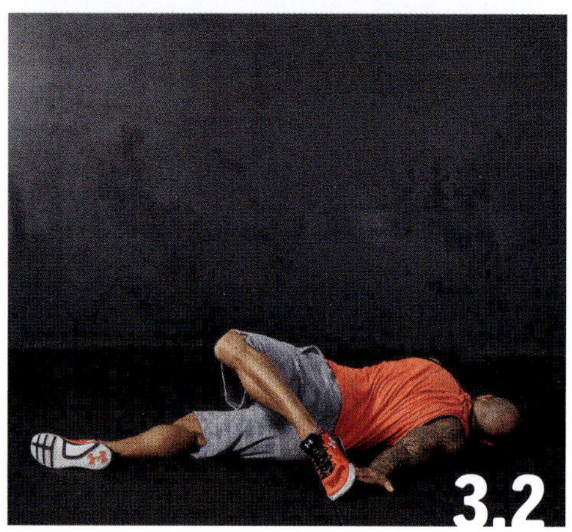
3.2

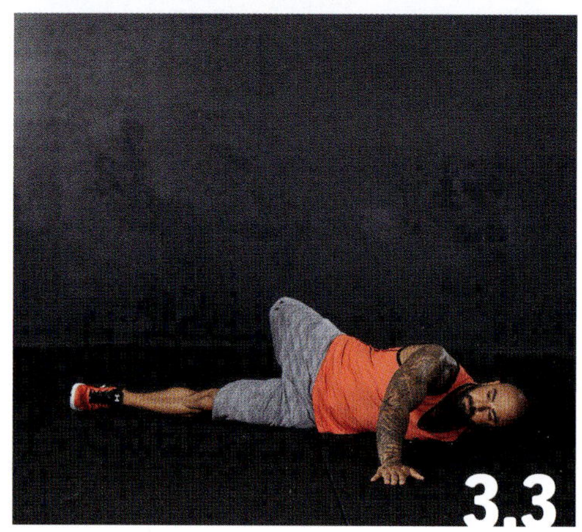
3.3

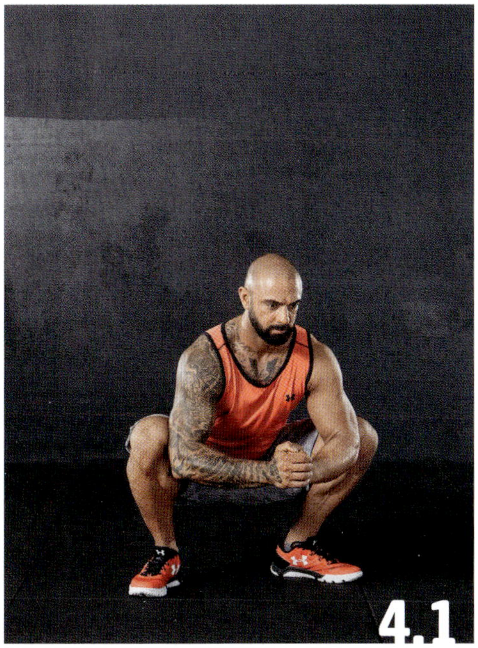

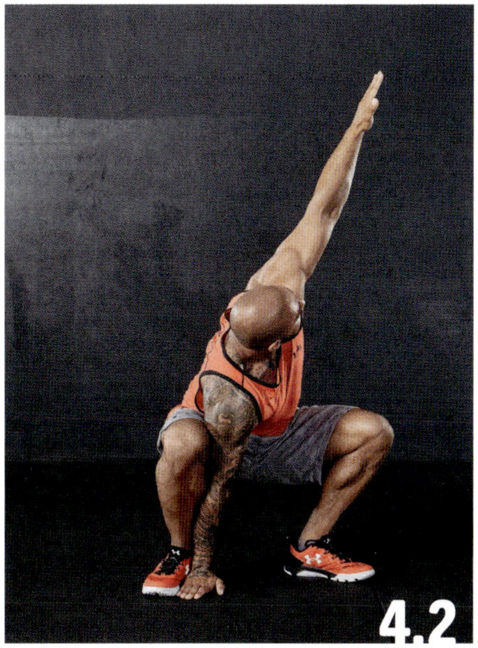

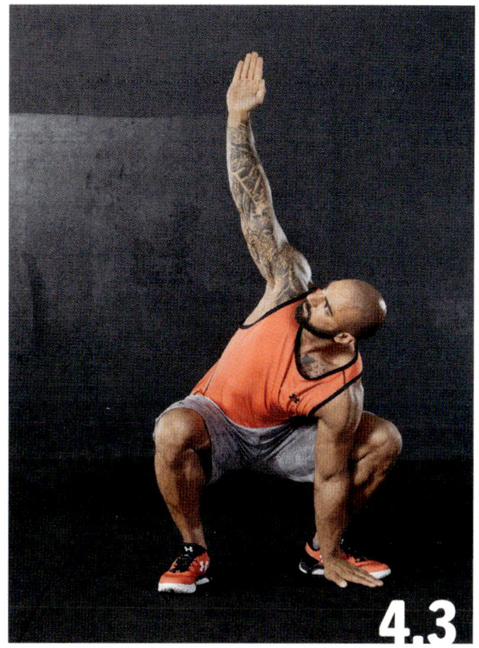

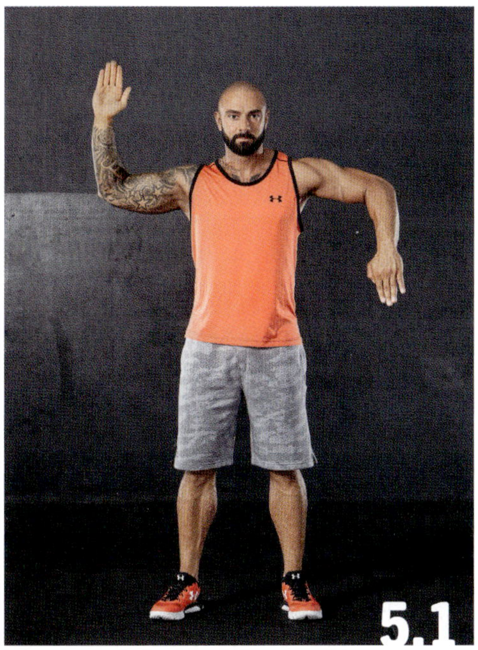

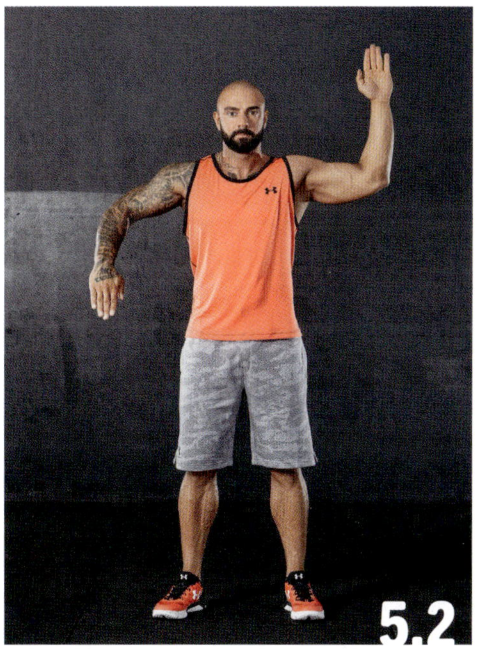

1. Rückwärtiger Diagonal-Strech (Seite 75)
2. Beinschwingen in Rückenlage (Seite 74)
3. Skorpion in Bauchlage (Seite 73)
4. Sumo-Kniebeugen mit Oberkörperrotation (Seite 72)
5. Schulter-L-Rotationen (Seite 71)

REIN INS WORKOUT

Für die kommende Trainingseinheit gilt:

Das Workout besteht aus 5 Übungskombinationen – jede Kombination besteht aus 4 Sätzen mit je 8 Wiederholungen. Die Übungen werden jeweils im Supersatz ausgeführt, das bedeutet: Übung 1.a mit 8 Wiederholungen, 10 Sekunden Pause, Übung 1.b mit 8 Wiederholungen. Anschließend machst du eine 45-sekündige Satzpause, ehe du den nächsten der insgesamt 4 Sätze startest. Hast du alle 4 Sätze eines Supersatzes hinter dich gebracht, legst du eine 2-minütige Übungspause ein. Die Übungen mit Gewicht absolvierst du mit 85 Prozent deines Maximalgewichtes (wie du dieses ermittelst, erfährst du auf Seite 170).

Bevor du startest:

Vor jeder Übungskombination absolvierst du unmittelbar vor der Ausführung 2 Aufwärmsätze: Führe also pro Übung erst 1 Satz mit 15 Wiederholungen und anschließend mit 10 Wiederholungen (Gewicht erhöhen) aus, um dich perfekt auf den Bewegungsablauf einzustellen. Sollten die Klimmzüge zu schwer für dich sein, kannst du entweder mit Resistenzbändern oder einem Trainingspartner, der dich bei der Ausführung unterstützt, nachhelfen. Beispiel: Übung 1.a mit 8 Wiederholungen, 1b mit 8 Wiederholungen, 1.a mit 5 Wiederholungen (Gewicht erhöhen), 1.b mit 5 Wiederholungen (Gewicht erhöhen) – anschließend startest du mit dem nächsten Satz. Für die nächste Supersatz-Kombi gilt der gleiche Ablauf.

Führe vor jeder Übung jeweils 2 Aufwärm-Sätze aus.

1.a Zercher-Kniebeugen (Seite 76)
1.b Klimmzüge im Obergriff (Seite 107)
2.a Kreuzhebe-Nacken-Kombinationen (Seite 79)
2.b Stoßen (Seite 80)
3.a Rückwärtige Ausfallschritte (Seite 77)
3.b Vorgebeugtes Rudern (Seite 82)
4.a Hüftheben (Seite 83)
4.b Enges Bankdrücken (Seite 85)
5.a Dips (Seite 109)
5.b Klimmzüge im Untergriff (Seite 108)

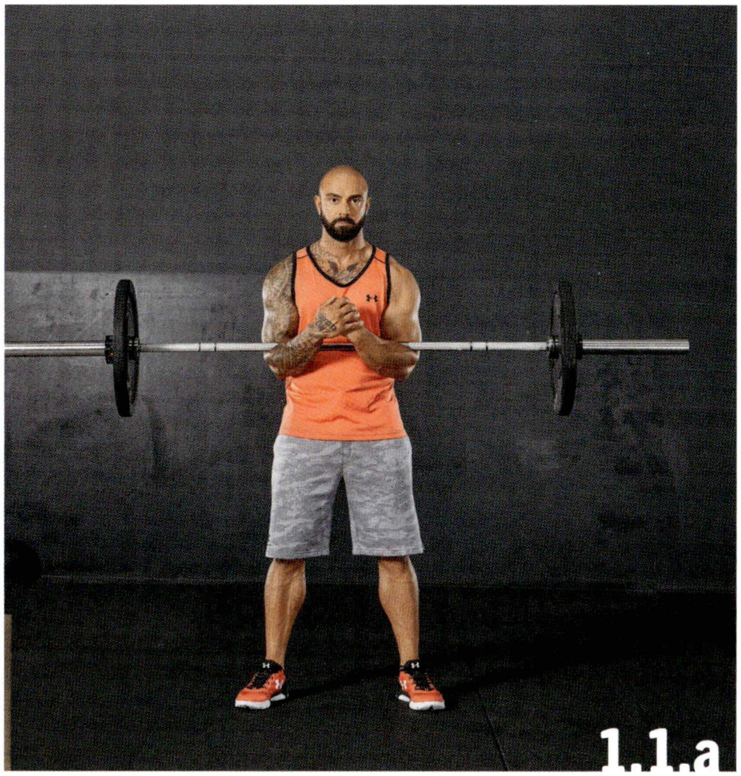
1.1.a

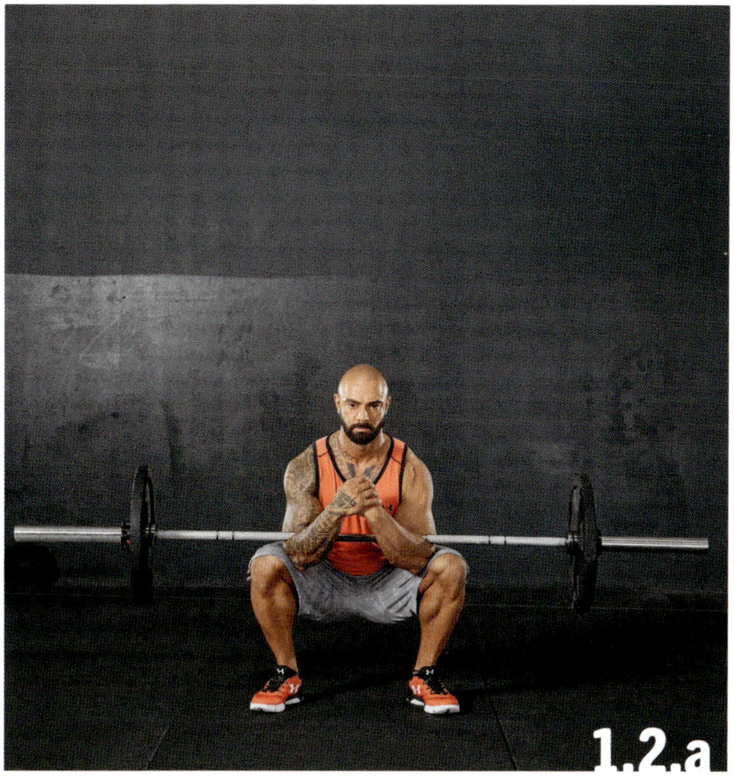
1.2.a

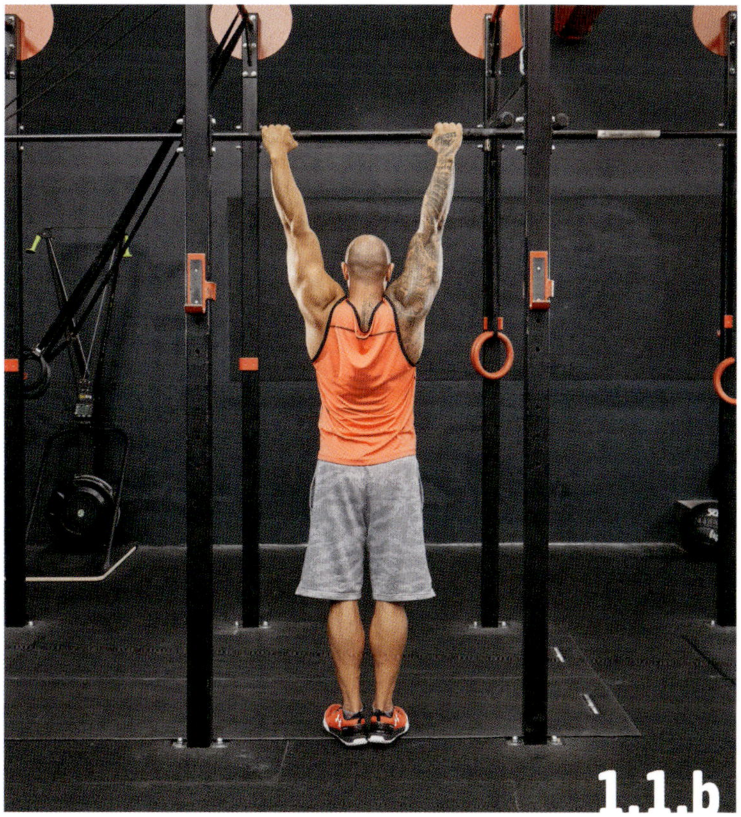
1.1.b

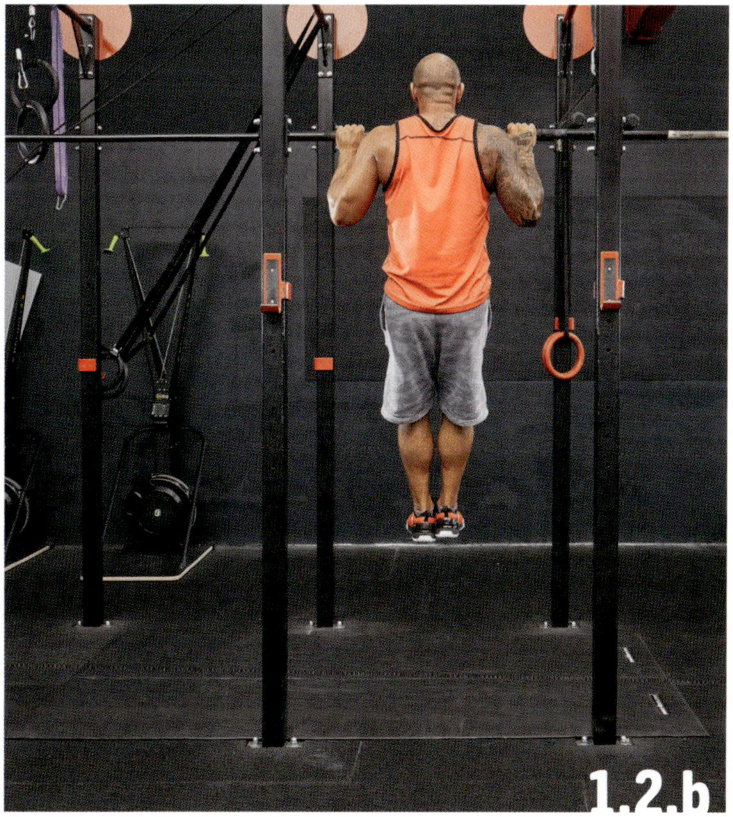
1.2.b

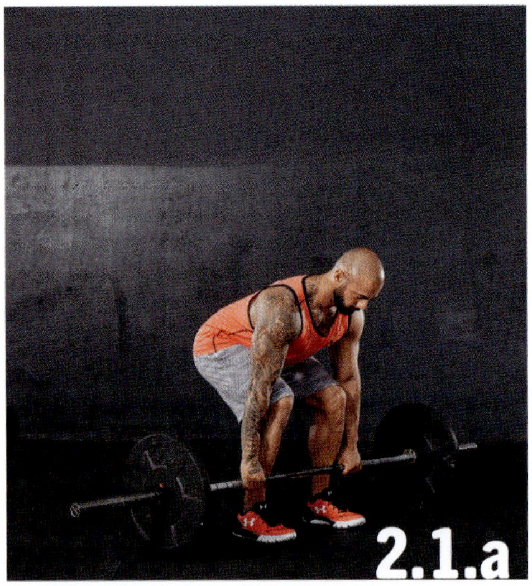
2.1.a

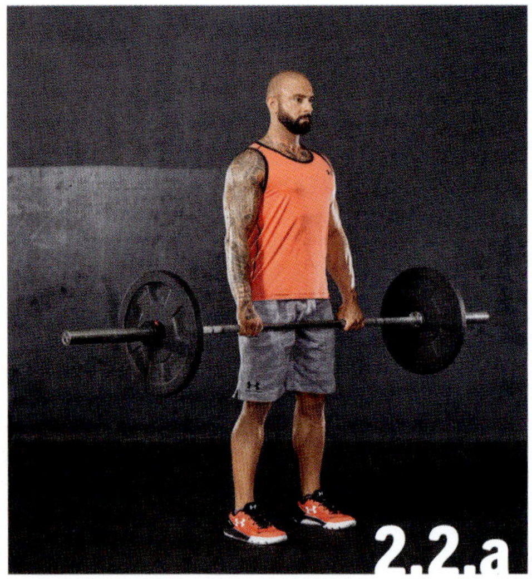
2.2.a

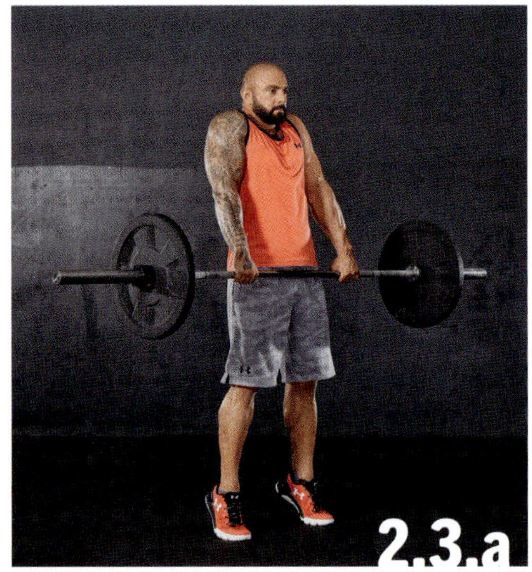
2.3.a

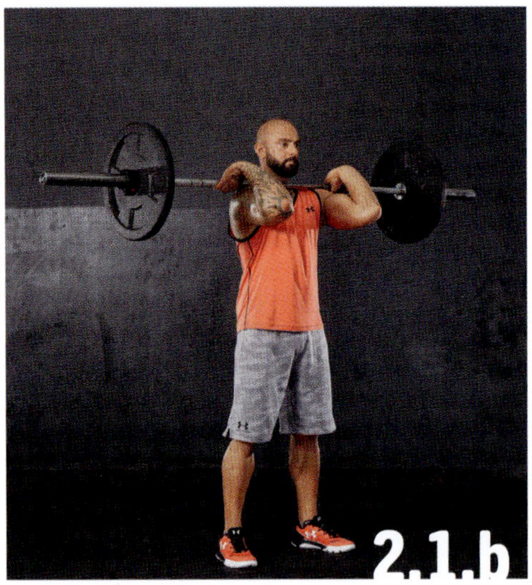
2.1.b

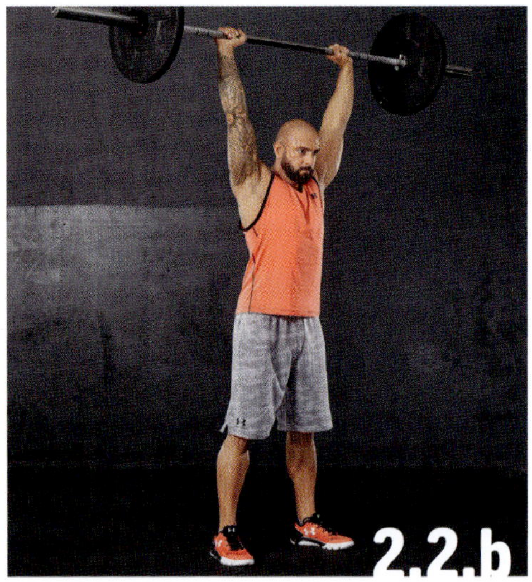
2.2.b

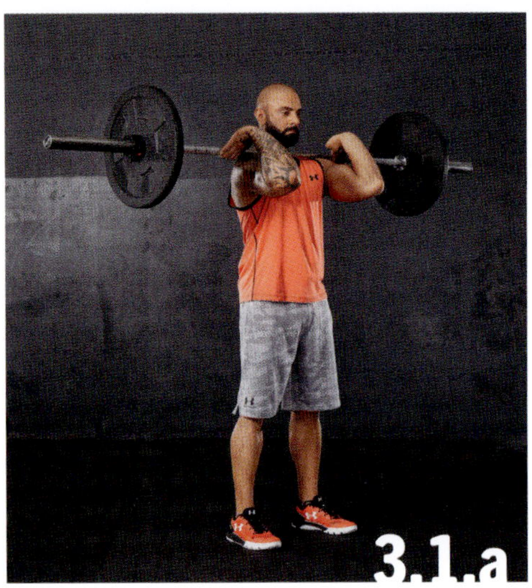
3.1.a

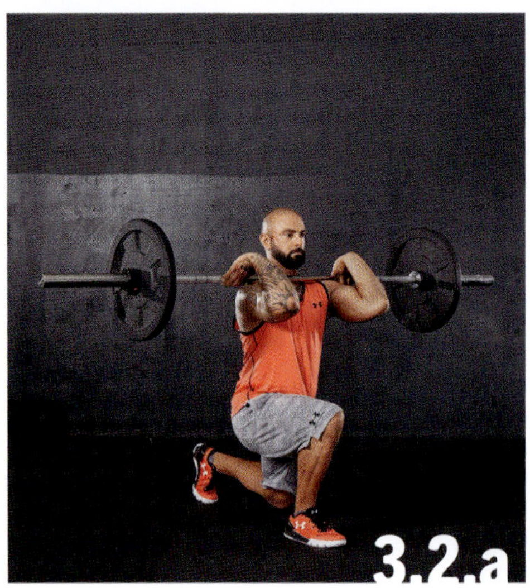
3.2.a

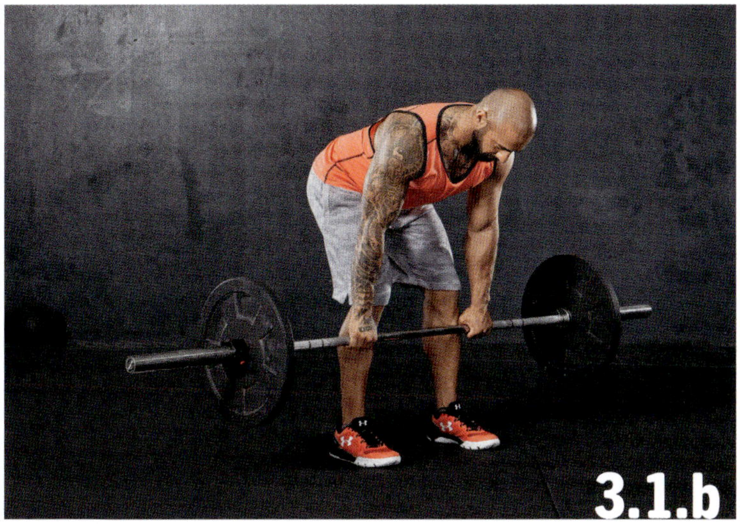
3.1.b

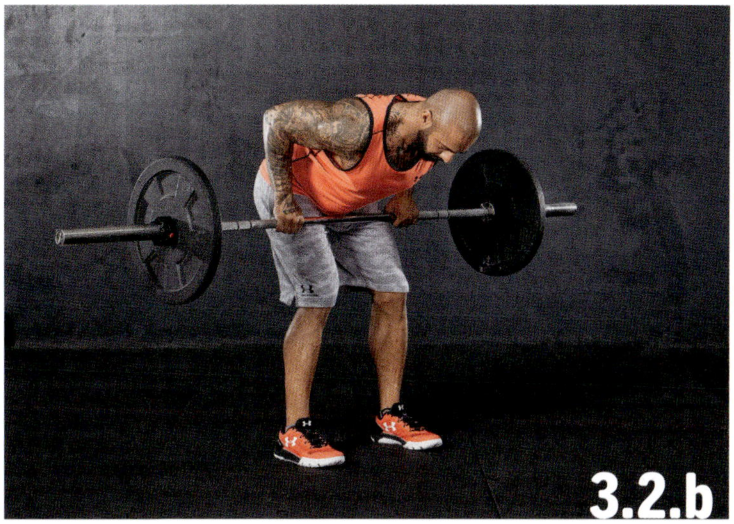
3.2.b

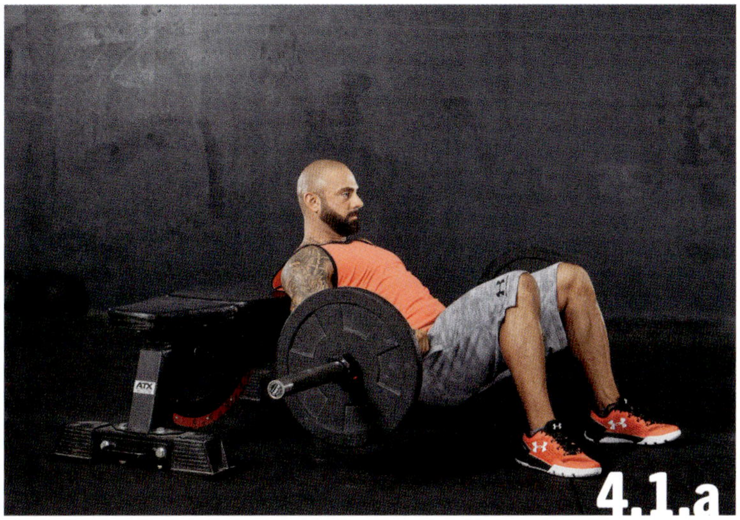
4.1.a

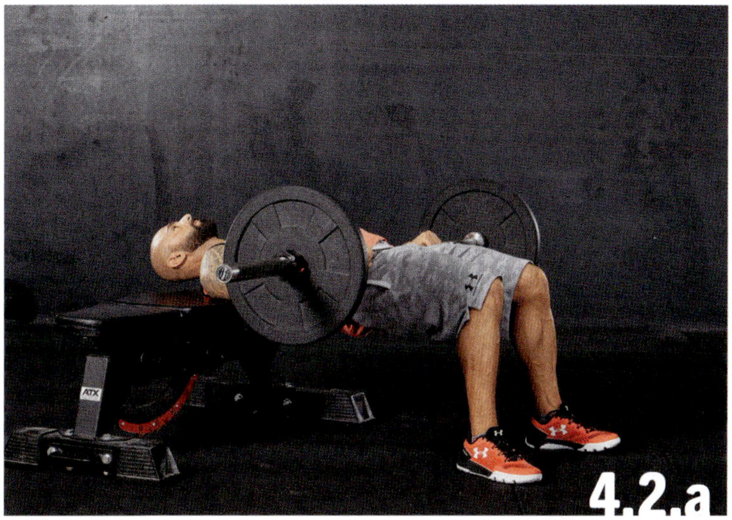
4.2.a

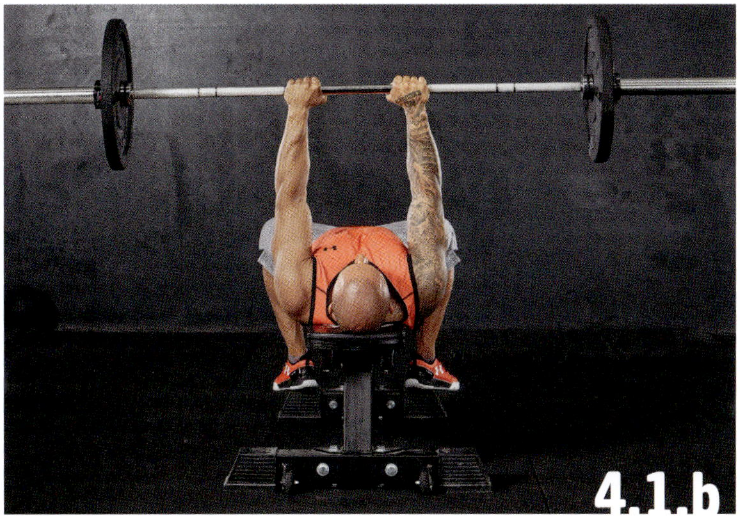
4.1.b

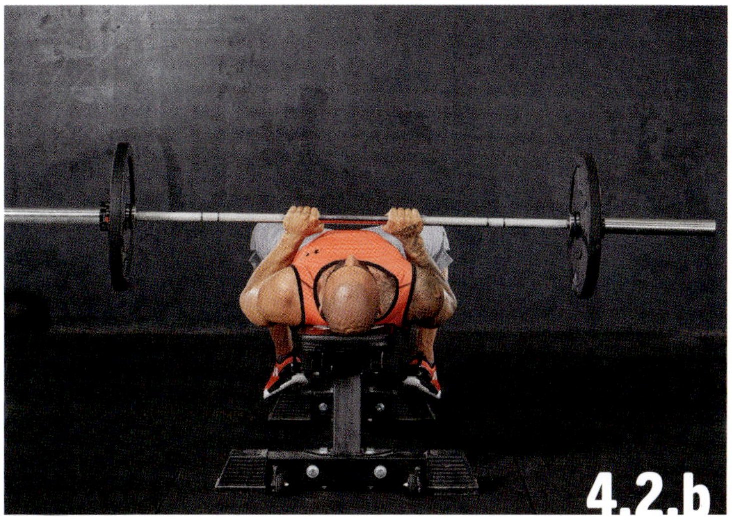
4.2.b

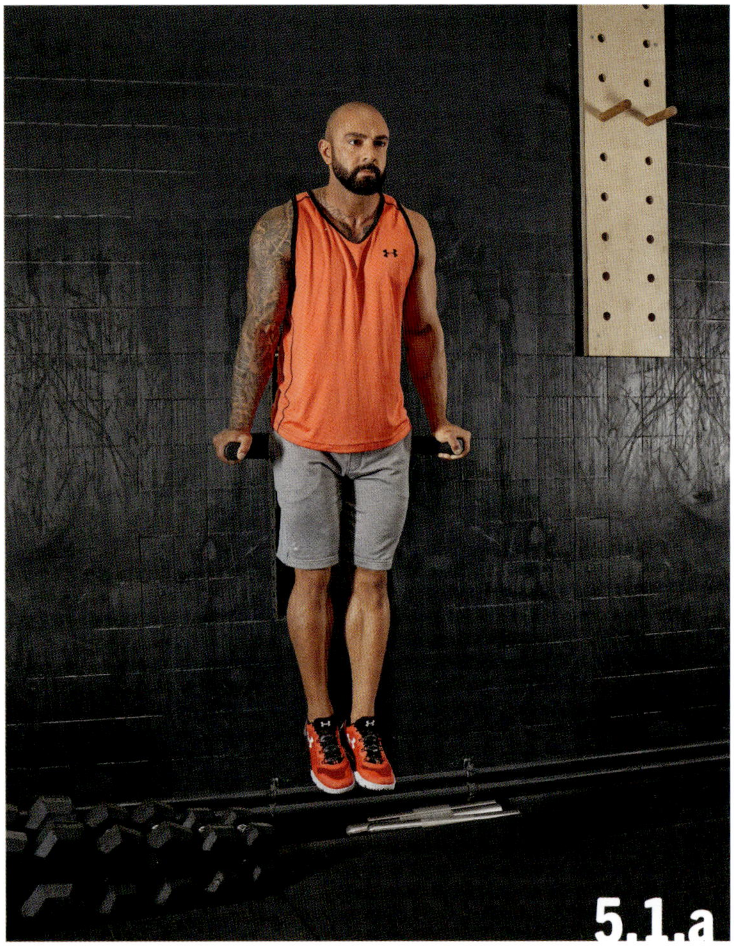
5.1.a

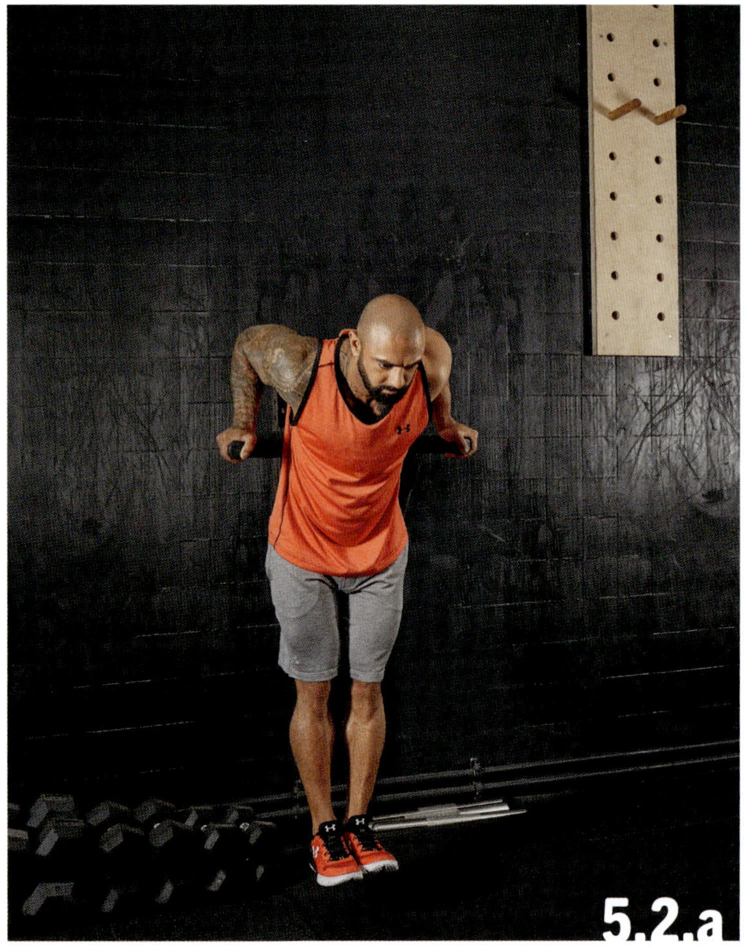
5.2.a

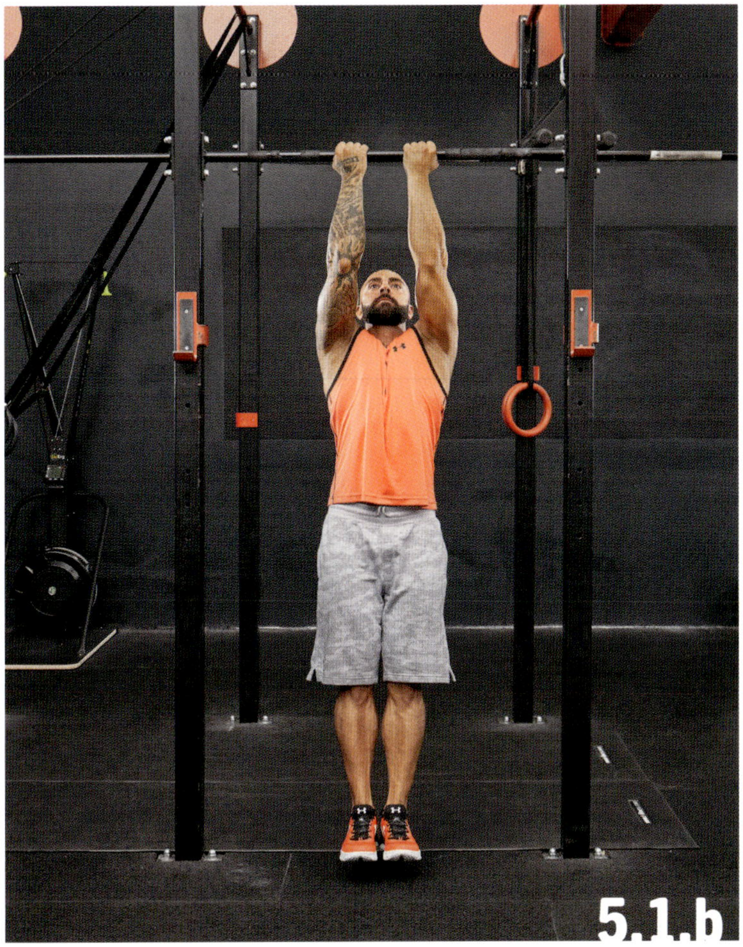

5.1.b

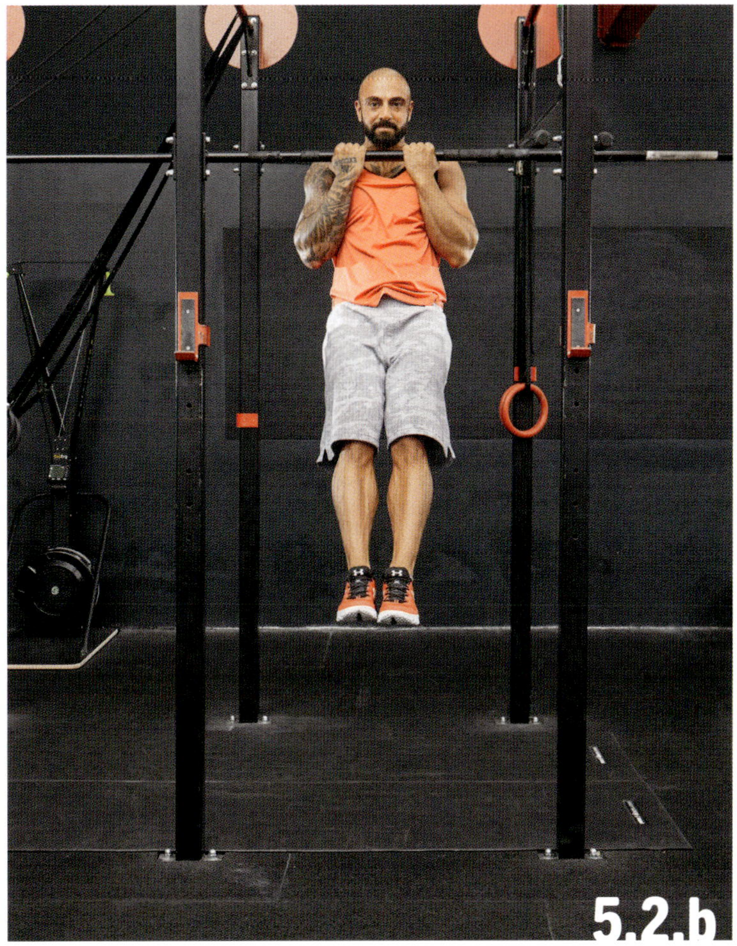

5.2.b

COOL-DOWN

Für die Ausführung der folgenden Faszienübungen gilt:

Jede Übung für 30 Sekunden ausführen (bei den wechselseitigen Übungen je 30 Sekunden pro Seite)

1. Massage der oberen Rückenmuskulatur (Seite 120)
2. Massage der unteren Rückenmuskulatur (Seite 121)
3. Massage der Gesäßmuskulatur (Seite 122)
4. Massage der hinteren Oberschenkelmuskulatur (Seite 123)
5. Massage der äußeren Oberschenkelmuskulatur (Seite 124)
6. Massage der inneren Oberschenkelmuskulatur (Seite 125)
7. Massage der vorderen Oberschenkelmuskulatur (Seite 126)
8. Massage der Wadenmuskulatur (Seite 127)

TRAININGSPLAN B: FOKUS AUF DIE RUMPFKRAFT

Trainingsansatz

Das Rumpf- oder Core-Training zielt auf die Körpermitte und die tiefer liegende Muskulatur ab. Die intensiven Übungen stärken besonders die Bauch-, Rücken- und Beckenmuskulatur – die wichtige aufrechte Haltung lässt sich so optimieren, da während der Übungsausführungen die tiefer liegende Muskulatur der Körpermitte ständig angespannt werden muss. Es geht nicht nur darum, einzelne Muskeln zu aktivieren, sondern immer mehrere Muskeln im Verbund zu trainieren, um ganze Muskelschlingen zu erreichen. Außerdem schult man beim Core-Training auch Schnelligkeit, Flexibilität und Koordination – also die perfekte Kombination für Sportler, die agil und wendig auf dem Platz sein wollen und müssen. Die Muskulatur soll nicht im klassischen Sinne wachsen, sondern effizienter und damit leistungsstärker werden.

Trainingsvorgaben

1. Zuerst stehen vier Aufwärmübungen auf dem Programm.
2. Anschließend warten sechs Mobilisationsübungen – je 20 Wiederholungen.
3. Die Supersätze bestehen jeweils aus zwei Übungen – insgesamt 4 Sätze pro Übung.
4. Zwischen den beiden Übungen eines Supersatzes hast du nur 10 Sekunden Pause.
5. Die Belastungszeit der Übung beträgt jeweils 45 Sekunden.
6. Die Pausenzeit zwischen den Supersätzen sollte nicht länger als 60 Sekunden dauern.
7. Nach dem Work-out führst du acht Faszienübungen aus – je 30 Sekunden halten.
8. Zum Abschluss dehnst du deine Muskulatur: zehn Übungen, dabei jeden Stretch 8 Sekunden halten.

Trainingsauswirkungen

- Trainiert die aufrechte Haltung
- Optimiert das Korsett und leitet die Kraft an die Extremitäten weiter
- Die Bewegungsabläufe werden verbessert und somit das Verletzungsrisiko minimiert

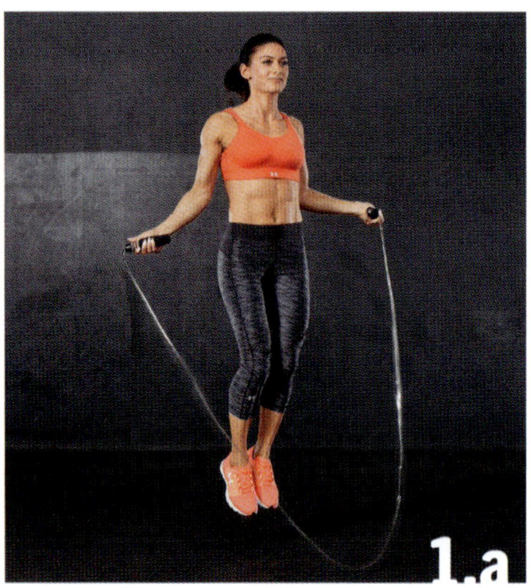

1.a

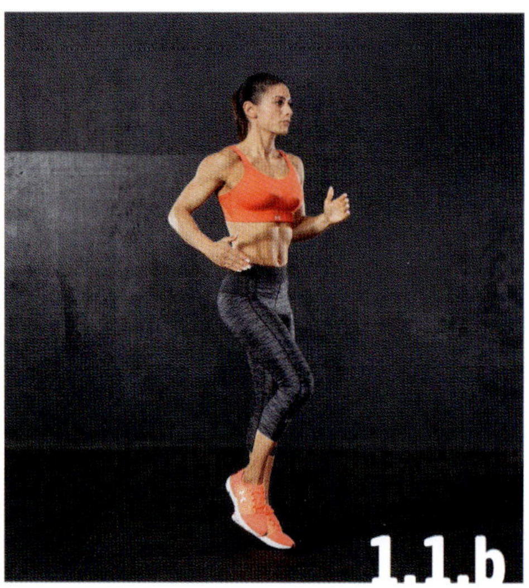

1.1.b

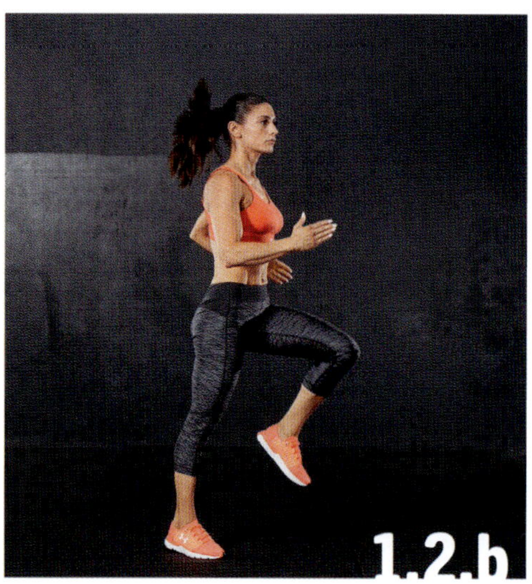

1.2.b

AUFWÄRMEN

1. 10 Minuten Seilspringen (1.a, Seite 64) oder 10 Minuten locker einlaufen (1.b, Seite 61)
2. Laufen an der Wand, 1 Minute (Seite 62)
3. Kniehebelauf, 1 Minute (Seite 63)
4. Hohe Tritte, 1 Minute (Seite 65)

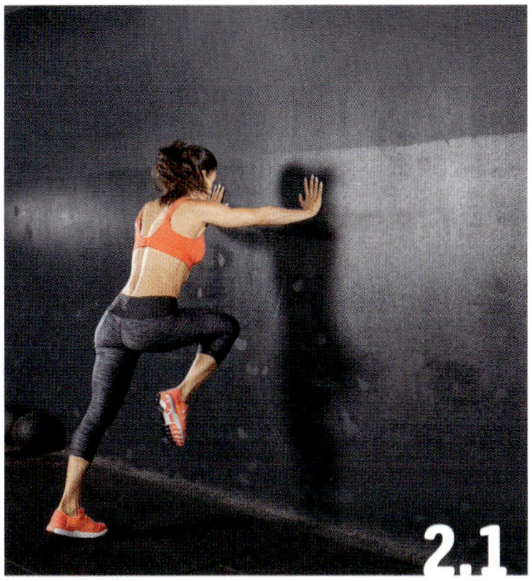
2.1

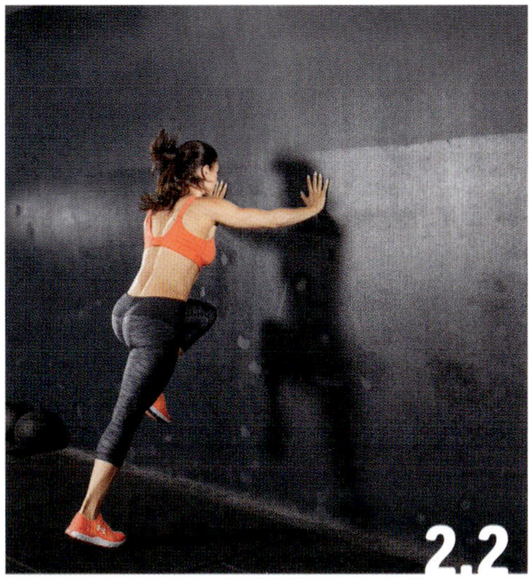
2.2

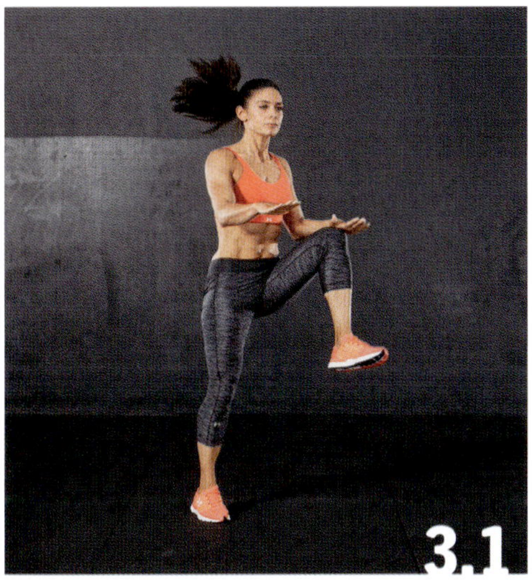
3.1

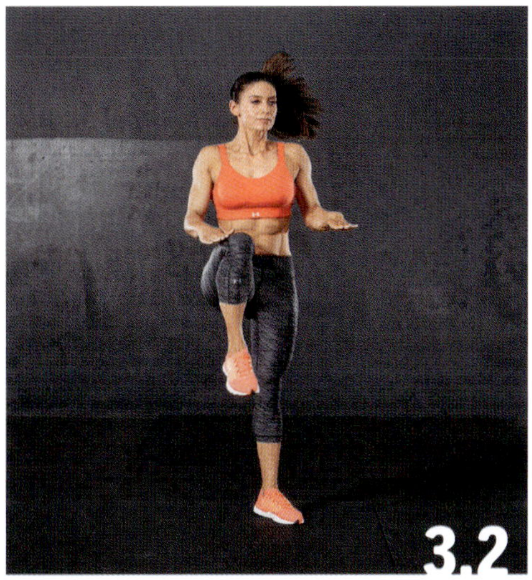
3.2

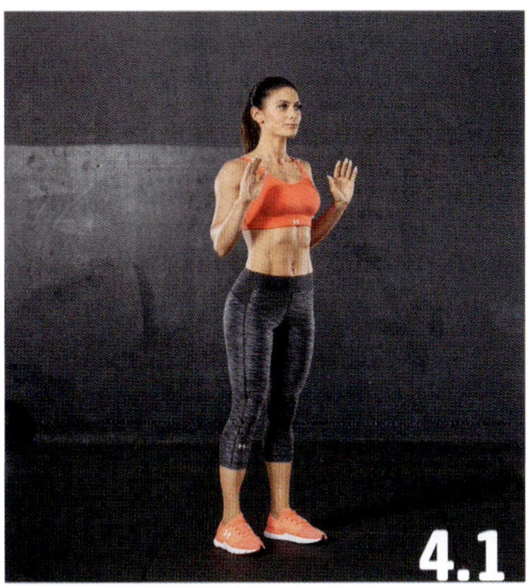
4.1

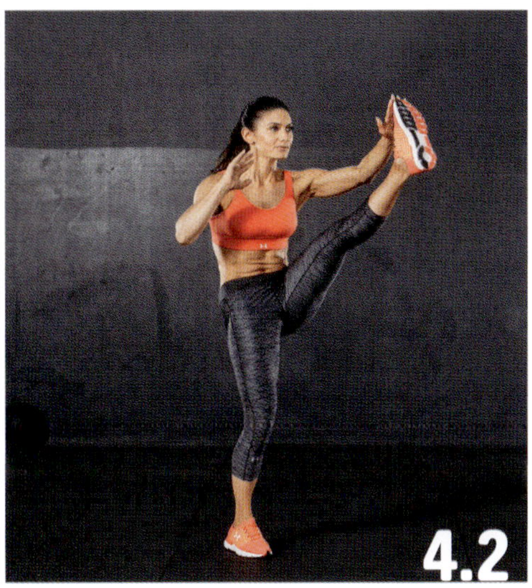
4.2

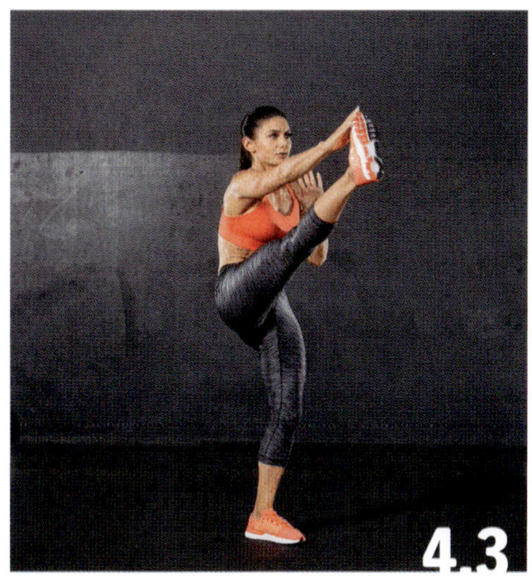
4.3

MOBILISATION

Für jede Übung gilt:

20 Wiederholungen ausführen (bei den wechselseitigen Übungen je 10 Wiederholungen pro Seite), ehe die nächste Übung ansteht.

1. Liegestützgang mit Oberkörperrotation (Seite 66f.)
2. Seitliches Arm- und Beinheben (Seite 70)
3. Rückwärtige Ausfallschritte mit Oberkörperrotation (Seite 68)
4. Skorpion in Bauchlage (Seite 73)
5. Sumo-Kniebeugen mit Oberkörperrotation (Seite 72)
6. Schulter-L-Rotationen (Seite 71)

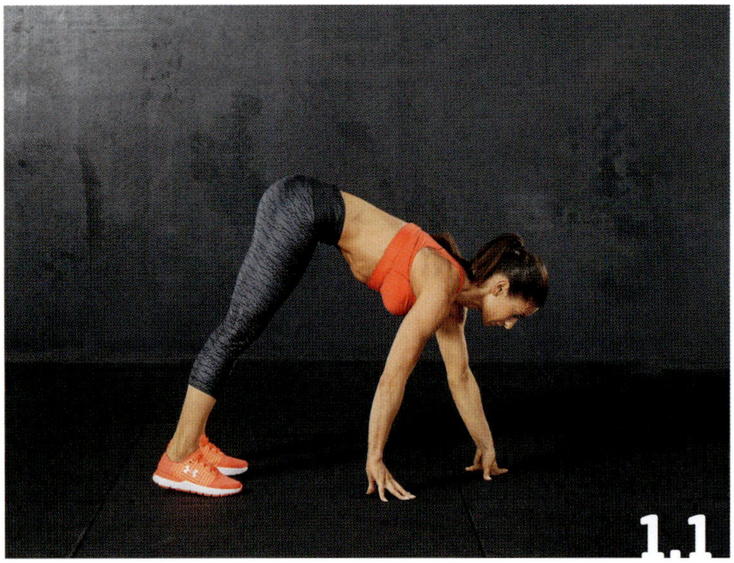

1.1

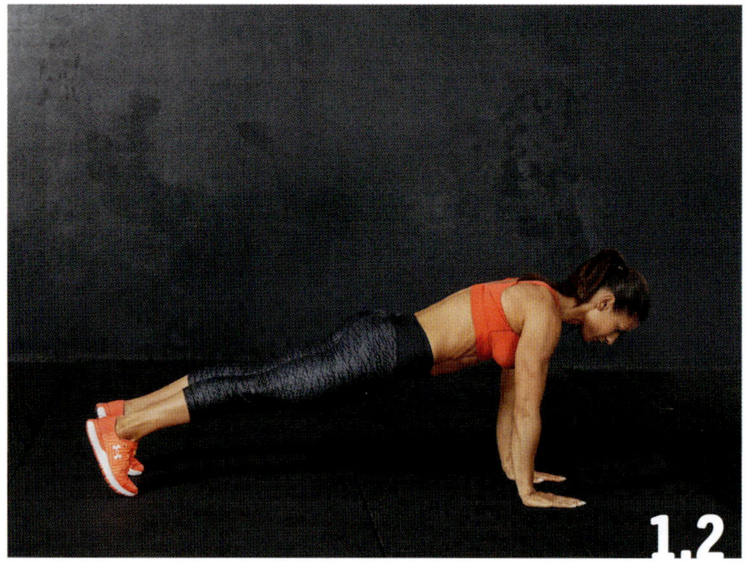

1.2

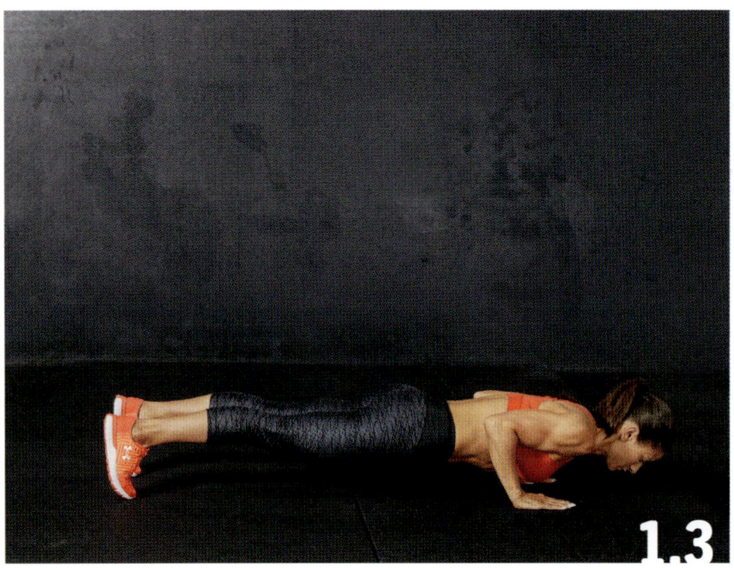

1.3

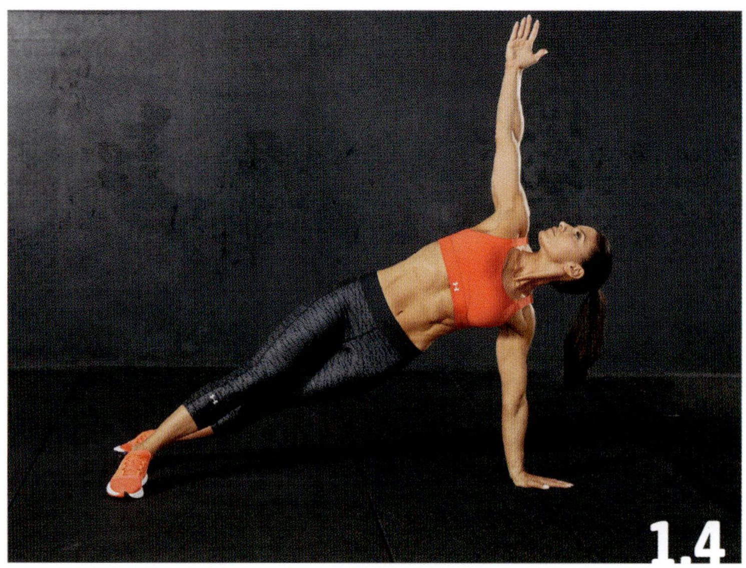

1.4

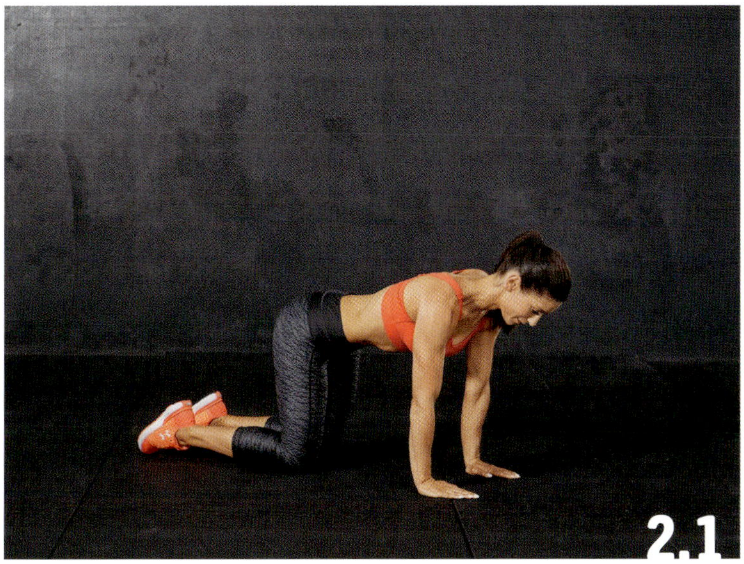
2.1

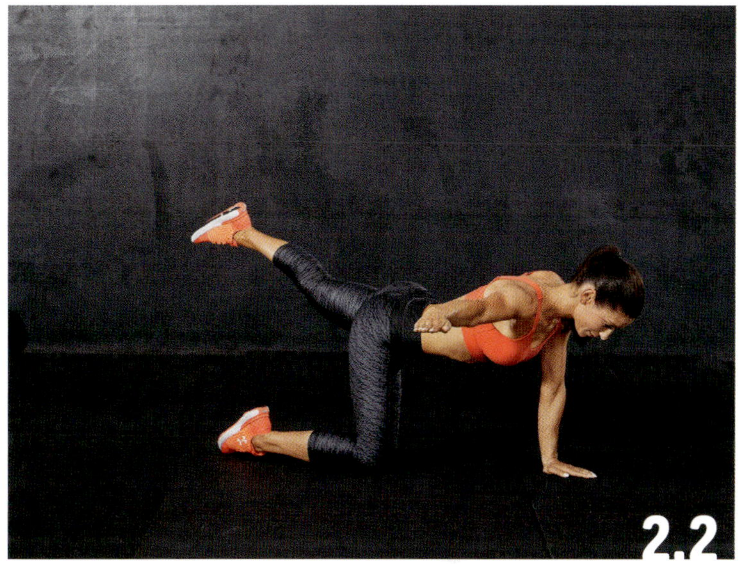
2.2

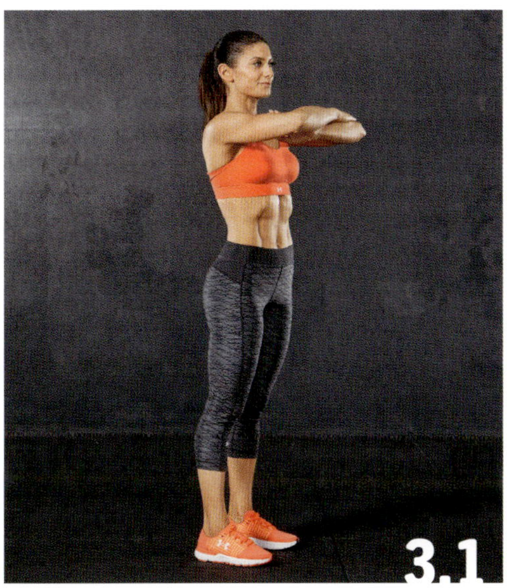
3.1

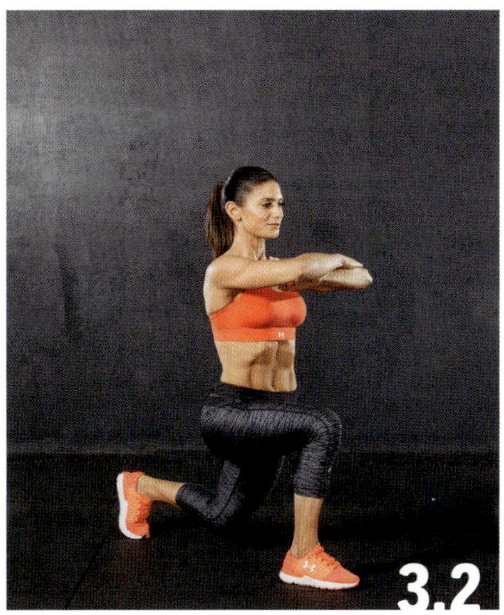
3.2

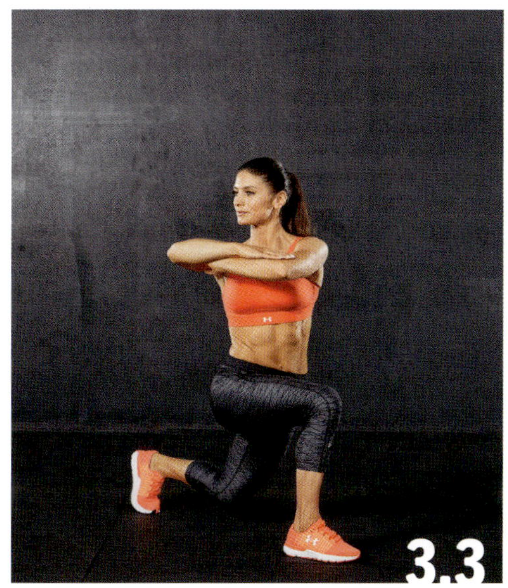
3.3

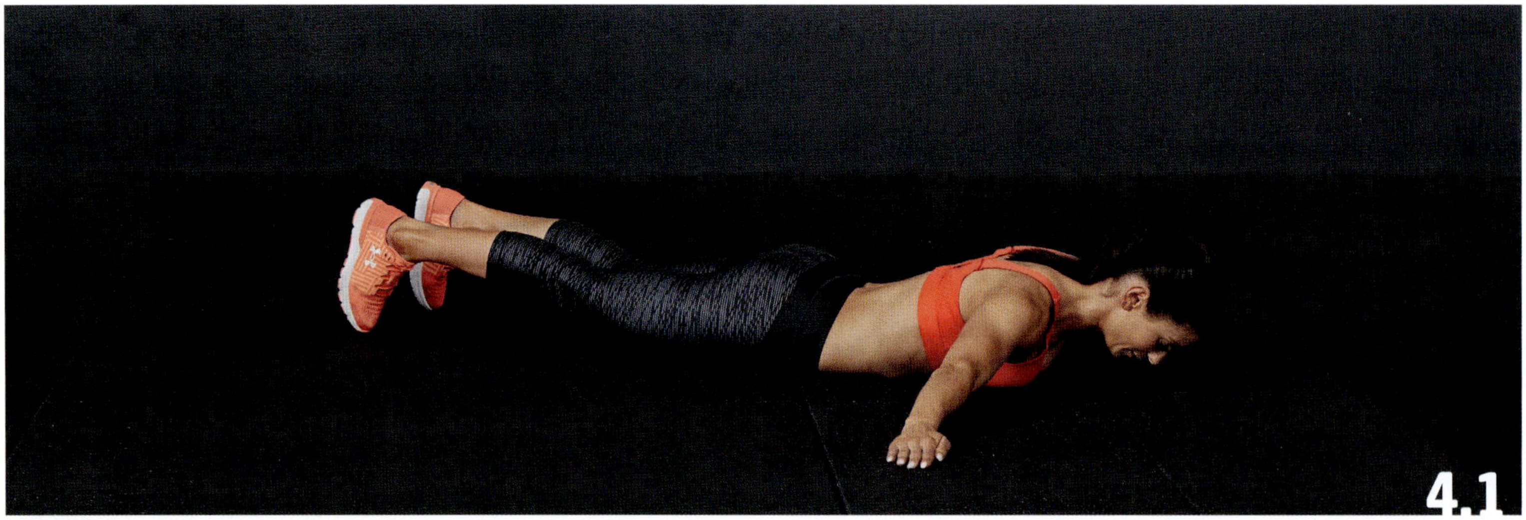
4.1

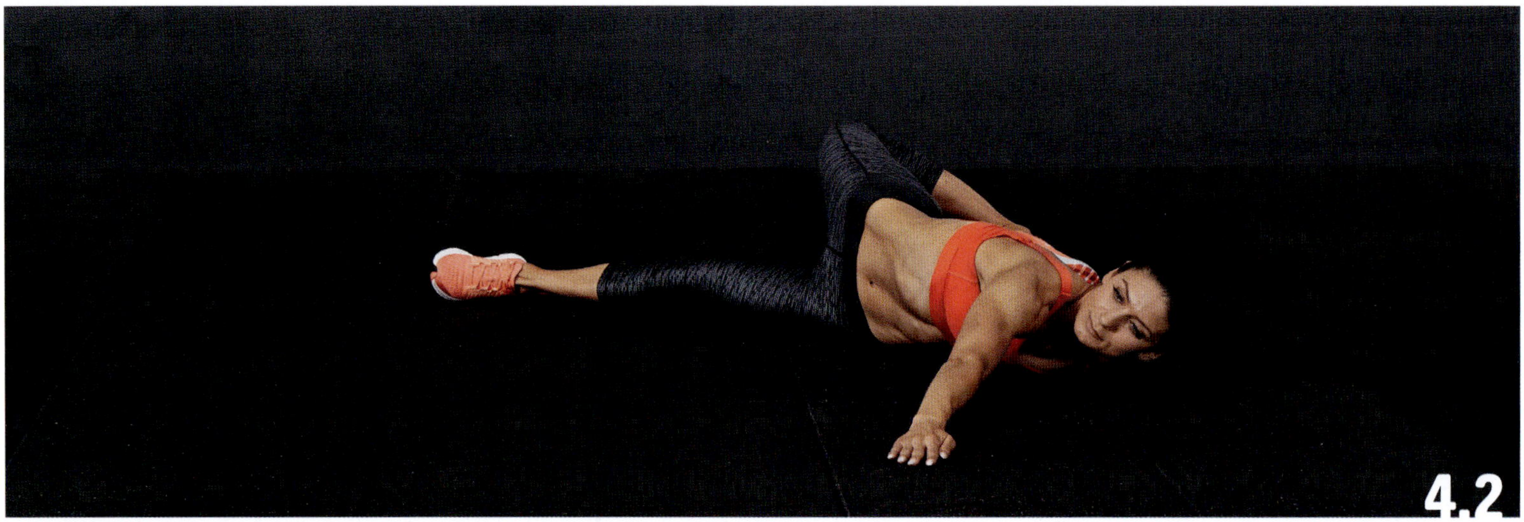
4.2

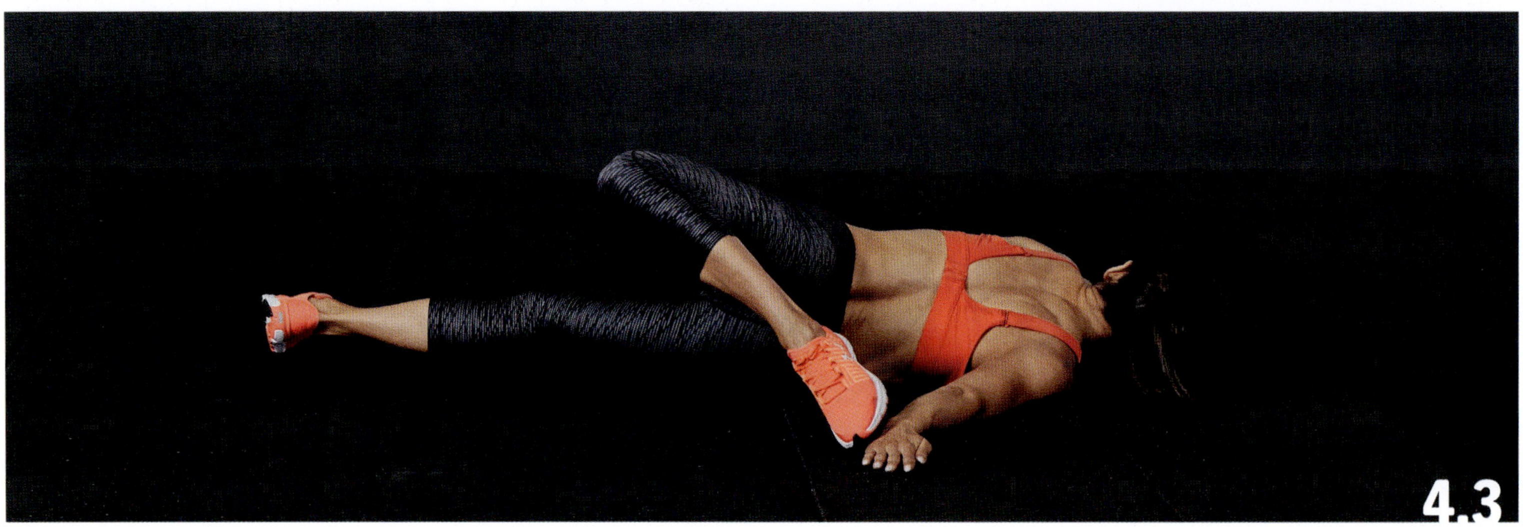
4.3

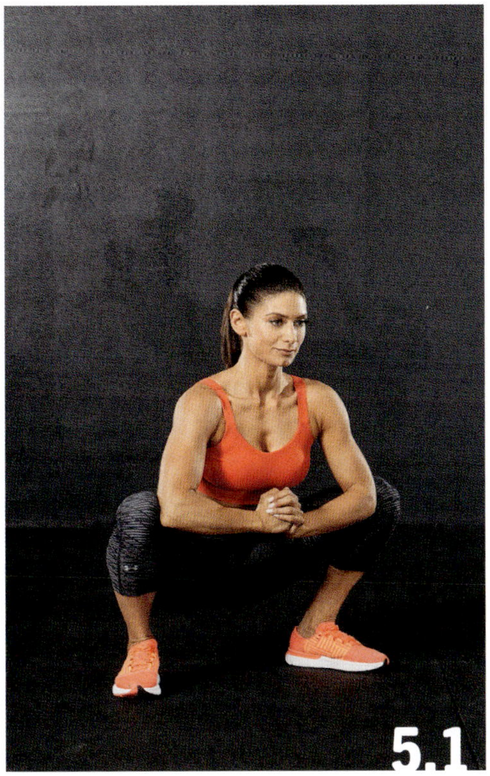
5.1

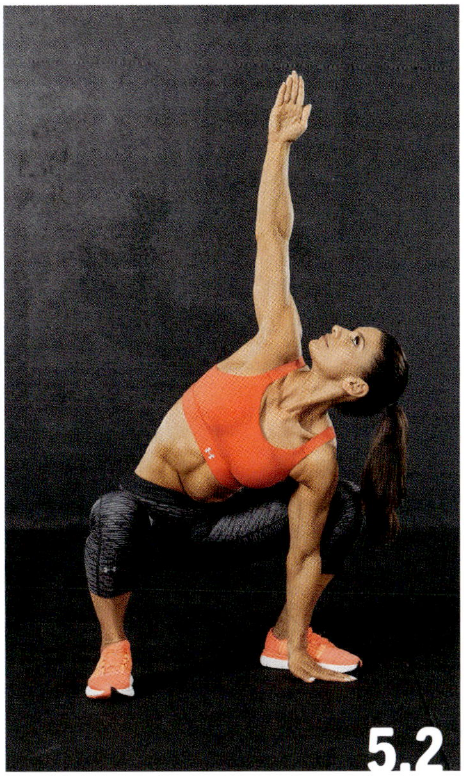
5.2

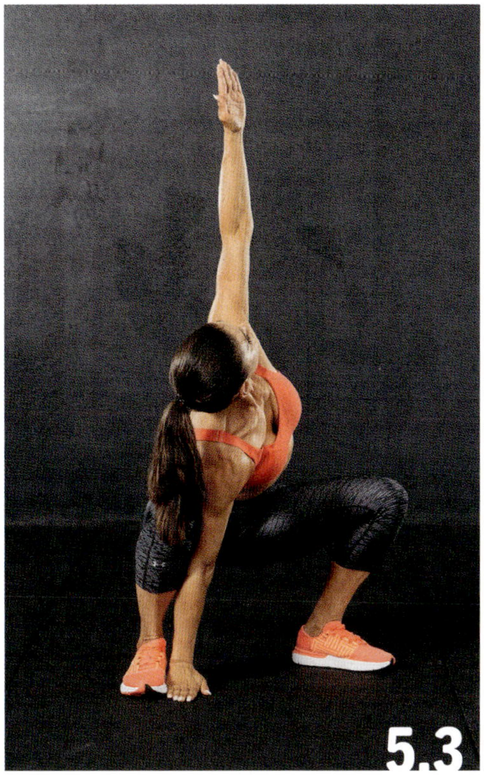
5.3

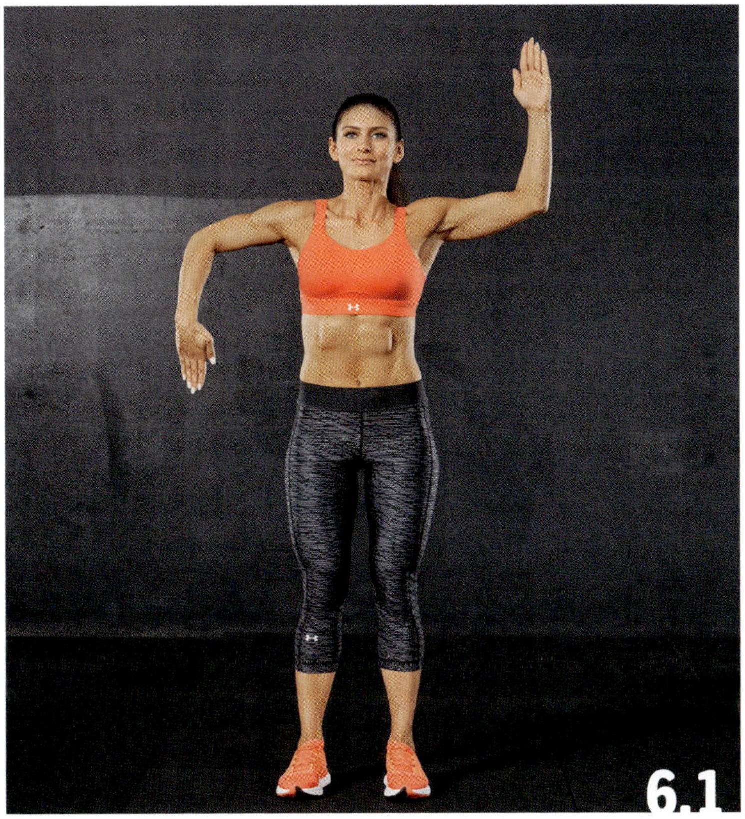
6.1

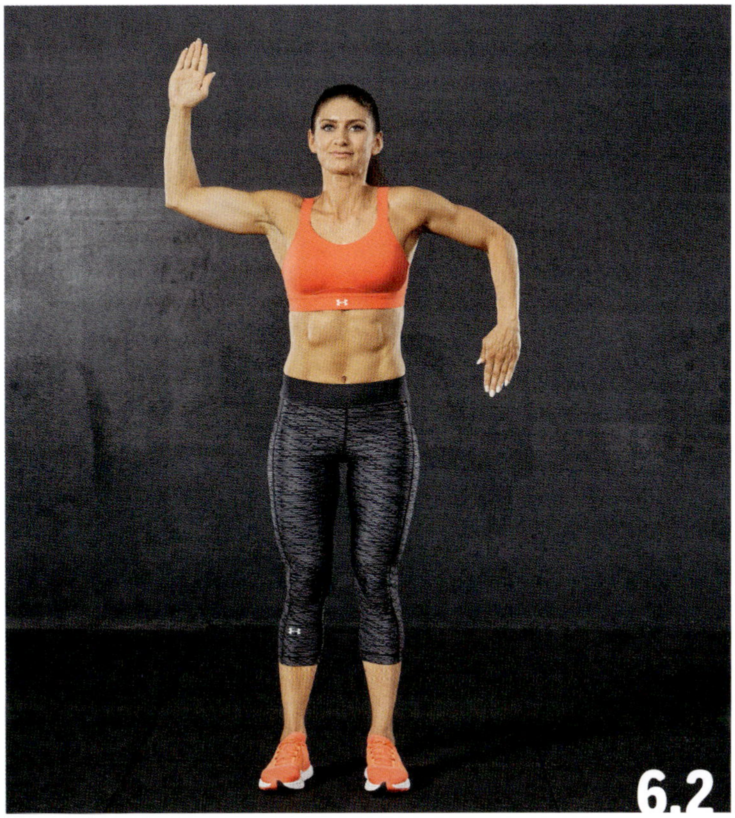
6.2

REIN INS WORK-OUT

Für die kommende Trainingseinheit gilt:

Jede Übung besteht aus 4 Sätzen mit je 45 Sekunden Belastungszeit. Die Übungen werden jeweils im Supersatz ausgeführt, bedeutet: Übung 1.a mit 45 Sekunden, 10 Sekunden Pause, Übung 1.b mit 45 Sekunden. Wichtig: Bei einseitigen Übungen absolvierst du pro Seite 45 Sekunden. Anschließend machst du eine 45-sekündige Satzpause, ehe du den nächsten der insgesamt 4 Sätze startest. Hast du alle 4 Sätze eines Supersatzes hinter dich gebracht, legst du eine 60-sekündige Übungspause ein.

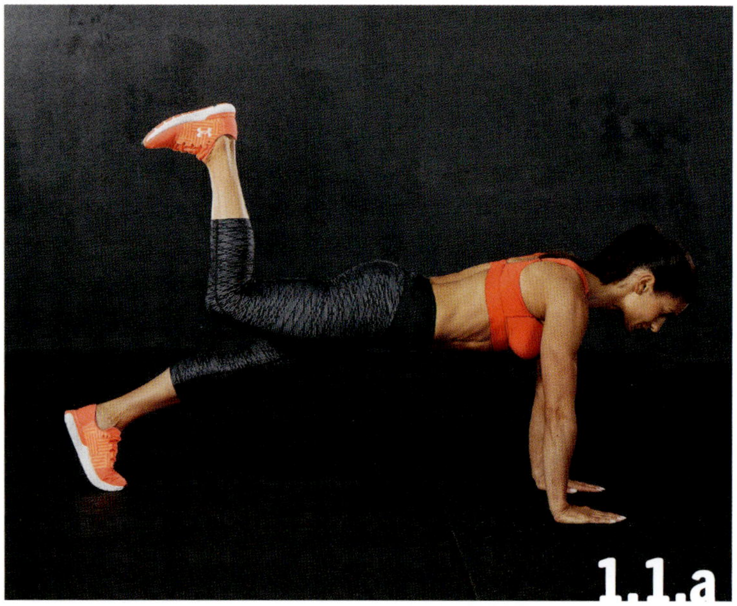

1.1.a

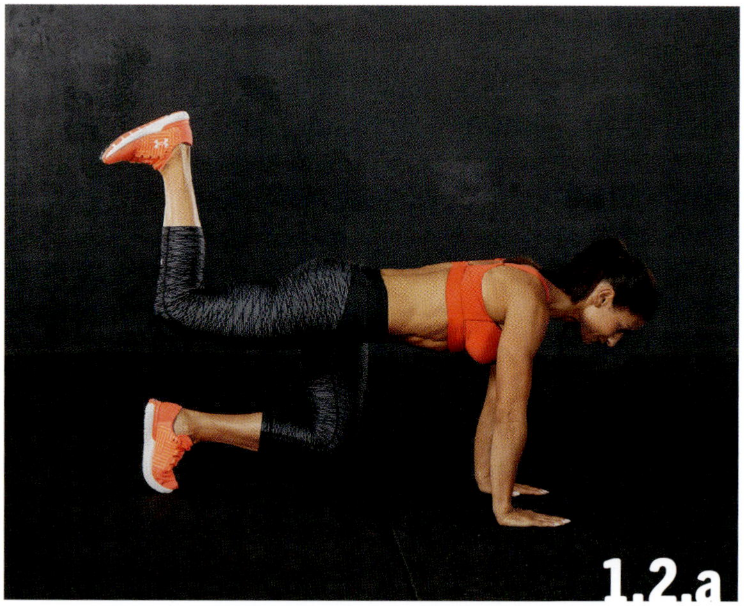

1.2.a

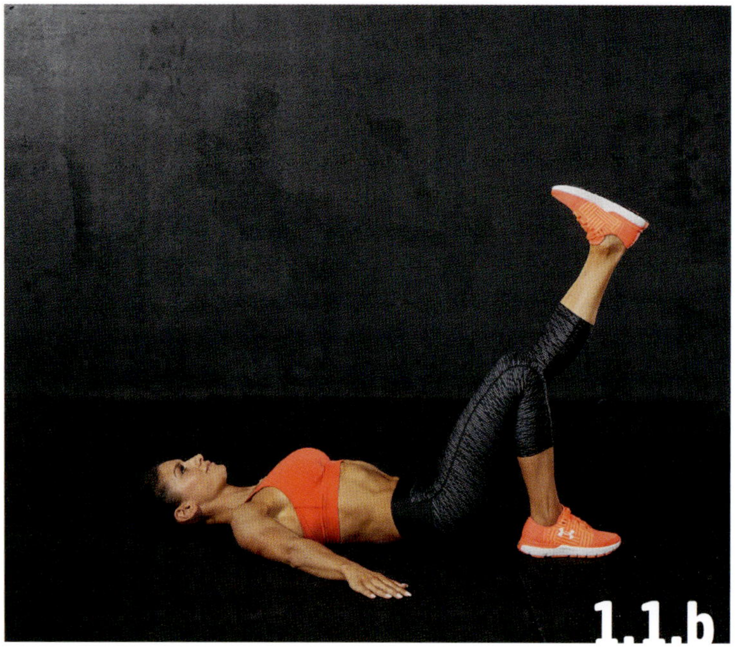

1.1.b

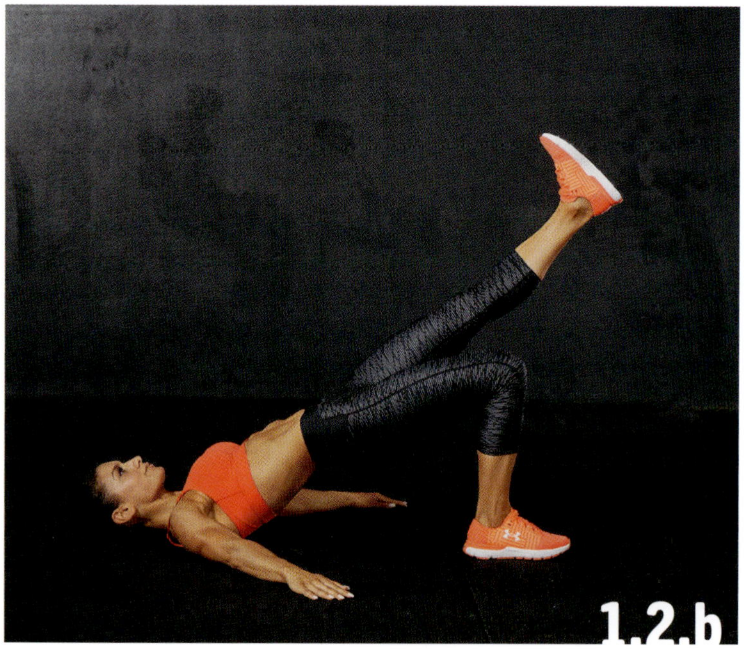

1.2.b

1.a Einbeiniger Bergsteiger (Seite 92)
1.b Einbeiniges Beckenheben (Seite 93)
2.a Sprinter-Sit-ups (Seite 100)
2.b Liegestütze mit Tritten nach vorne (Seite 99)
3.a Brücke mit Beinheben (Seite 102)
3.b Katzenbuckel (Seite 90)
4.a Umgekehrter Liegestütz (Seite 104)
4.b Oberkörperrotationen im weiten Ausfallschritt (Seite 105)
5.a Kobra (Seite 91)
5.b Kerze (Seite 106)

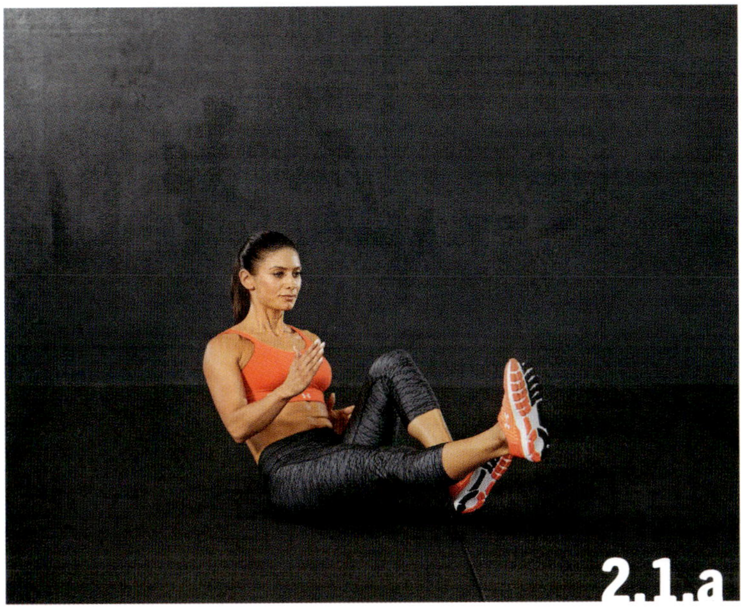
2.1.a

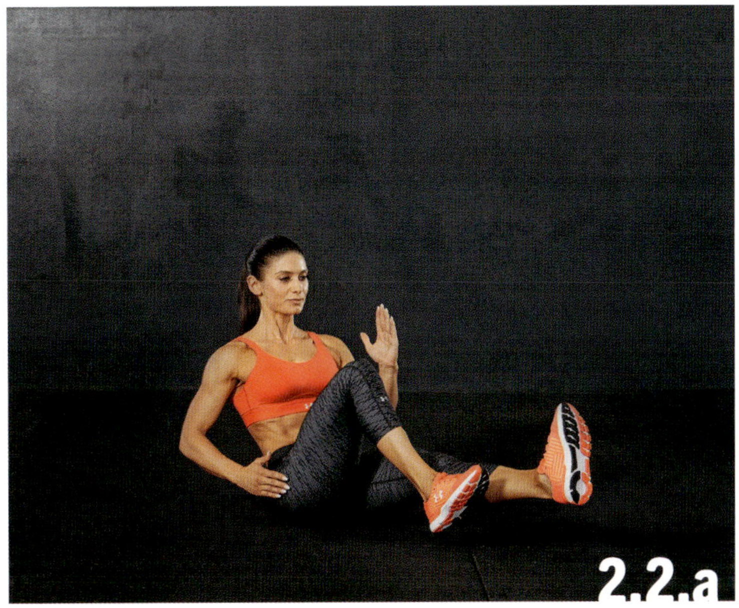
2.2.a

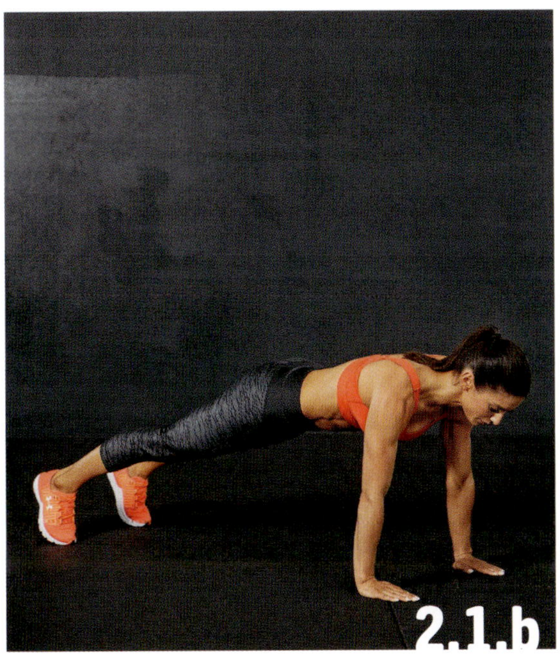
2.1.b

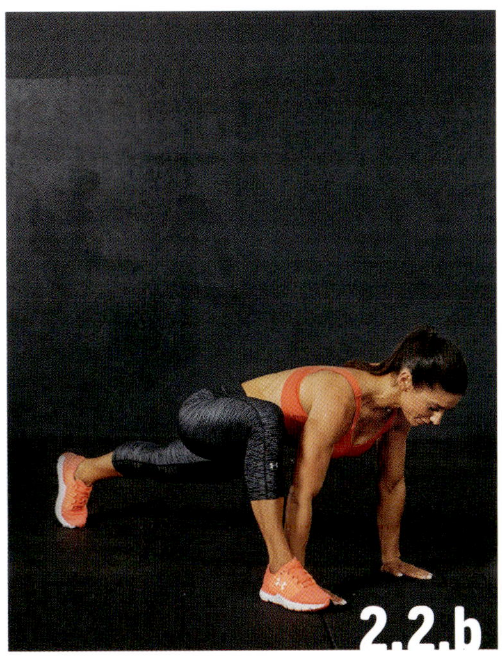
2.2.b

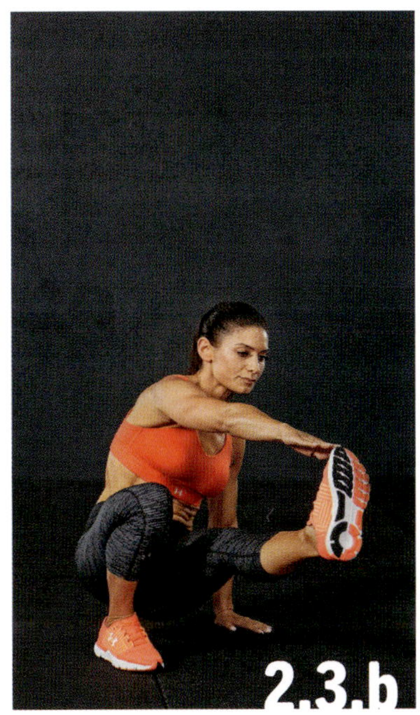
2.3.b

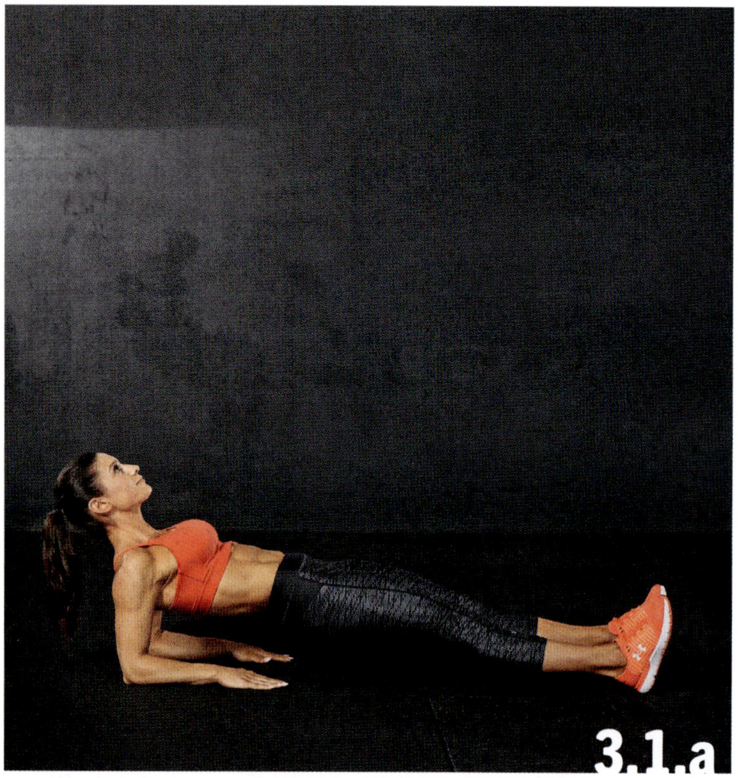
3.1.a

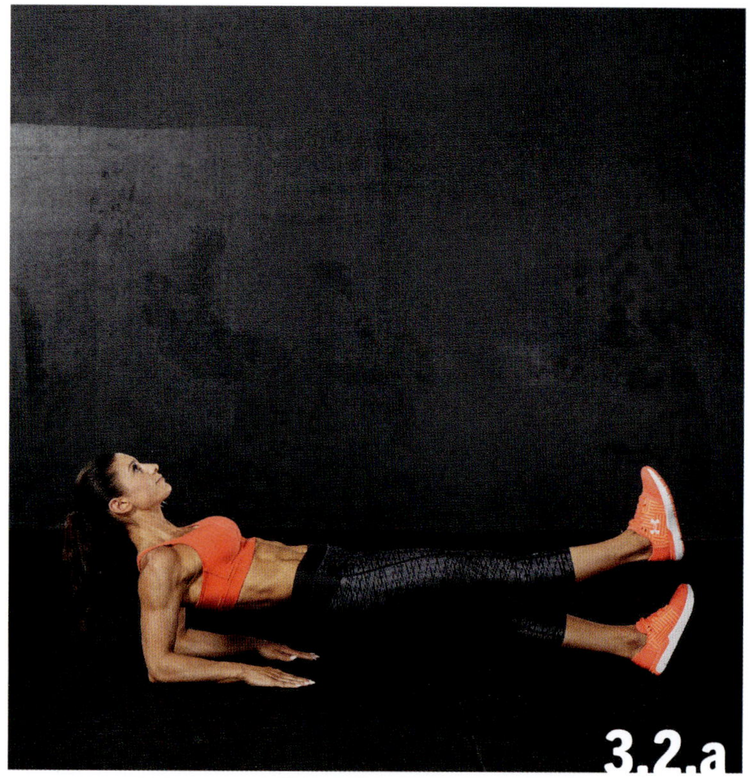
3.2.a

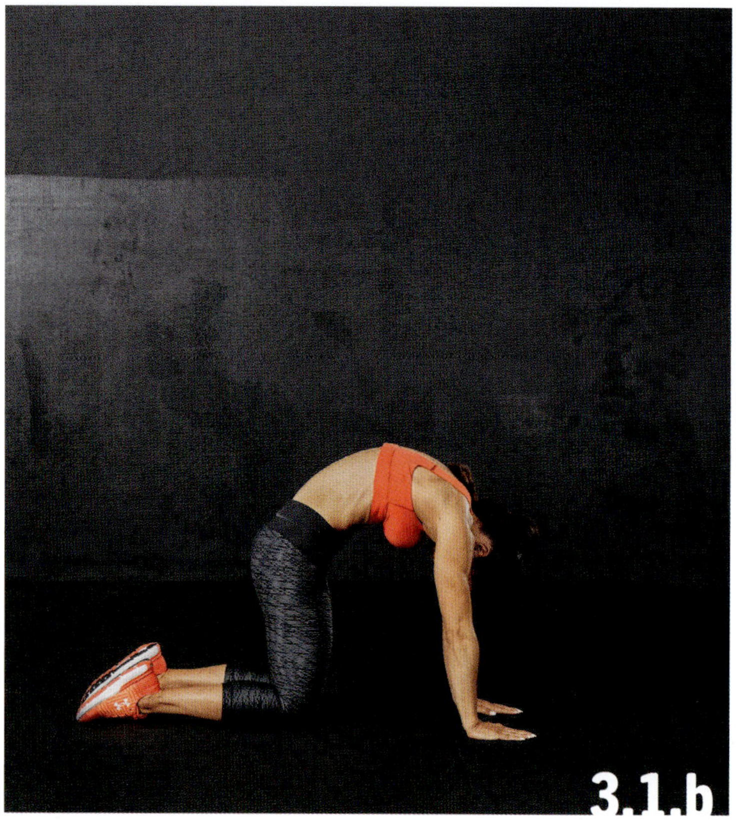
3.1.b

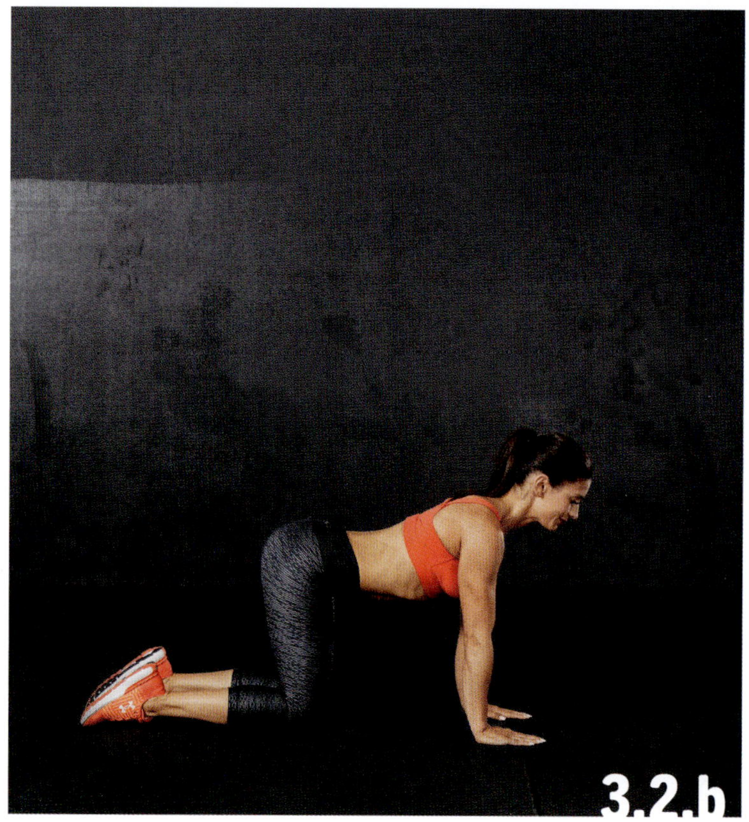
3.2.b

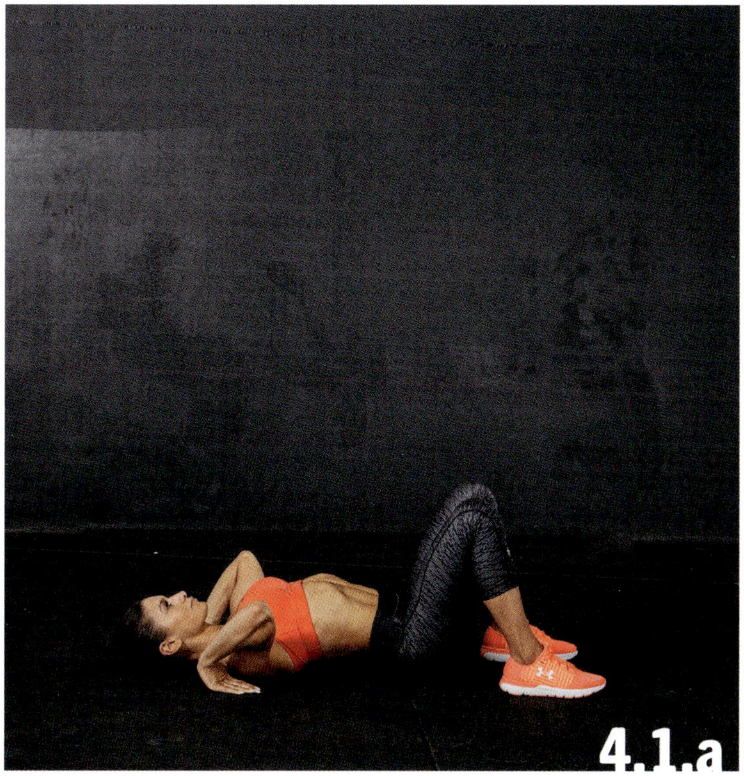

4.1.a

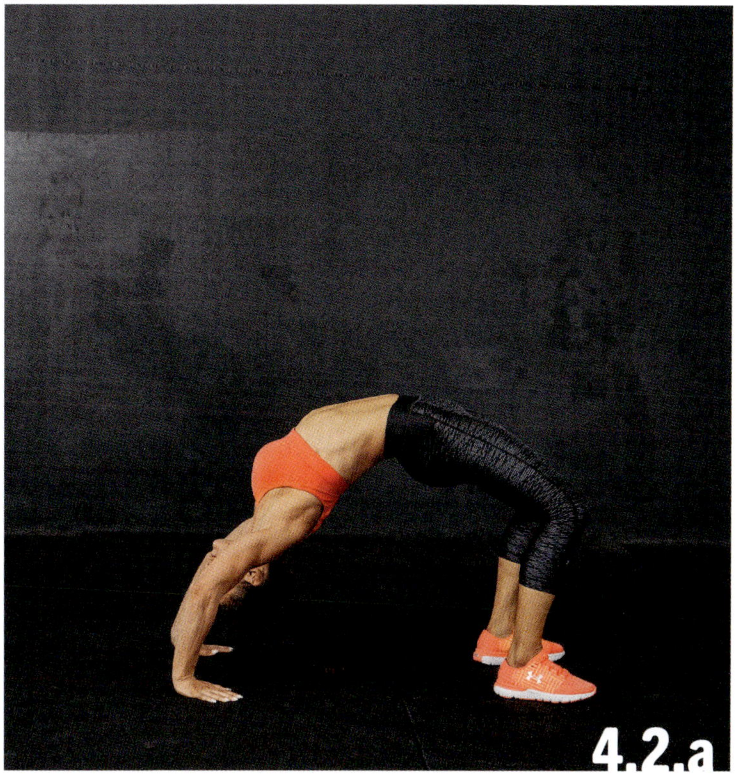

4.2.a

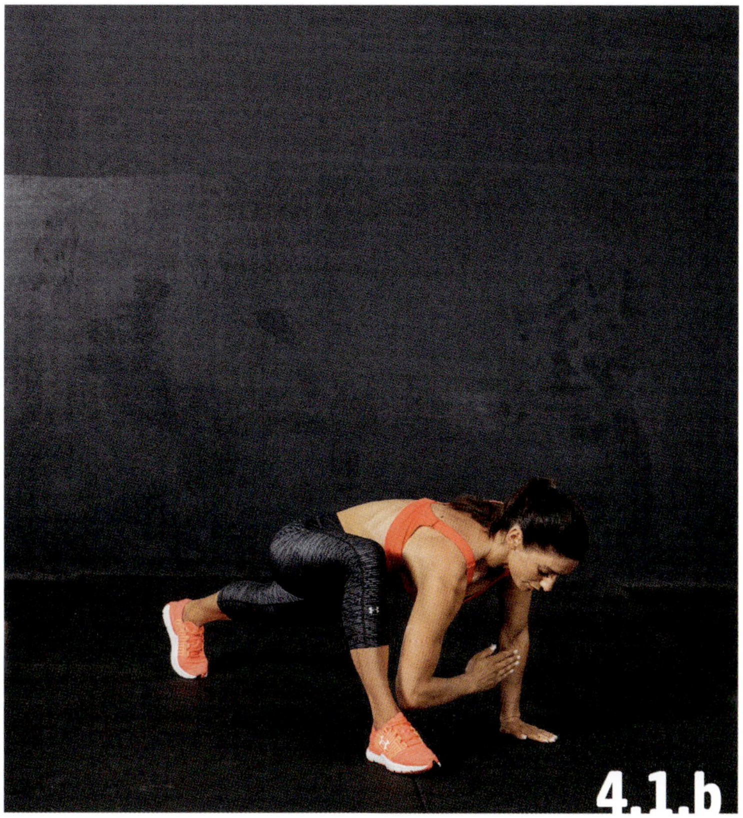

4.1.b

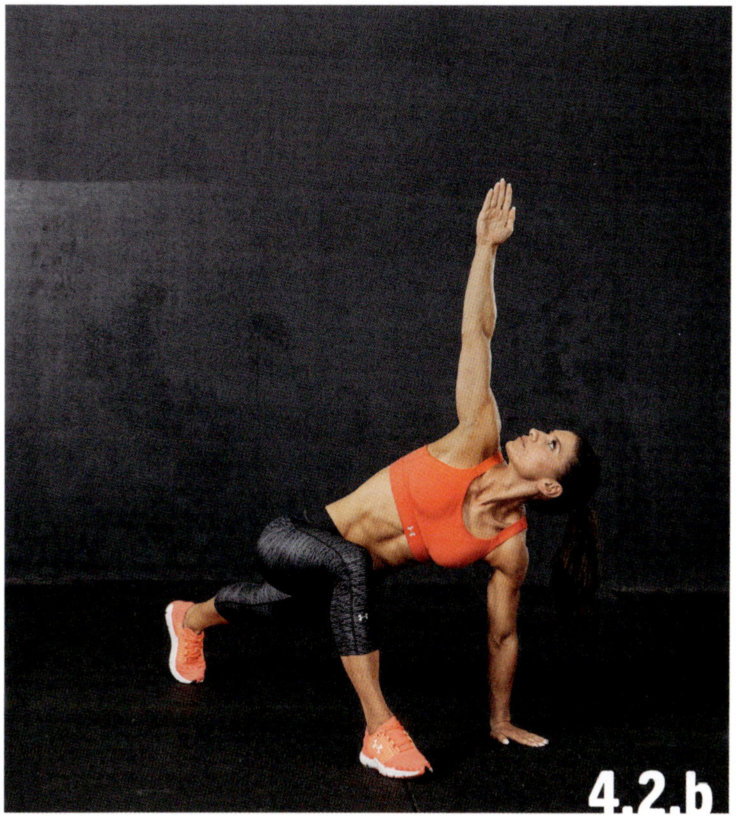

4.2.b

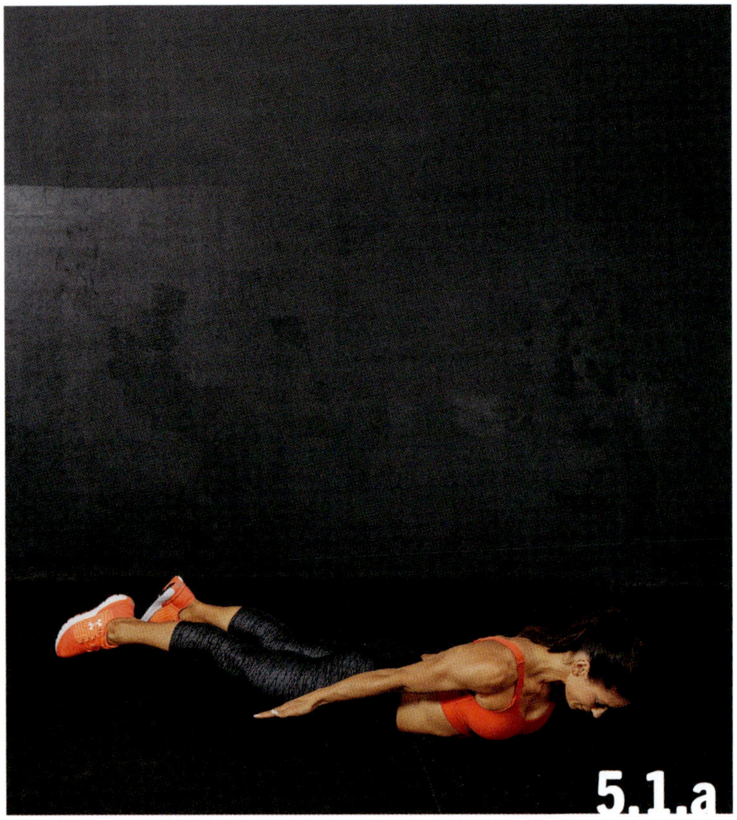

5.1.a

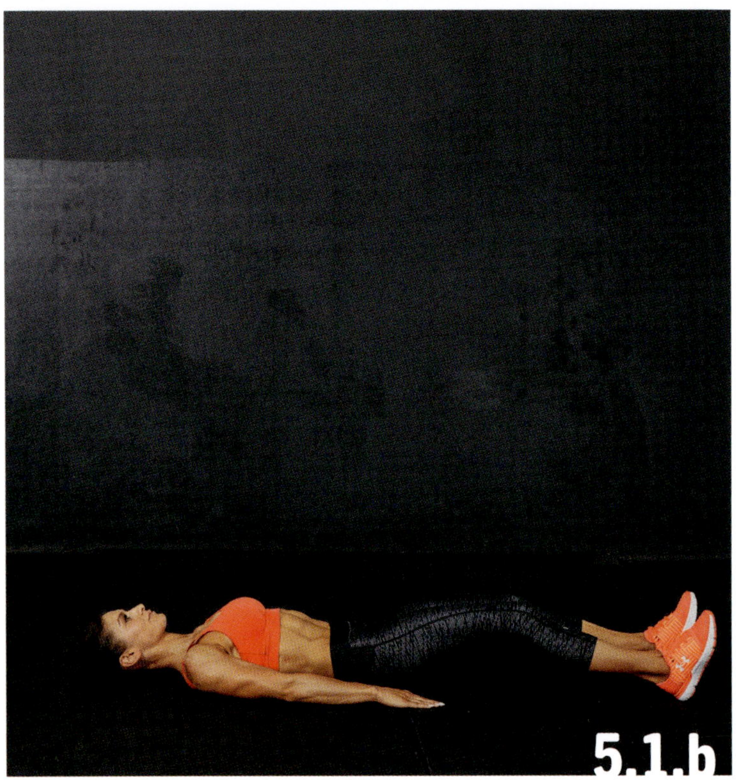

5.1.b

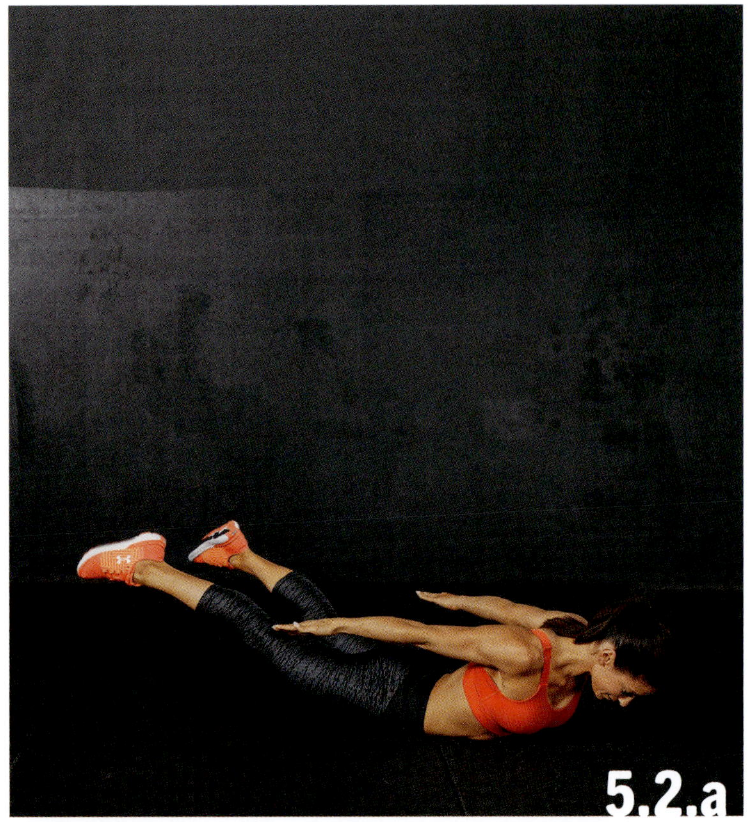

5.2.a

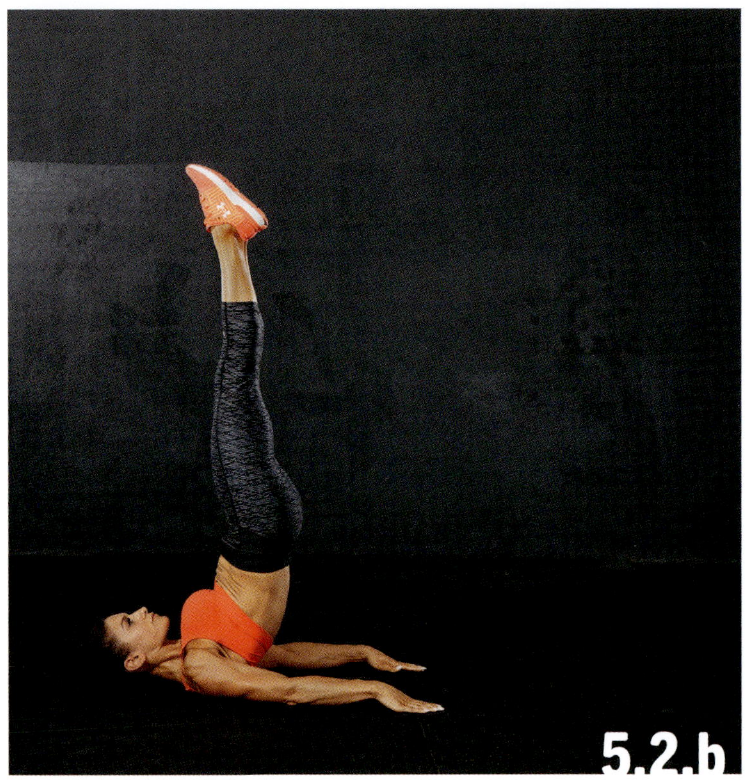

5.2.b

COOL-DOWN

Für die Ausführung der folgenden Faszienübungen gilt:

Jede Übung für 30 Sekunden ausführen (bei den wechselseitigen Übungen je 30 Sekunden pro Seite)

1. Massage der oberen Rückenmuskulatur (Seite 120)
2. Massage der unteren Rückenmuskulatur (Seite 121)
3. Massage der Gesäßmuskulatur (Seite 122)
4. Massage der hinteren Oberschenkelmuskulatur (Seite 123)
5. Massage der äußeren Oberschenkelmuskulatur (Seite 124)
6. Massage der inneren Oberschenkelmuskulatur (Seite 125)
7. Massage der vorderen Oberschenkelmuskulatur (Seite 126)
8. Massage der Wadenmuskulatur (Seite 127)

DEHNEN

Nachdem du die intensive Einheit absolviert hast, steht noch ein kurzes Stretching für dich auf dem Programm. Vorgabe:
Halte jede Übung für 8 Sekunden in der Dehnung, ehe du bei einseitigen Übungen die Seite wechselst. Bei beidseitigen Übungen begibst du dich nach den 8 Sekunden direkt zum nächsten Stretch.

1. Dehnung der Adduktorenmuskulatur (Seite 110)
2. Dehnung der vorderen Oberschenkelmuskulatur (Seite 119)
3. Dehnung der hinteren Oberschenkelmuskulatur (Seite 118)
4. Dehnung der Wadenmuskulatur (Seite 117)
5. Dehnung der Gesäßmuskulatur (Seite 112)
6. Dehnung der Hüftbeugemuskulatur (Seite 113)
7. Dehnung der unteren Rückenmuskulatur (Seite 115)
8. Dehnung der Nackenmuskulatur (Seite 114)
9. Dehnung der Brust- und Schultermuskulatur (Seite 111)
10. Dehnung der Trizepsmuskulatur (Seite 116)

TRAININGSPLAN C: FUNKTIONELLES KRAFTTRAINING AUF HOHER INTENSITÄT

Trainingsansatz

Das funktionelle Krafttraining mit hoher Intensität ist ein spezielles und sehr forderndes Zirkeltraining mit dem eigenen Körpergewicht und Hanteln. Es pusht den Körper zur maximalen Leistung. Je härter dabei die Muskeln arbeiten, umso mehr Sauerstoff wird benötigt. Ein Trainingsziel ist daher unter anderem, die maximal mögliche Sauerstoffaufnahme zu erhöhen. Je mehr Sauerstoff der Körper im Training pro Minute verwerten kann, umso besser, das heißt, umso höher ist die Leistungsfähigkeit des Menschen. Wenn man nun immer nahe seiner maximal möglichen Sauerstoffaufnahme trainiert (also immer bis kurz vor der Erschöpfung), dann führt dies dazu, dass noch bis 48 Stunden nach dem Training – also auch in völliger Ruhe – reichlich Fett verbrannt wird. Man spricht dann vom sogenannten Nachbrenneffekt. Das explosive Training bringt Spaß und powert unendlich aus.

Diese Art von Training ist sehr anspruchsvoll für den Körper, dabei erhöhen sich außerdem verschiedene Hormonspiegel, darunter auch Wachstumshormone, die ja besonders praktisch sind, wenn man Fettverbrennung oder verstärkten Muskelaufbau im Visier hat.

Trainingsvorgaben

1. Zuerst stehen vier Aufwärmübungen auf dem Programm.
2. Anschließend warten fünf Mobilisationsübungen – je 20 Wiederholungen.
3. Im Haupttraining gibt es 10 Runden, fünf Übungen, Wiederholungen von 10 runter bis 1, jede Runde wird pro Übung auf 1 Wiederholung reduziert.
4. Es gibt keine Pausen, denn du versuchst, das Training so schnell du kannst zu absolvieren und stoppst deine Zeit.
5. Nach dem Workout führst du acht Faszienübungen aus – je 30 Sekunden halten.
6. Zum Abschluss dehnst du deine Muskulatur: zehn Übungen und jeden Stretch je 8 Sekunden halten.

Trainingsauswirkungen

- Hoher Kalorienvebrauch durch hohe Intensität
- Verbesserung des Herz-Kreislauf-Systems
- Optimierung der Muskelausdauer

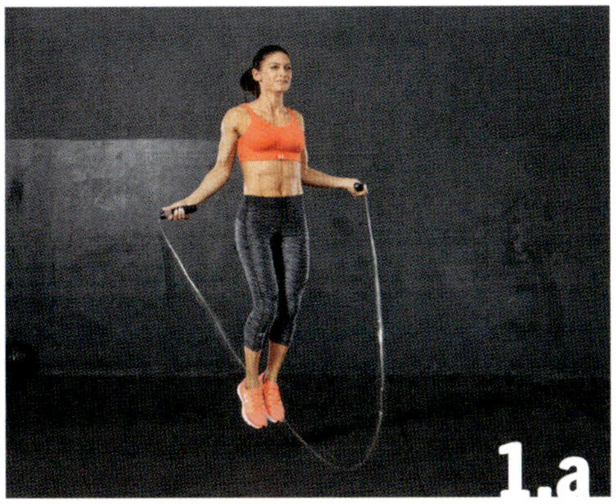
1.a

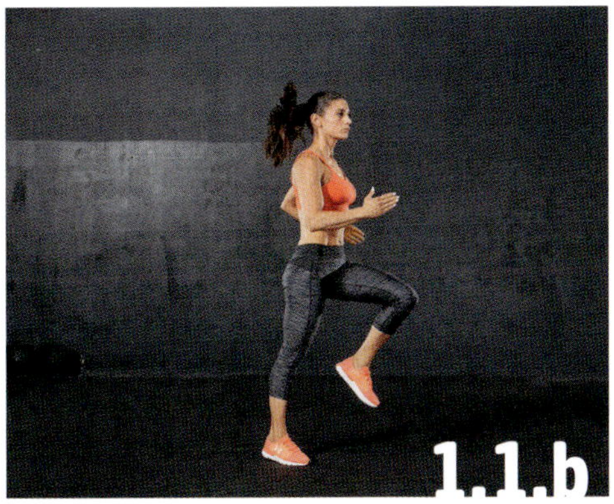
1.1.b

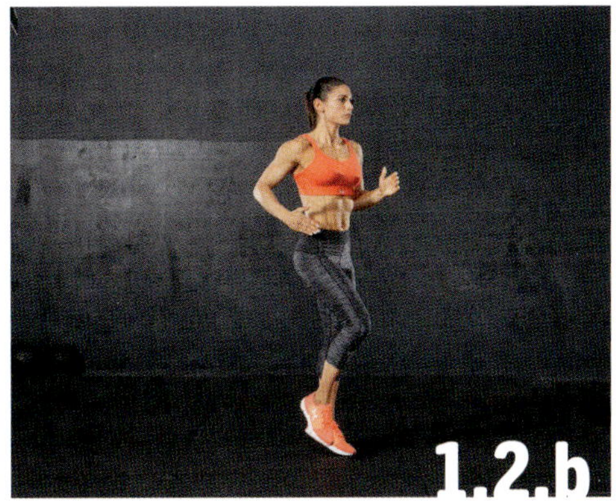
1.2.b

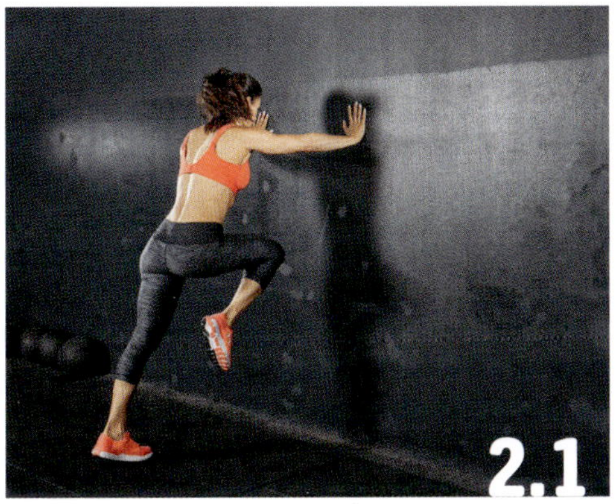
2.1

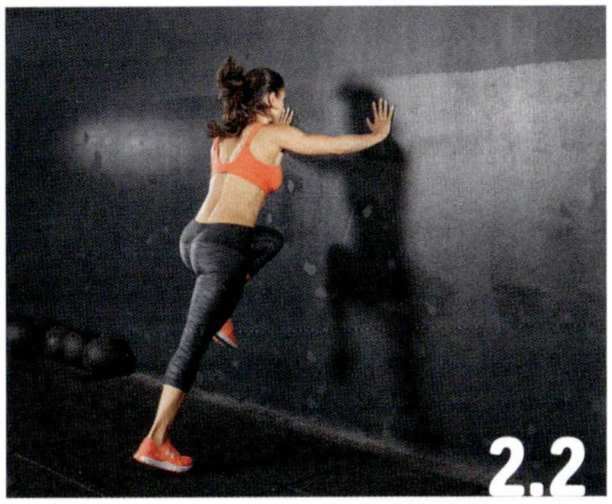
2.2

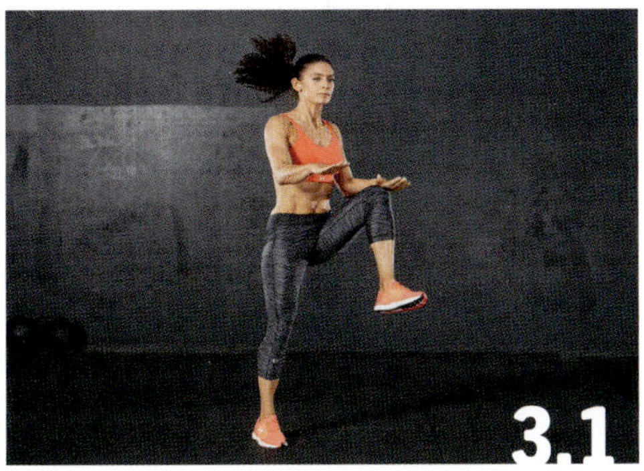
3.1

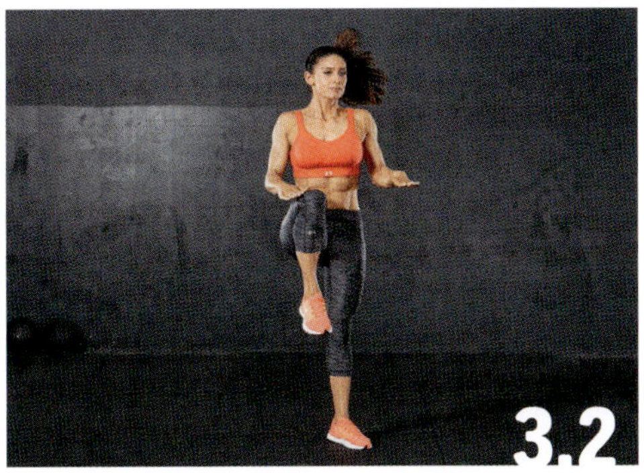
3.2

AUFWÄRMEN

1. 10 Minuten Seilspringen (1.a, Seite 64) oder 10 Minuten locker einlaufen (1.b, Seite 61)
2. Laufen an der Wand, 1 Minute (Seite 62)
3. Kniehebelauf, 1 Minute (Seite 63)
4. Hohe Tritte, 1 Minute (Seite 65)

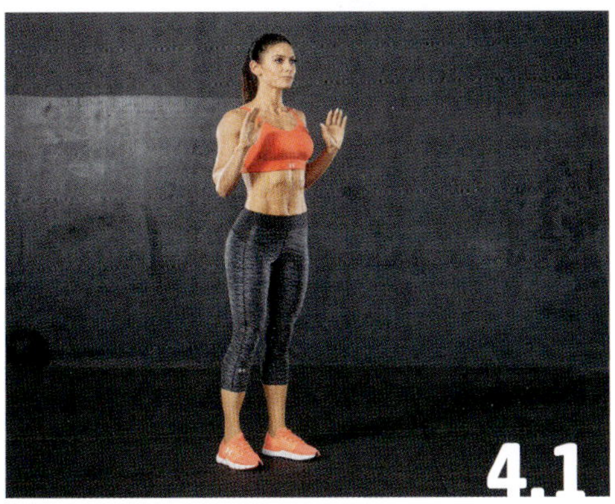
4.1

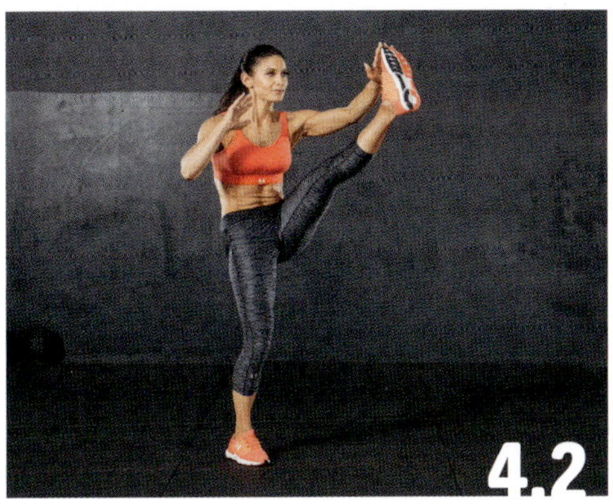
4.2

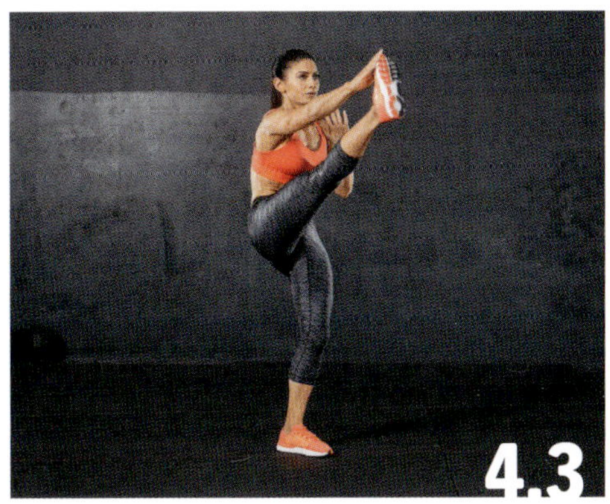
4.3

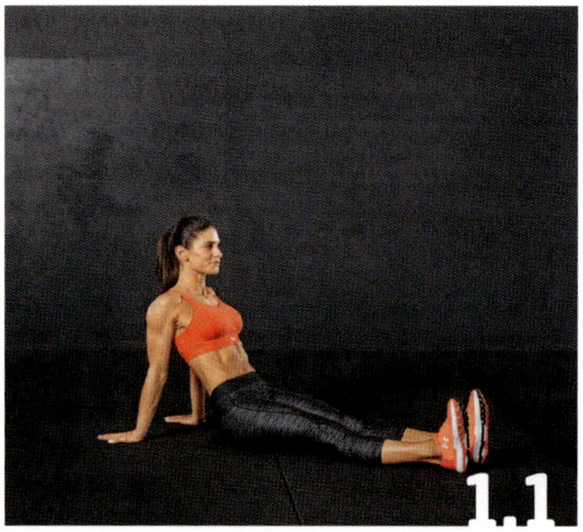

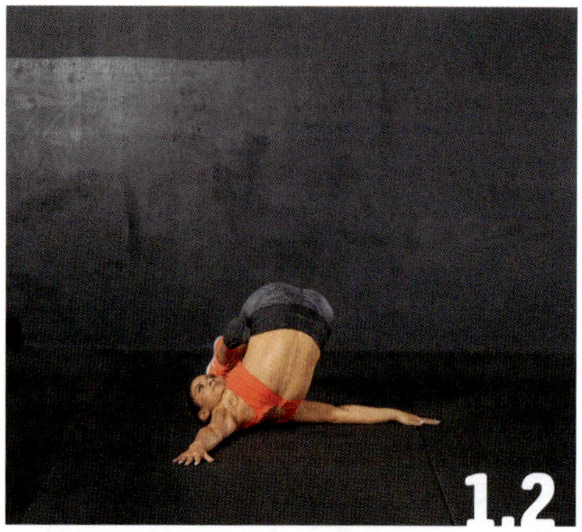

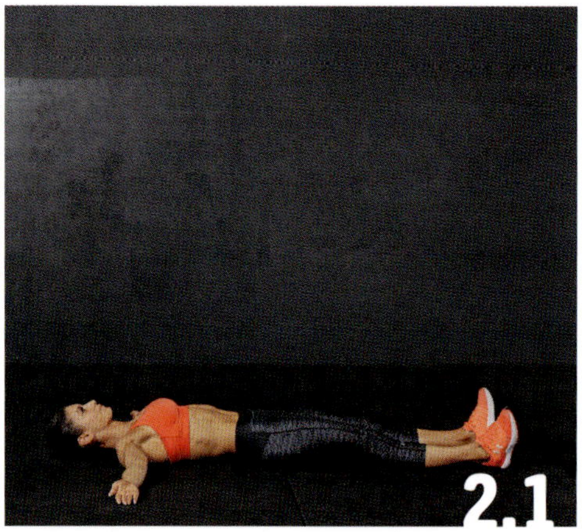

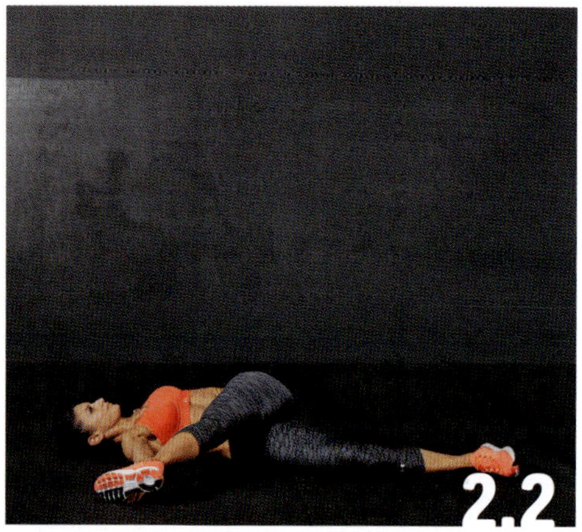

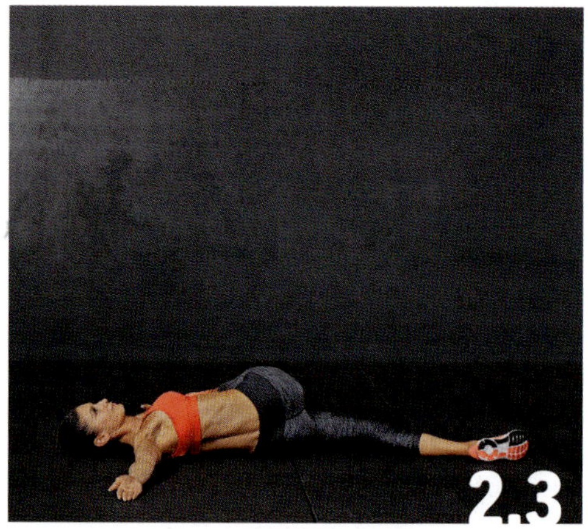

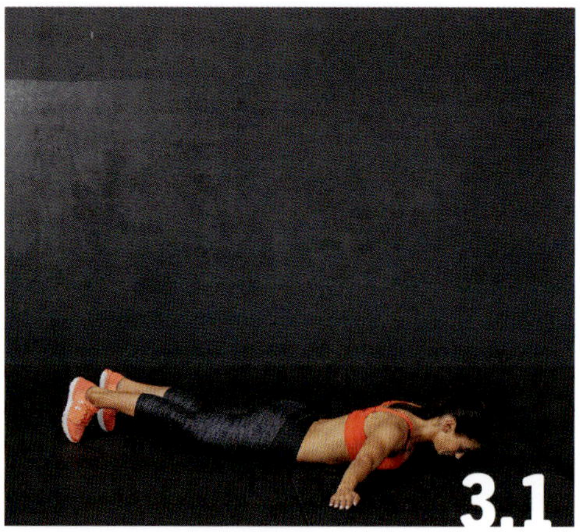

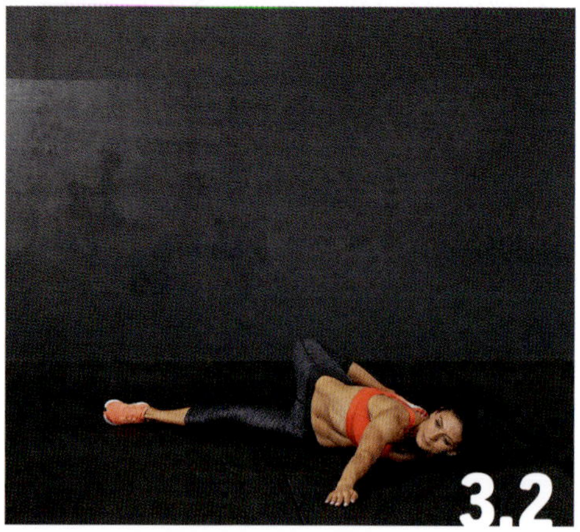

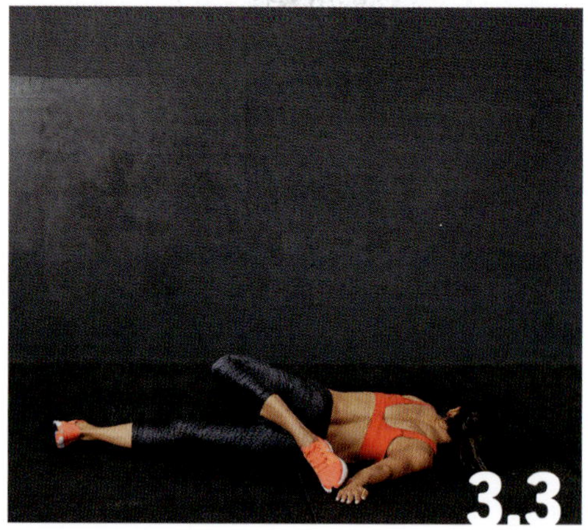

MOBILISATION

Für jede Übung gilt:

20 Wiederholungen ausführen (bei den wechselseitigen Übungen je 10 Wiederholungen pro Seite), ehe die nächste Übung ansteht

1. Rückwärtiger Diagonal-Strech (Seite 75)
2. Beinschwingen in Rückenlage (Seite 74)
3. Skorpion in Bauchlage (Seite 73)
4. Sumo-Kniebeugen mit Oberkörperrotation (Seite 72)
5. Schulter-L-Rotationen (Seite 71)

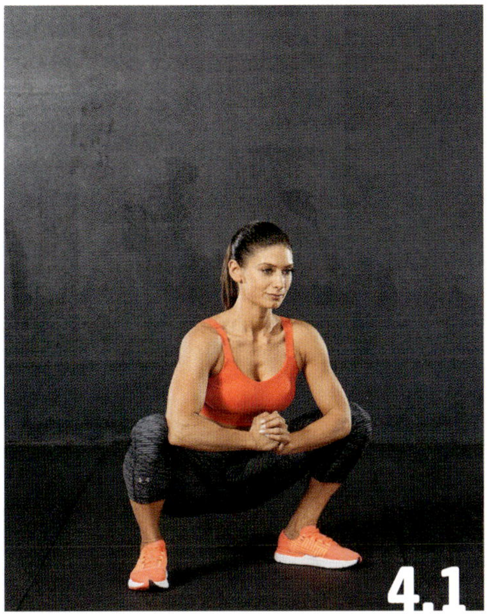
4.1

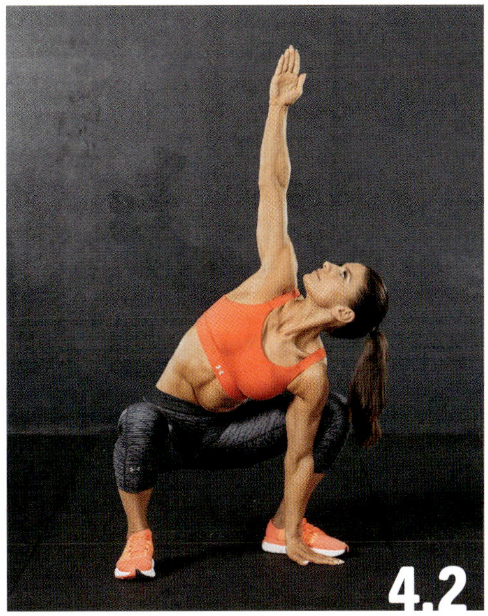
4.2

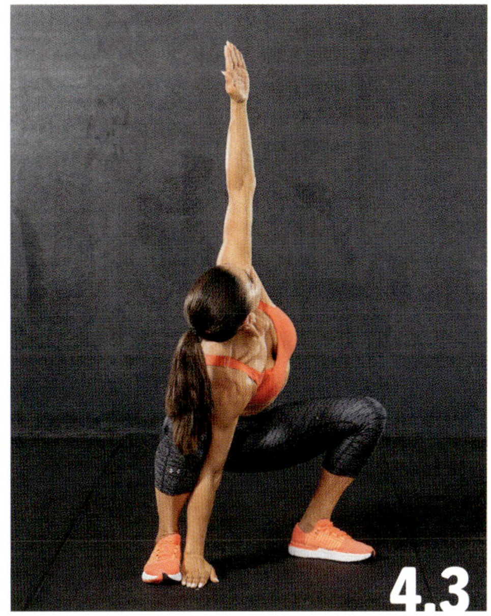
4.3

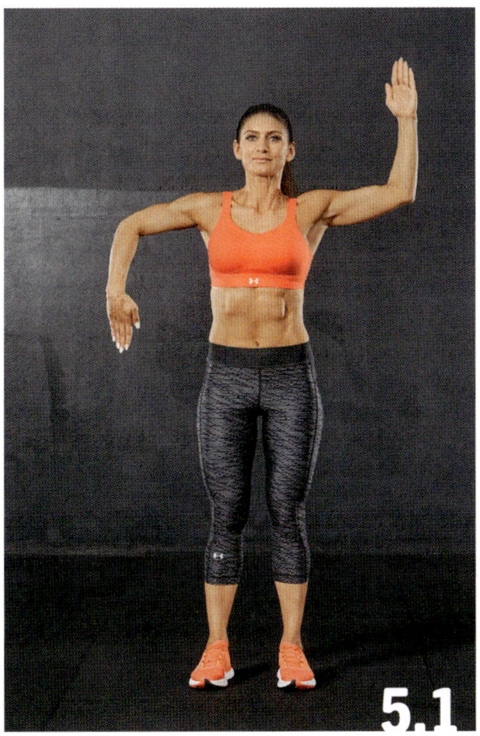
5.1

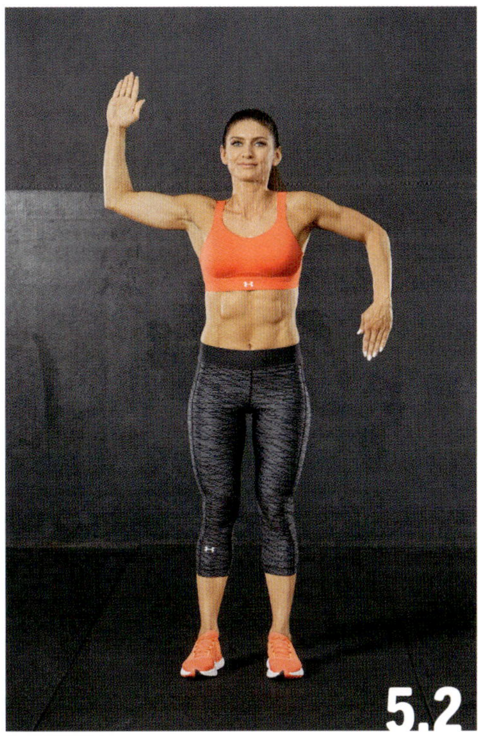
5.2

REIN INS WORK-OUT

Für die kommende Trainingseinheit gilt das 10-bis-1-Prinzip:

In der ersten Runde absolvierst du alle Übungen mit je 10 Wiederholungen und komplett ohne Pausen. Nachdem du die fünfte und letzte Übung dieses Zirkels hinter dich gebracht hast, startest du direkt wieder bei Übung Nummer 1. Der Ablauf bleibt gleich, lediglich die Wiederholungszahl wird auf 9 reduziert. Pyramidenförmig geht die Anzahl der Wiederholungen von Runde zu Runde nach unten, sodass du in der zehnten Runde lediglich noch 1 Wiederholung pro Übung ausführst. Wähle ein moderates Gewicht, am besten so, dass du den kompletten Zirkel durchhältst.
Wichtig: Stoppe die Zeit, um später einen Vergleichswert zu haben, und versuche, deinen Rekord von Einheit zu Einheit weiter nach oben zu befördern.

1. Kniebeuge-Stoß-Kombination Kurzhantel (Seite 87)
2. Burpees mit Drehung (Seite 97)
3. Gesprungene Kniebeugen Kurzhantel (Seite 89)
4. Explosive Liegestütze (Seite 99)
5. Explosive Sprünge aus der Hocke (Seite 98)

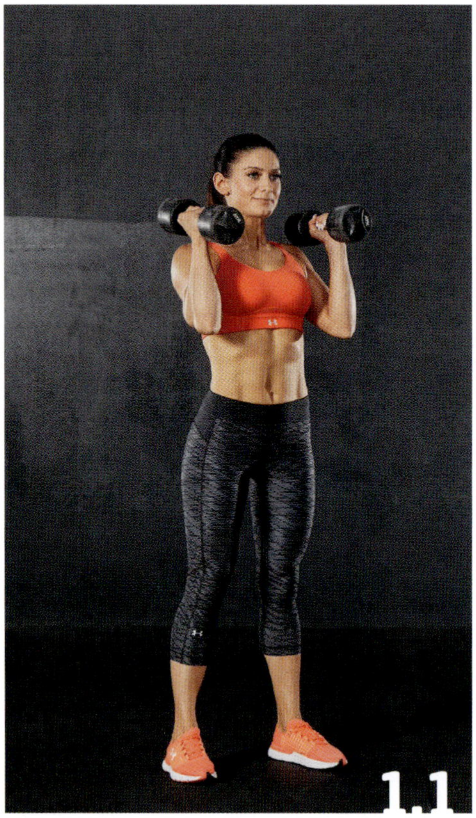
1.1

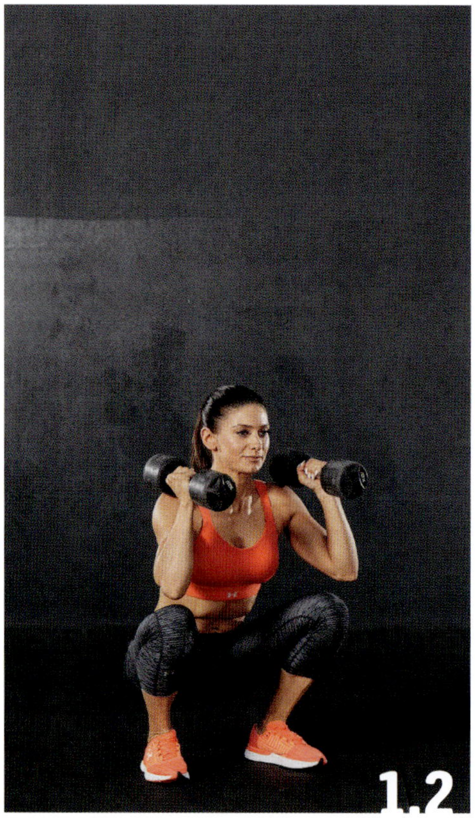
1.2

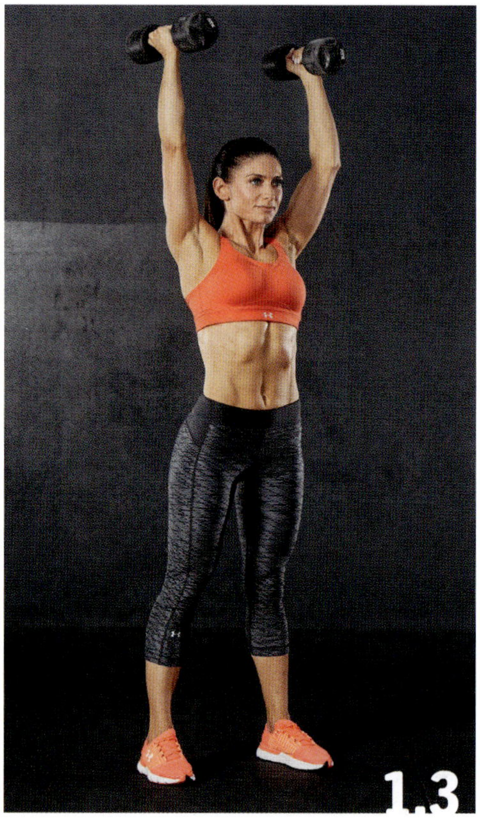
1.3

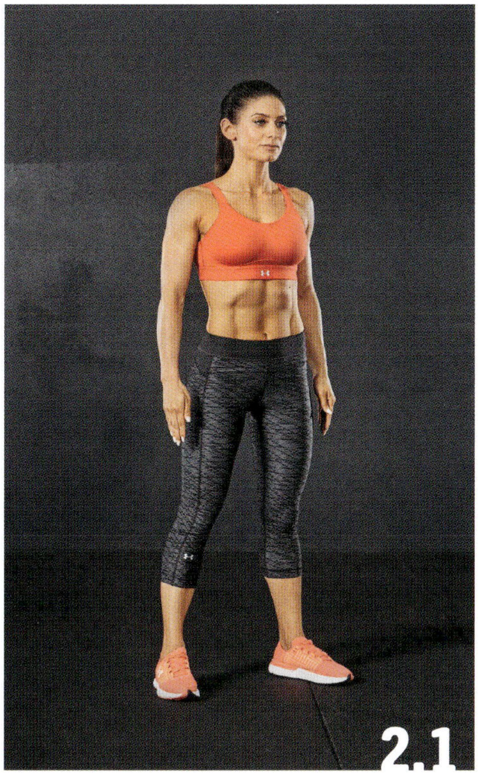
2.1

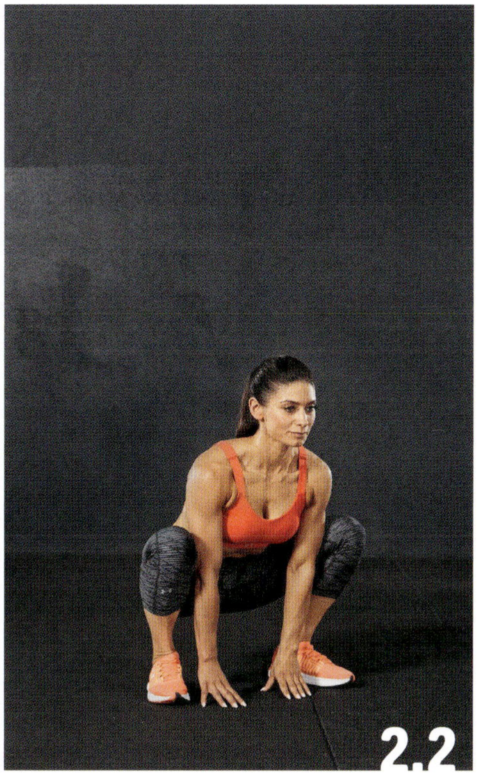
2.2

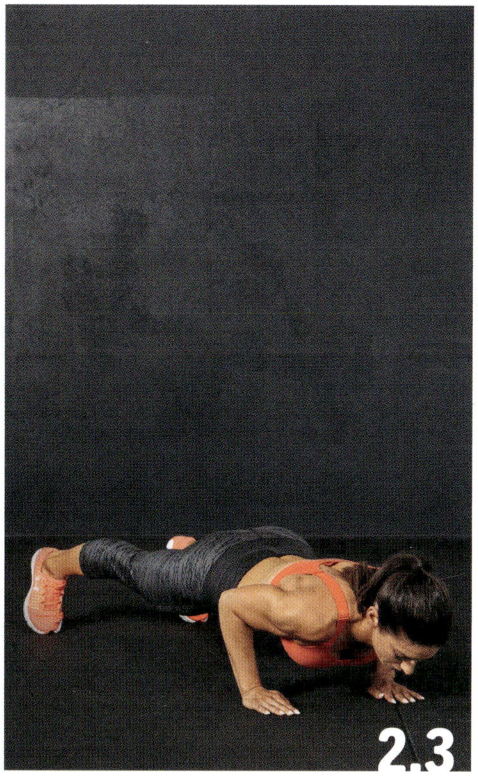
2.3

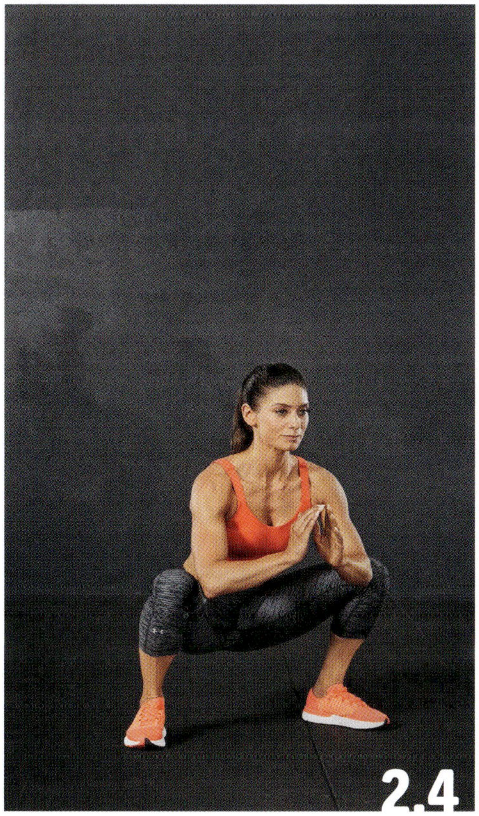
2.4

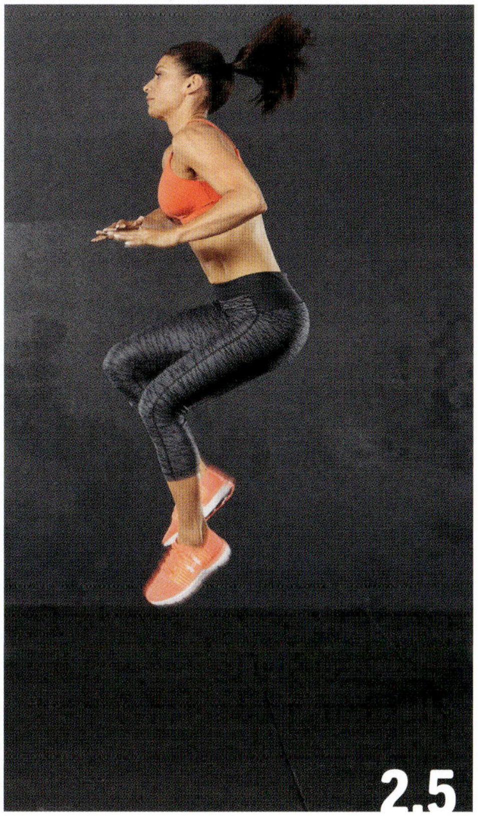
2.5

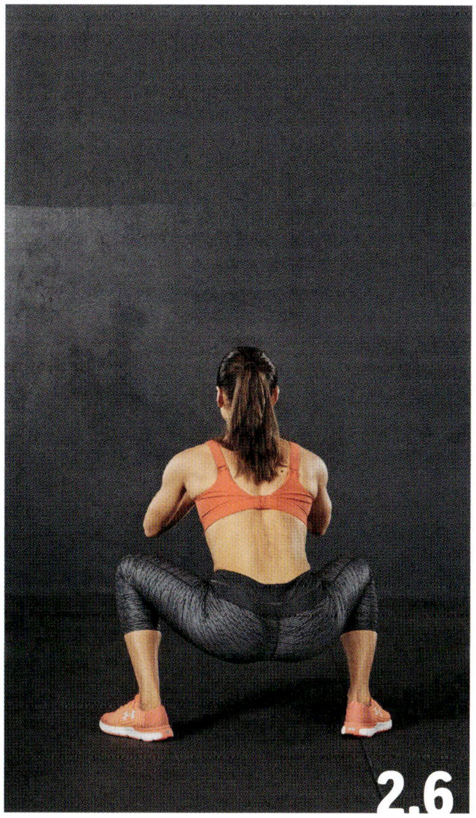
2.6

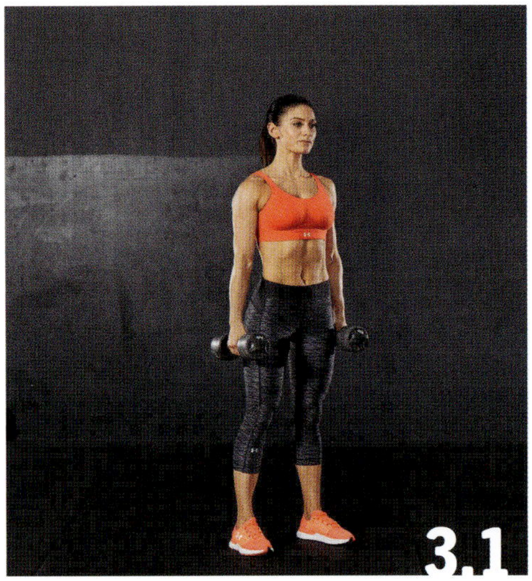

3.1

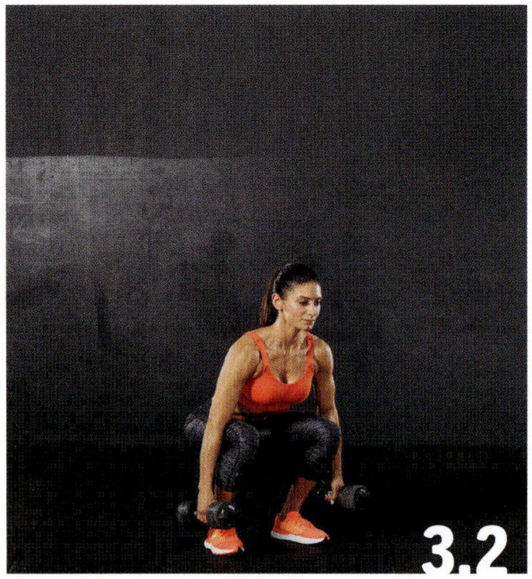

3.2

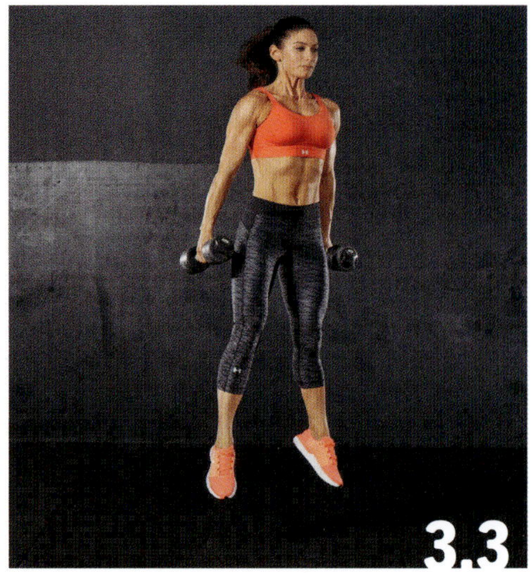

3.3

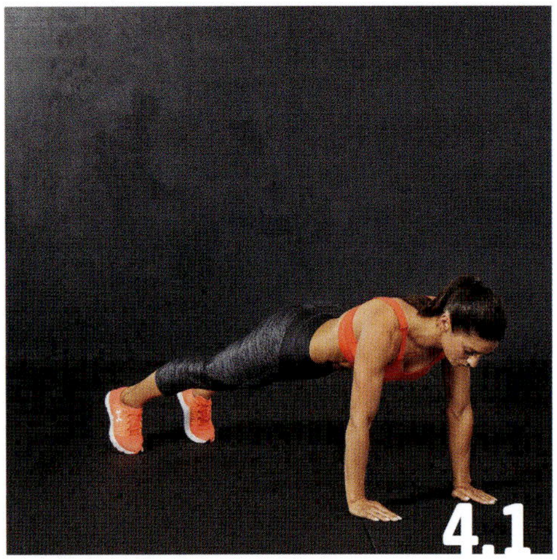

4.1

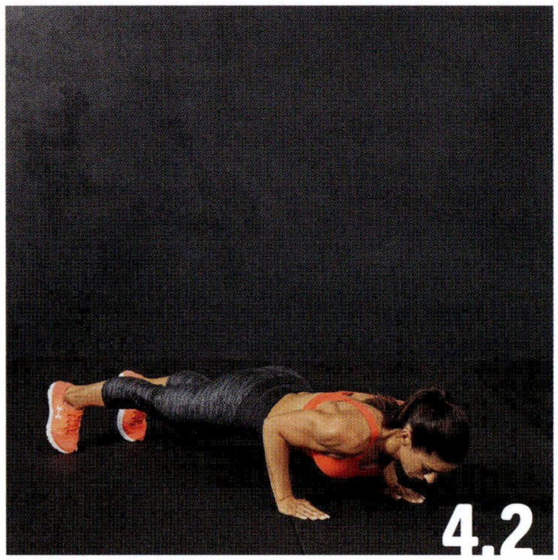

4.2

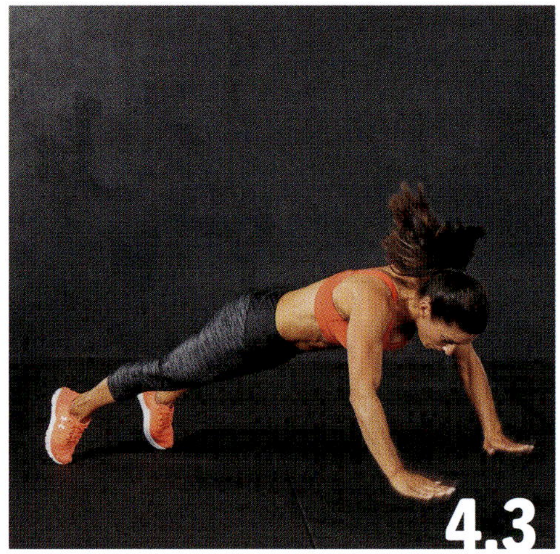

4.3

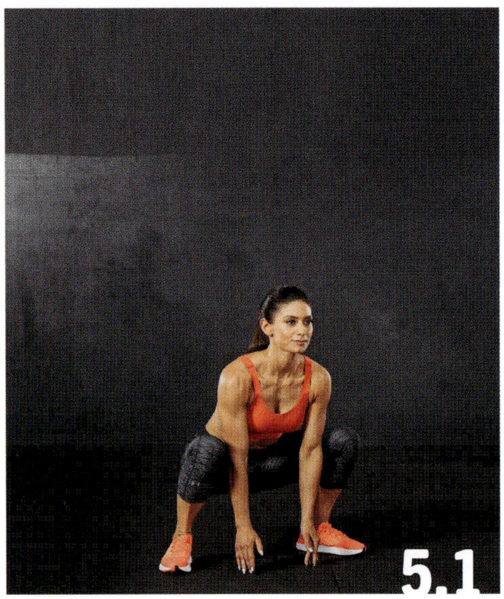

5.1

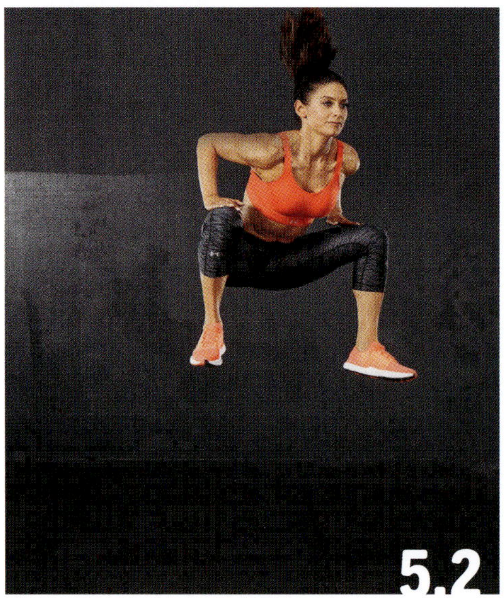

5.2

COOL-DOWN

Für die Ausführung der folgenden Faszienübungen gilt:

Jede Übung für 30 Sekunden ausführen (bei den wechselseitigen Übungen je 30 Sekunden pro Seite)

1. Massage der oberen Rückenmuskulatur (Seite 120)
2. Massage der unteren Rückenmuskulatur (Seite 121)
3. Massage der Gesäßmuskultur (Seite 122)
4. Massage der hinteren Oberschenkelmuskulatur (Seite 123)
5. Massage der äußeren Oberschenkelmuskulatur (Seite 124)
6. Massage der inneren Oberschenkelmuskulatur (Seite 125)
7. Massage der vorderen Oberschenkelmuskulatur (Seite 126)
8. Massage der Wadenmuskulatur (Seite 127)

DEHNEN

Nachdem du die intensive Einheit absolviert hast, steht noch ein kurzes Stretching für dich auf dem Programm. Halte jede Übung für 8 Sekunden in der Dehnung, ehe du bei einseitigen Übungen die Seite wechselst. Bei beidseitigen Übungen begibst du dich nach den 8 Sekunden direkt zum nächsten Stretch.

1. Dehnung der Adduktorenmuskulatur (Seite 110)
2. Dehnung der vorderen Oberschenkelmuskulatur (Seite 119)
3. Dehnung der hinteren Oberschenkelmuskulatur (Seite 118)
4. Dehnung der Wadenmuskulatur (Seite 117)
5. Dehnung der Gesäßmuskulatur (Seite 112)
6. Dehnung der Hüftbeugemuskulatur (Seite 113)
7. Dehnung der unteren Rückenmuskulatur (Seite 115)
8. Dehnung der Nackenmuskulatur (Seite 114)
9. Dehnung der Brust- und Schultermuskulatur (Seite 111)
10. Dehnung der Trizepsmuskulatur (Seite 116)

TRAININGSPLAN D: EXPLOSIVKRAFT

Trainingsansatz

Die Explosiv- oder Schnellkraft bezeichnet die Fähigkeit des Körpers, in einer möglichst kurzen Zeit das optimale Kraftmaximum zu erreichen, beziehungsweise die Fähigkeit eines Muskels, Wiederstände mit größtmöglicher Kontraktionsgeschwindigkeit zu beschleunigen. Besonders im Fußball ist die Schnellkraft von enormer Bedeutung, denn Antrittsschnelligkeit, Sprungvermögen und Schusskraft werden spürbar verbessert.

Trainingsvorgaben

1. Zuerst stehen drei Aufwärmübungen auf dem Programm.
2. Anschließend warten fünf Mobilisationsübungen – je 20 Wiederholungen.
3. Die Supersätze bestehen jeweils aus zwei Übungen – insgesamt 4 Sätze pro Übung (Ausnahme: Übung 5 wird nicht mit einer weiteren Übung zu einem Supersatz kombiniert).
4. Zwischen den beiden Übungen eines Supersatzes hast du nur 10 Sekunden Pause.
5. Der Wiederholungsbereich liegt bei 3 Ausführungen pro Übung.
6. Die Pausenzeit zwischen den Supersätzen sollte nicht länger als 90 Sekunden dauern.
7. Das Gewicht sollte bei 85 Prozent deiner Maximalkraft liegen (Ausnahme: Übung 5 wird mit 90 Prozent der Maximalkraft ausgeführt).
8. Abschließend führst du acht Faszienübungen aus – je 30 Sekunden halten.

Trainingsauswirkungen

- Verbessert die Fähigkeit, in kürzester Zeit das Kraftmaximum zu erreichen
- Widerstände lassen sich mit größtmöglicher Kontraktionsgeschwindigkeit beschleunigen
- Antrittsschnelligkeit, Sprungvermögen und Schusskraft erreichen ein höheres Level

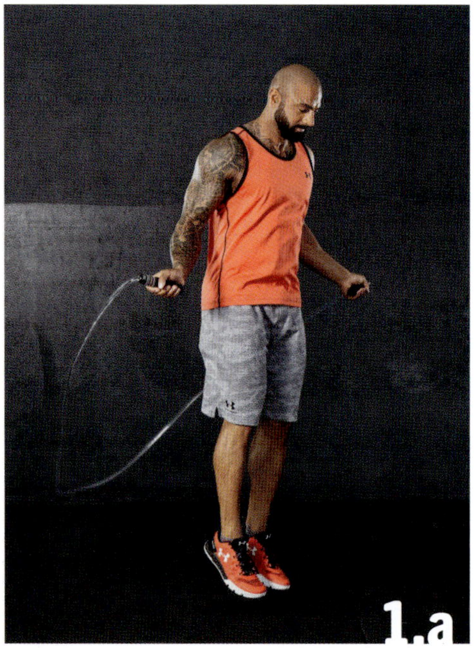

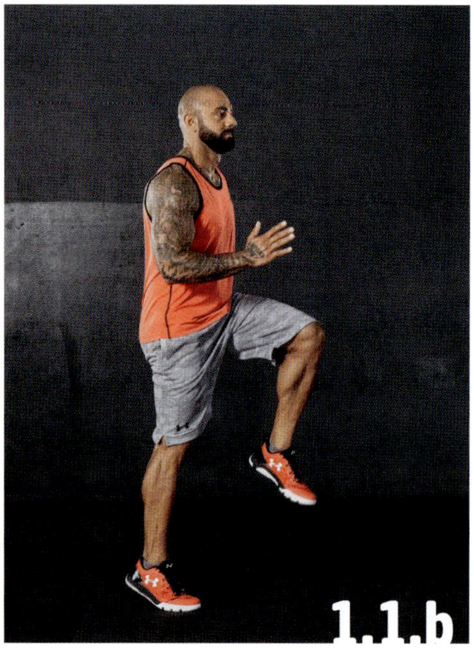

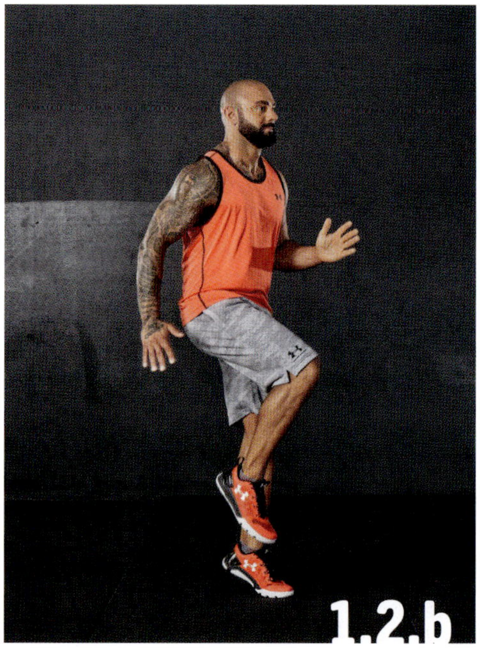

AUFWÄRMEN

1. 10 Minuten Seilspringen (1.a, Seite 64) oder 10 Minuten locker einlaufen (1.b, Seite 61)
2. Kniehebelauf, 1 Minute (Seite 63)
3. Hohe Tritte, 1 Minute (Seite 65)

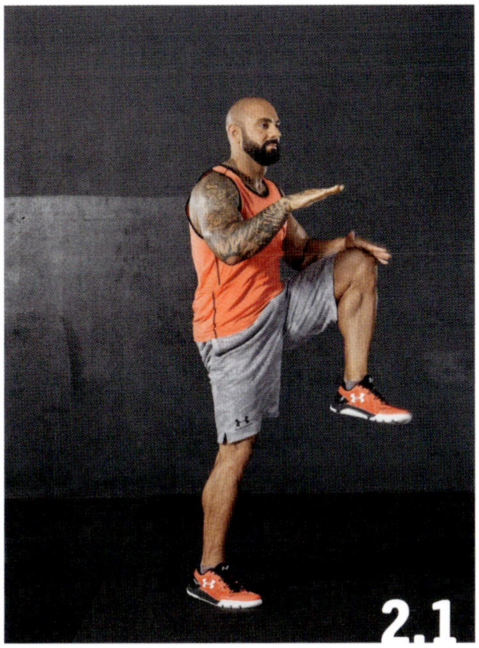

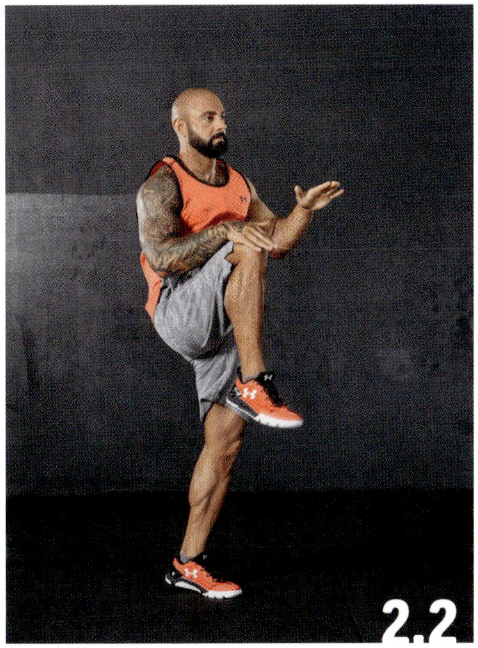

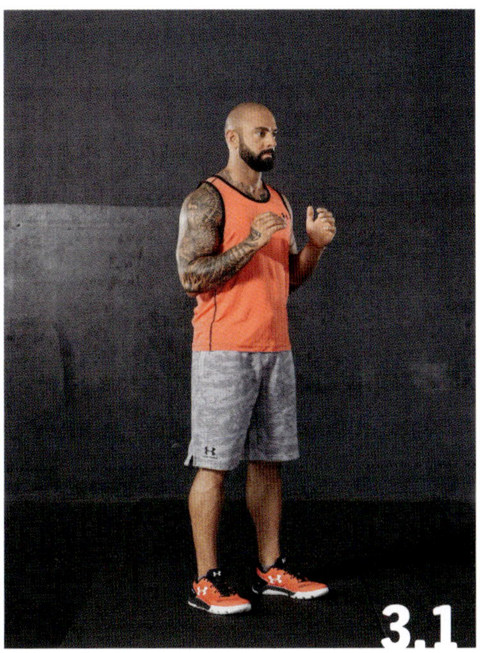

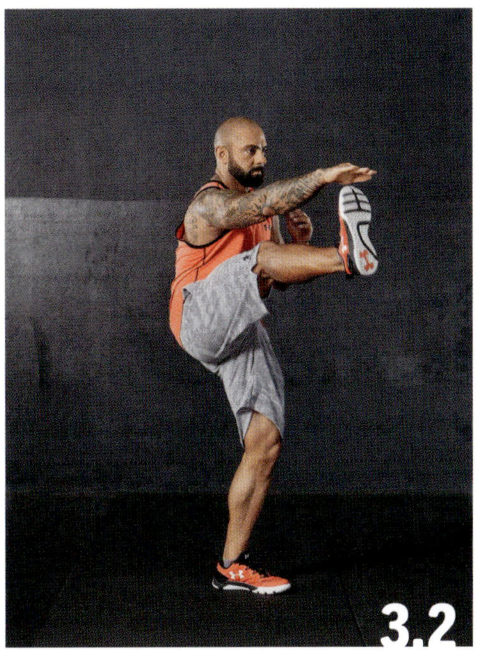

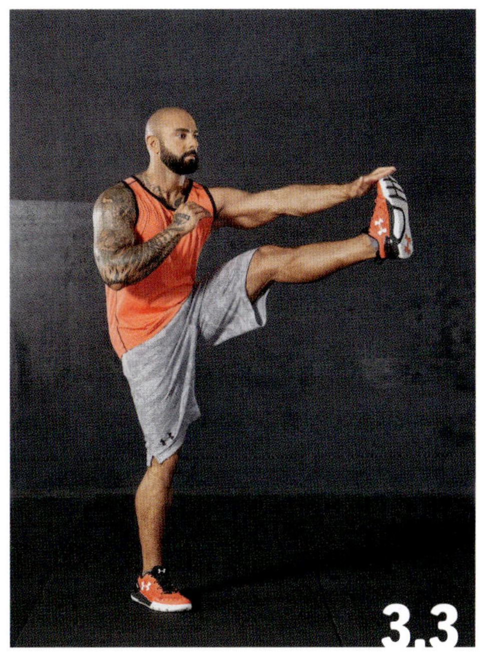

MOBILISATION

Für jede Übung gilt:

20 Wiederholungen ausführen (bei den wechselseitigen Übungen je 10 Wiederholungen pro Seite), ehe die nächste Übung ansteht

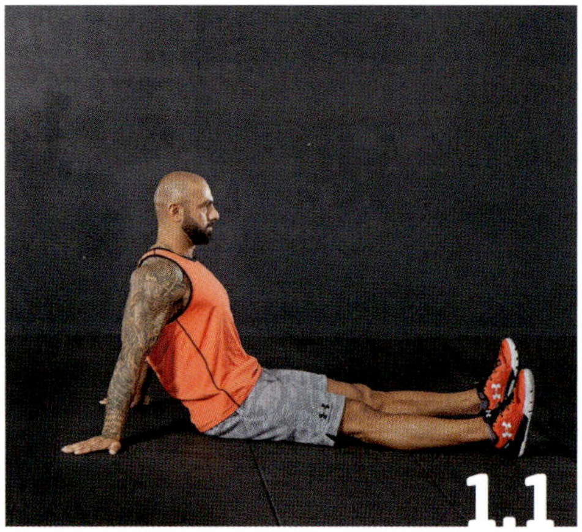
1.1

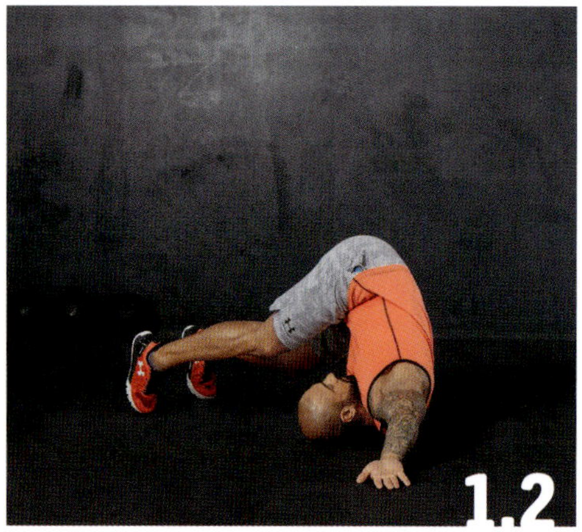
1.2

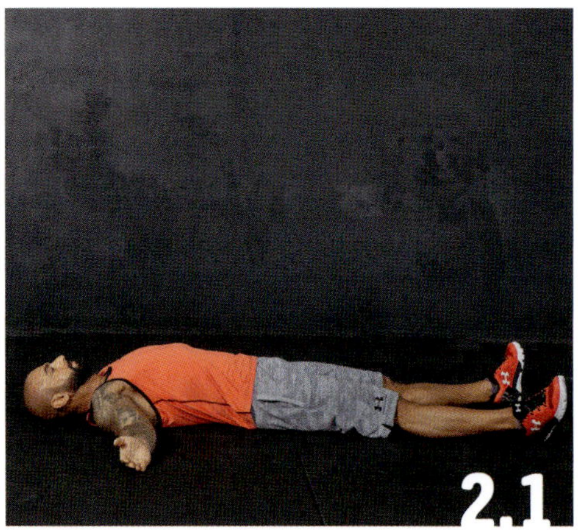
2.1

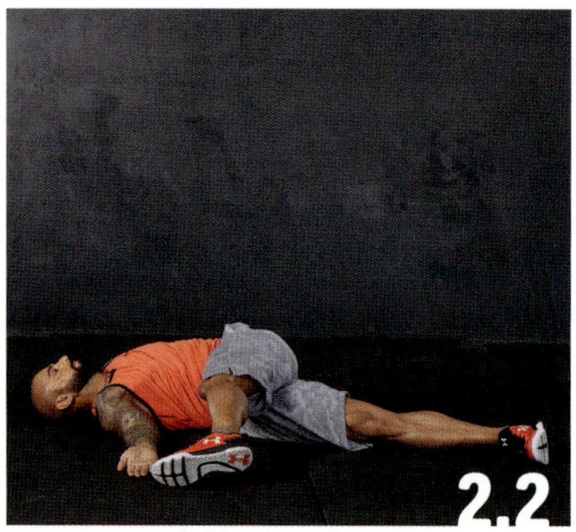
2.2

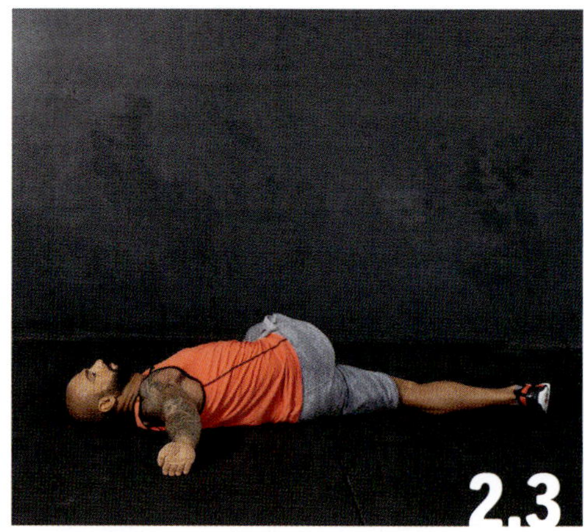
2.3

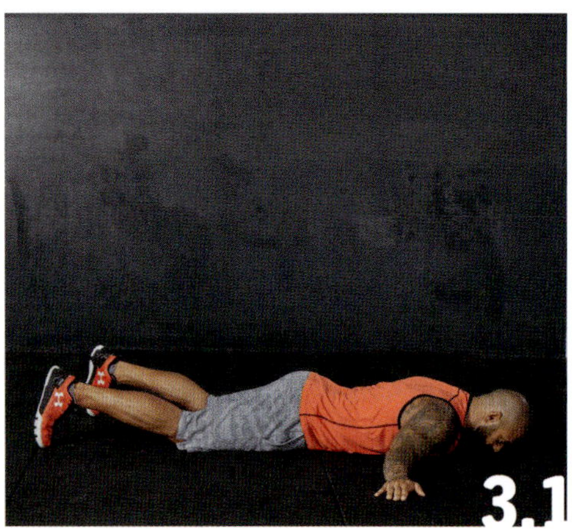
3.1

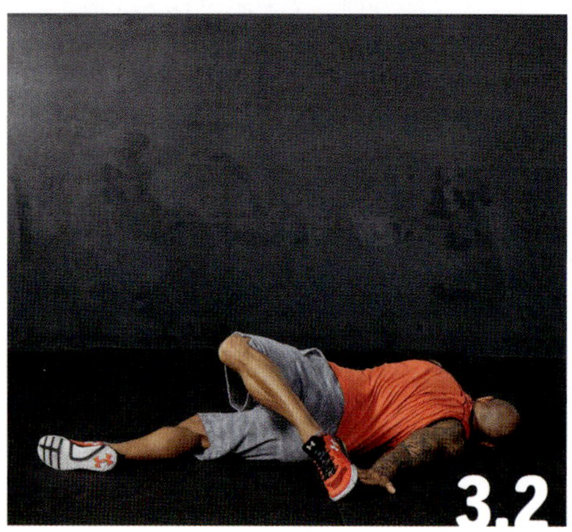
3.2

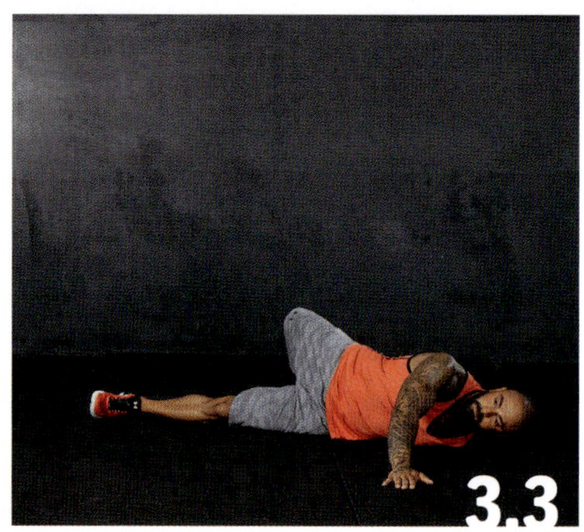
3.3

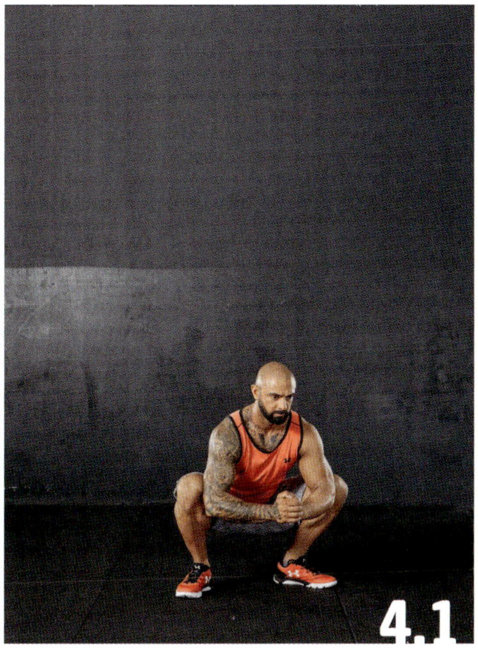

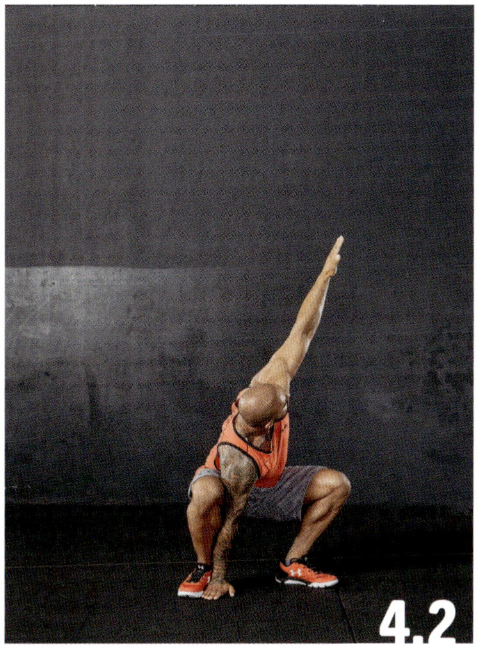

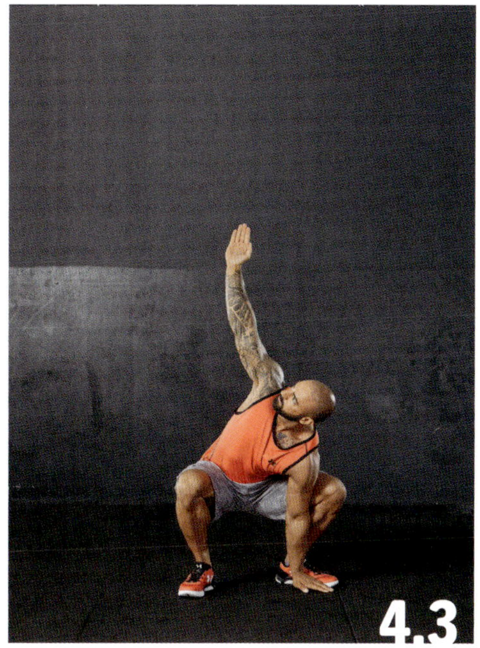

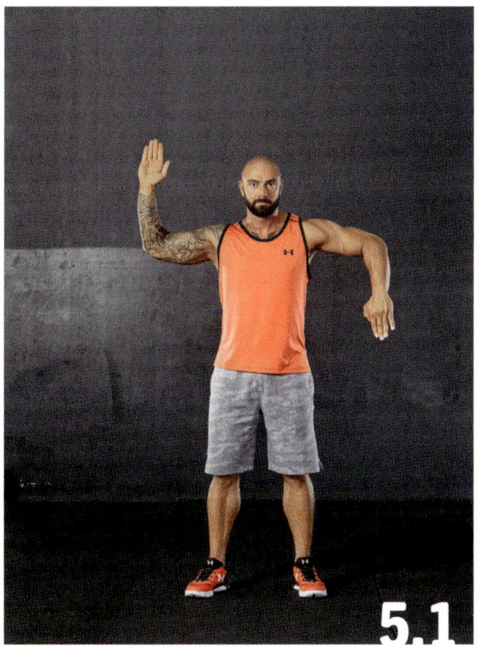

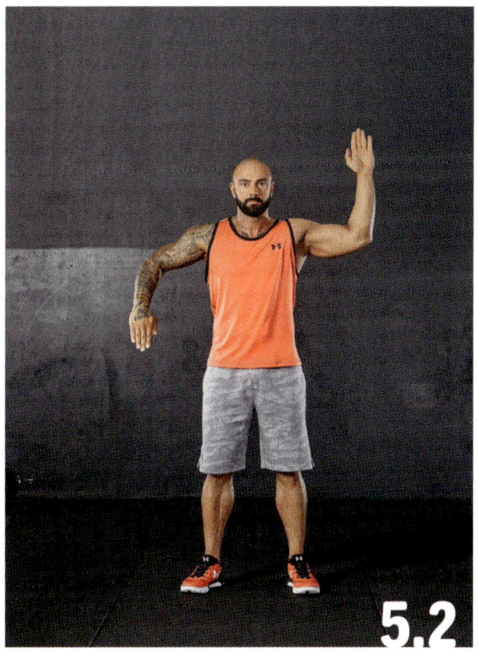

1. Rückwärtiger Diagonal-Stretch (Seite 75)
2. Beinschwingen in Rückenlage (Seite 74)
3. Skorpion in Bauchlage (Seite 73)
4. Sumo-Kniebeugen mit Oberkörperrotation (Seite 72)
5. Schulter-L-Rotationen (Seite 71)

REIN INS WORKOUT

Für die kommende Trainingseinheit gilt:

Das Workout besteht aus 4 Übungskombinationen – jede Kombination besteht aus 4 Sätzen mit je 3 Wiederholungen. Die Übungen werden jeweils im Supersatz ausgeführt, was bedeutet: Übung 1.a mit 3 Wiederholungen, 10 Sekunden Pause, Übung 1.b mit 3 Wiederholungen. Anschließend machst du eine 90-sekündige Satzpause, ehe du den nächsten der insgesamt 4 Sätze startest. Hast du alle 4 Sätze eines Supersatzes hinter dich gebracht, legst du eine 2-minütige Übungspause ein. Die Übungen mit Gewicht absolvierst du mit 85 Prozent deines Maximalgewichtes (wie du dieses ermittelst, erfährst du auf Seite 170f.)

Beachte zwei Besonderheiten: Die letzte Übung im Plan (explosives Reißen) wird mit 90 Prozent des Maximalgewichtes ausgeführt und wird nicht mit einer weiteren Übung zu einem Supersatz kombiniert.

Bevor du startest:

Vor jeder Übungskombination absolvierst du unmittelbar vor der Ausführung 2 Aufwärmsätze: Führe also pro Übung erst einen Satz mit 8 Wiederholungen und anschließend mit 5 Wiederholungen (Gewicht erhöhen) aus, um dich perfekt auf den Bewegungsablauf einzustellen. Beispiel: 1.a mit 8 Wiederholungen, 1.b mit 8 Wiederholungen, 1.a mit 5 Wiederholungen (Gewicht erhöhen), 1.b mit 5 Wiederholungen (Gewicht erhöhen) – anschließend startest du mit dem nächsten Satz. Für die nächste Supersatz-Kombi gilt der gleiche Ablauf.

1.a Kreuzheben (Seite 78)
1.b. Hocksprünge aus dem Sitzen (Seite 94)
2.a Umsetzen (Seite 81)
2.b Strecksprünge (Seite 95)
3.a. Explosives Stoßen aus der Hocke (Seite 98)
3.b Sprünge von einer Erhöhung (Seite 103)
4.a Hüftheben (Seite 83)
4.b Enges Bankdrücken (Seite 85)
5. Explosives Reißen (Seite 86)

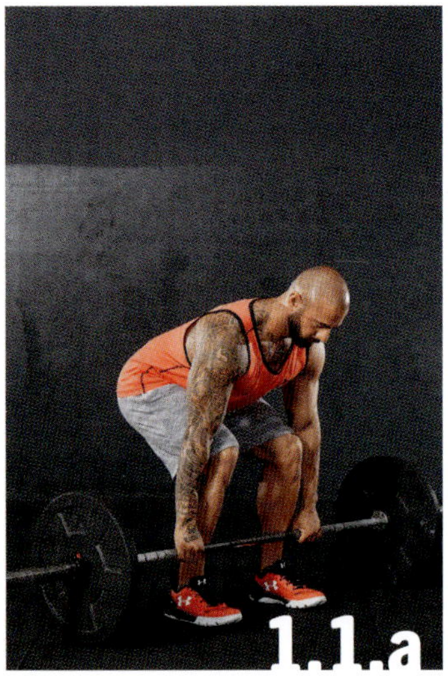

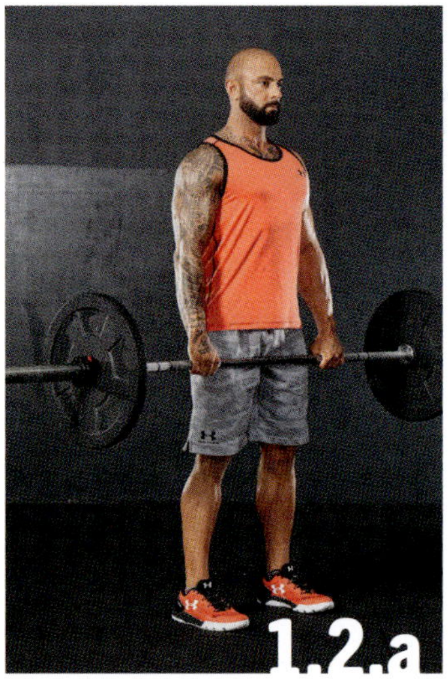

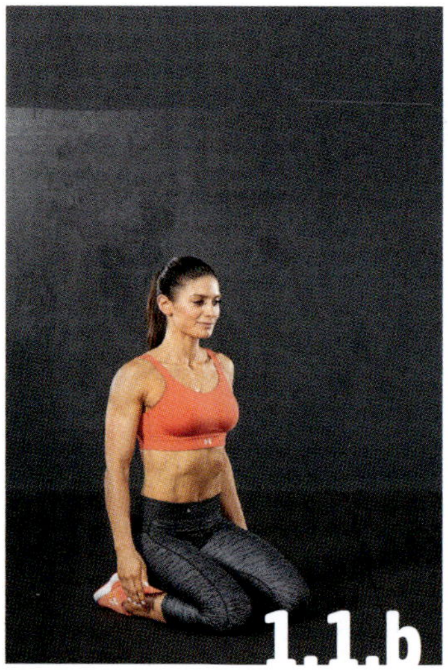

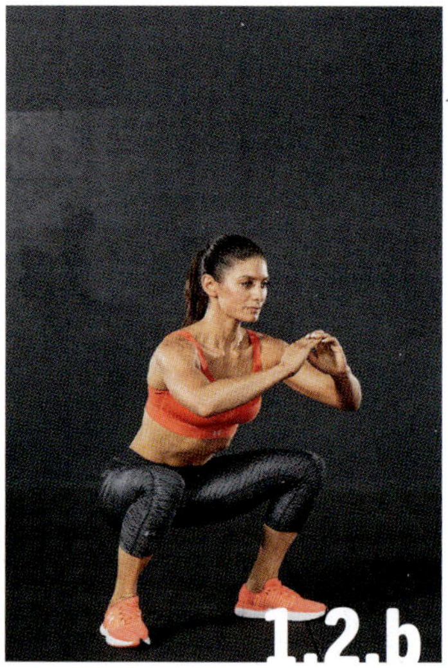

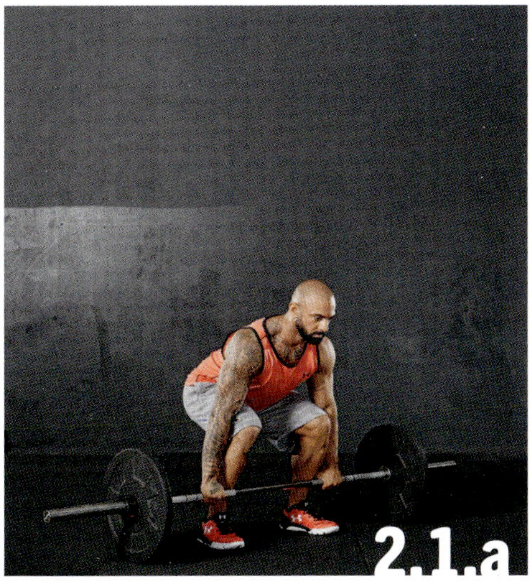
2.1.a

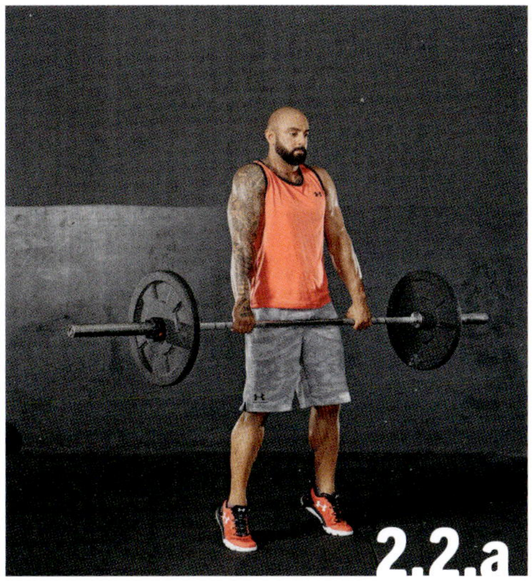
2.2.a

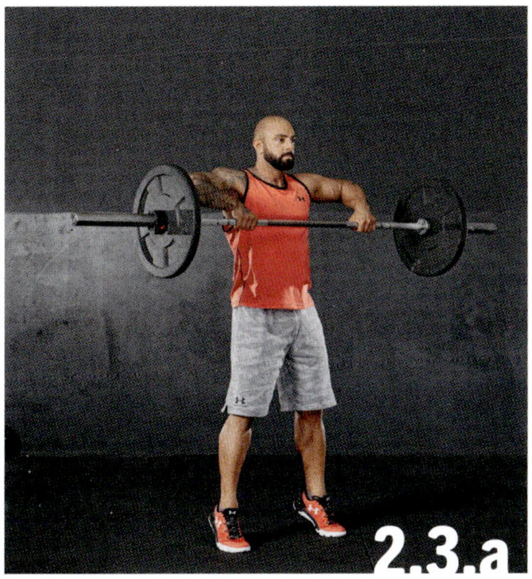
2.3.a

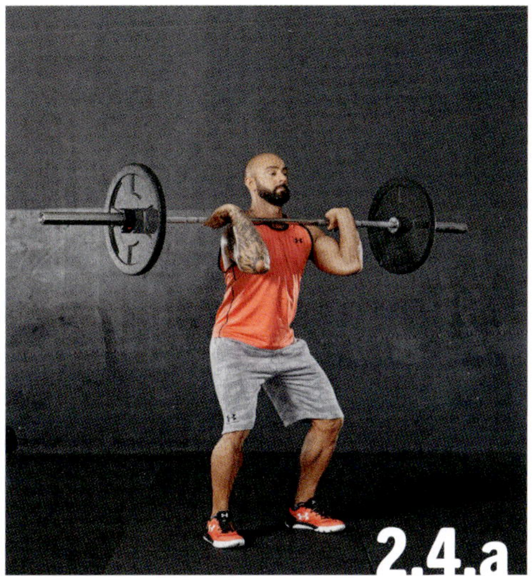
2.4.a

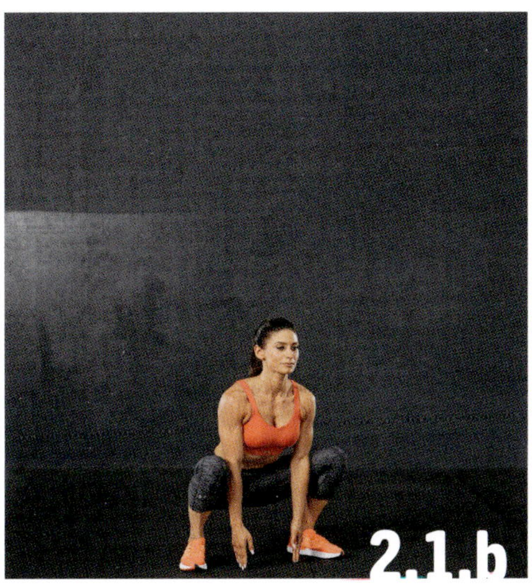
2.1.b

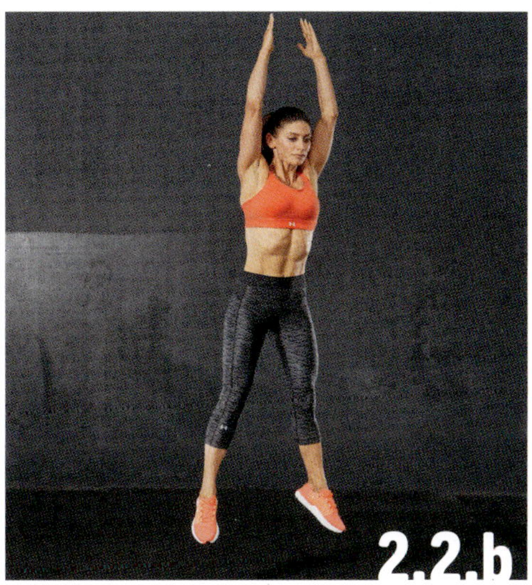
2.2.b

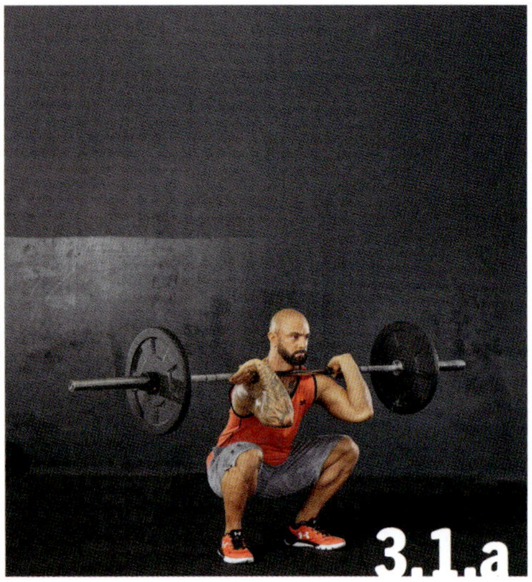
3.1.a

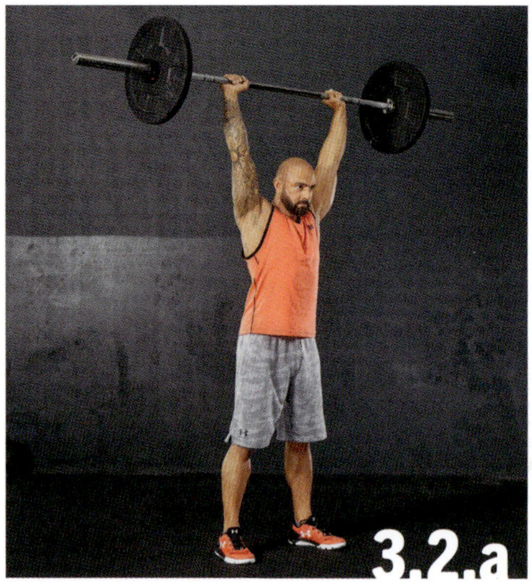
3.2.a

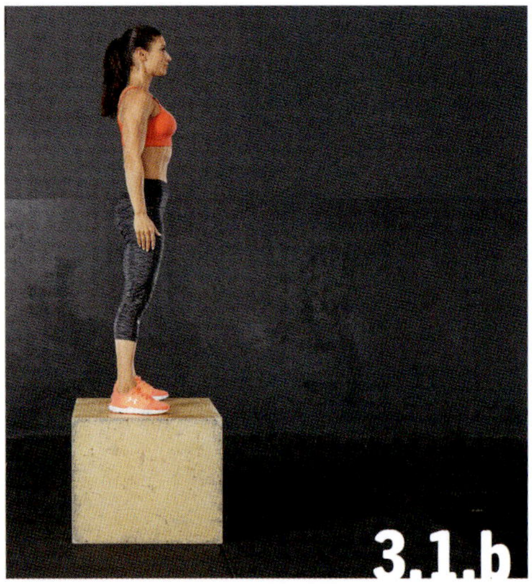
3.1.b

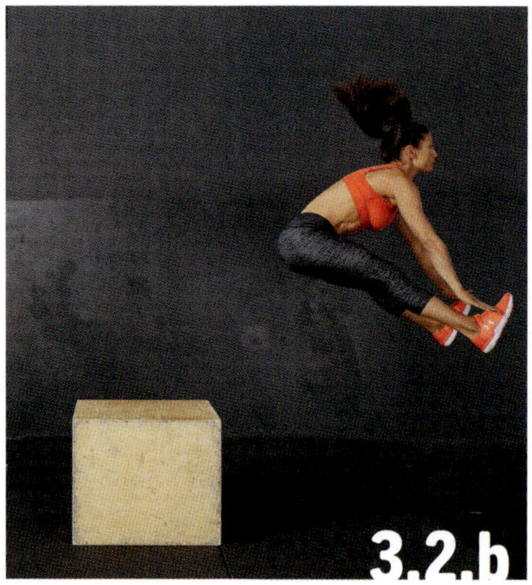
3.2.b

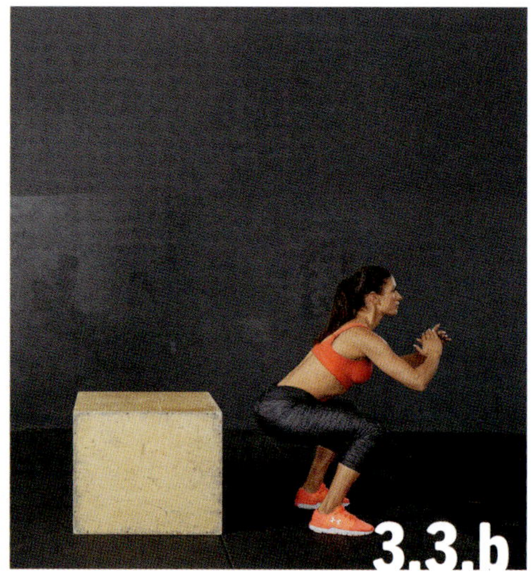
3.3.b

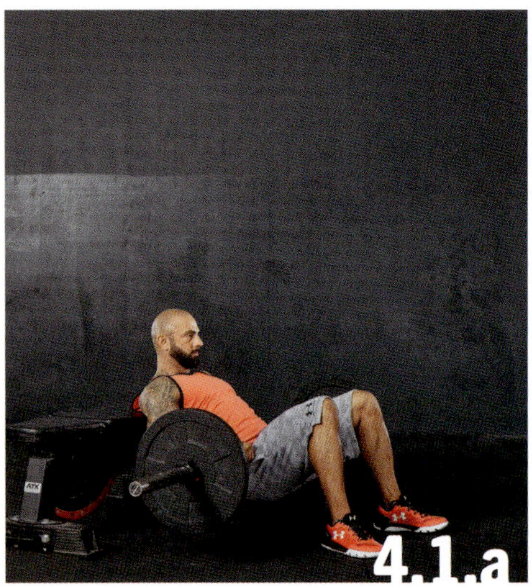
4.1.a

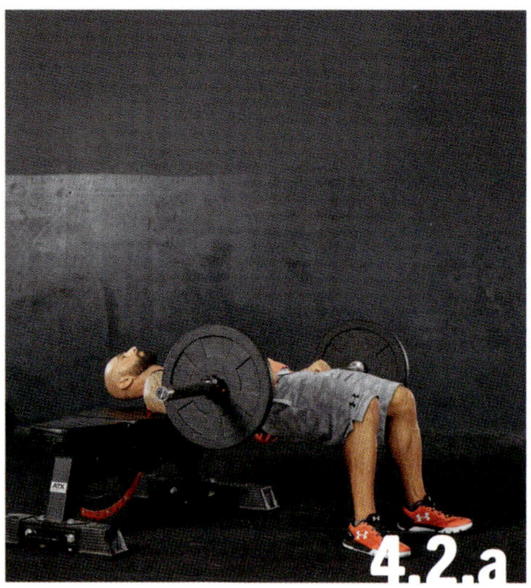
4.2.a

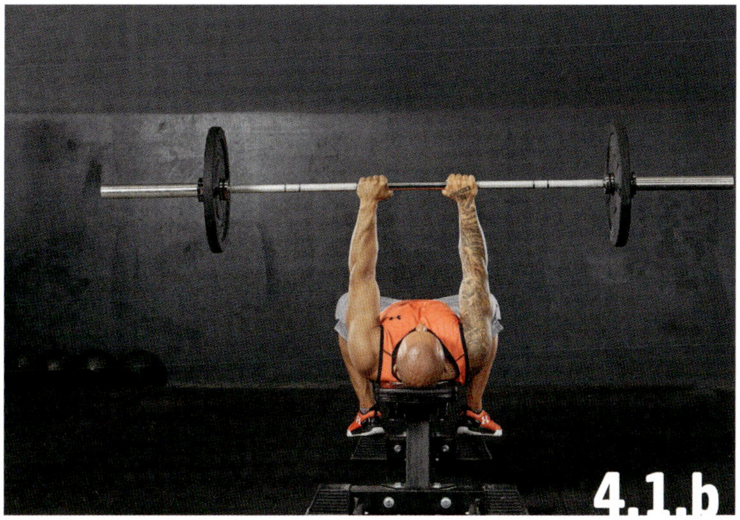

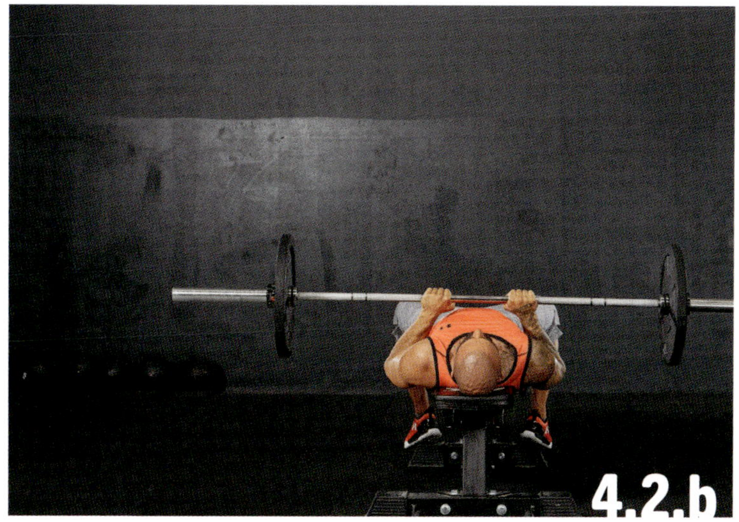

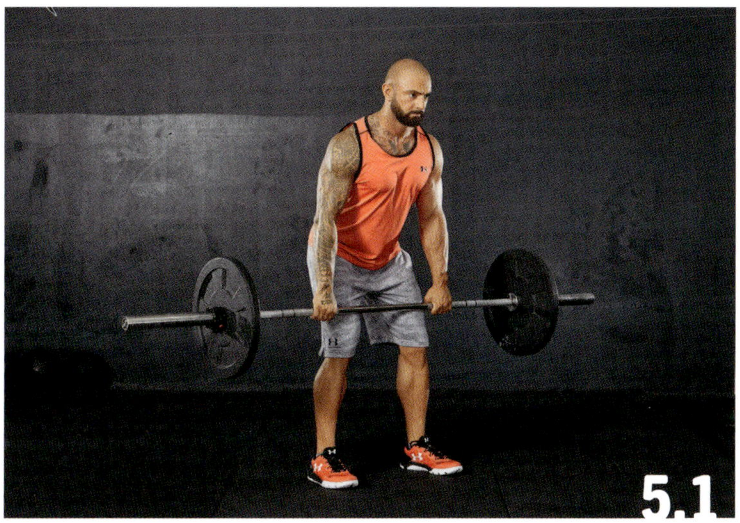

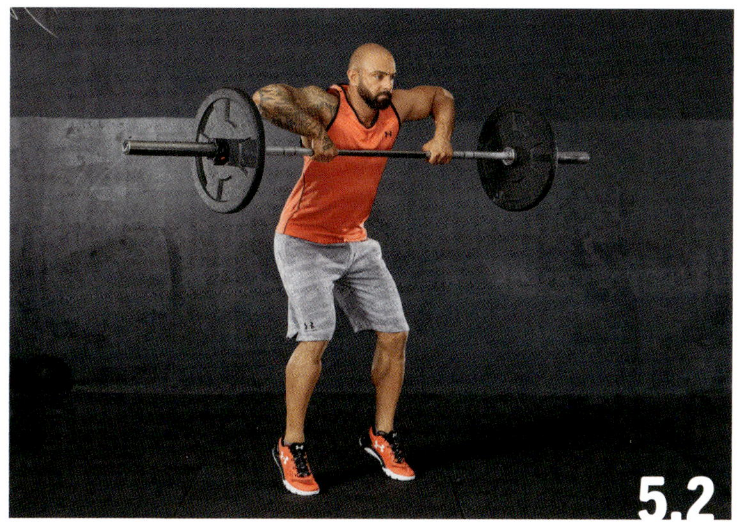

COOL-DOWN

Für die Ausführung der folgenden Faszienübungen gilt:

Jede Übung für 30 Sekunden ausführen (bei den wechselseitigen Übungen je 30 Sekunden pro Seite).

1. Massage der oberen Rückenmuskulatur (Seite 120)
2. Massage der unteren Rückenmuskulatur (Seite 121)
3. Massage der Gesäßmuskultur (Seite 122)
4. Massage der hinteren Oberschenkelmuskulatur (Seite 123)
5. Massage der äußeren Oberschenkelmuskulatur (Seite 124)
6. Massage der inneren Oberschenkelmuskulatur (Seite 125)
7. Massage der vorderen Oberschenkelmuskulatur (Seite 126)
8. Massage der Wadenmuskulatur (Seite 127)

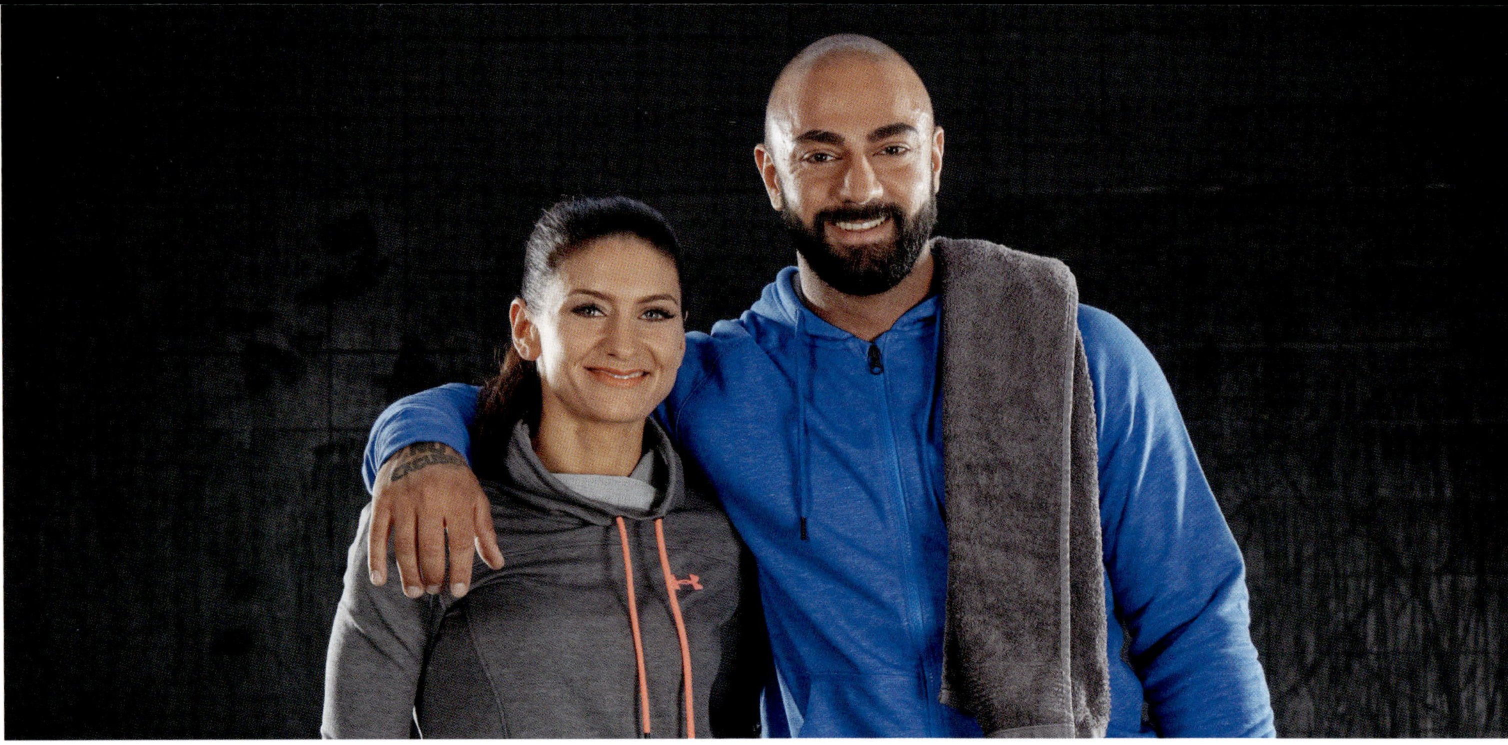

TRAININGSPLAN E: AKTIVE REGENERATION

Trainingsansatz

Das Thema der Regeneration spielt z.B. im Fußball eine entscheidende Rolle. Nach hohen Belastungen und kleinen Verletzungen ist es wichtig, dem Körper dabei zu helfen, die Anstrengung zu verarbeiten und das Leistungslimit so schnell wie möglich wiederherzustellen. Dazu ist es besser, den Körper mit leichten, aktiven Regenerationsmaßnahmen zu fordern – die Durchblutung wird angeregt und die Muskeln können sich so deutlich schneller erholen. Meine Favoriten: eine lockere Schwimmeinheit absolvieren oder rauf aufs Rad und eine entspannte Runde drehen.

Trainingsvorgaben

1. 1.000 Meter Freistil- oder Brustschwimmen – niedrige Intensität.

Alternativ:

2. 60 Minuten auf dem Fahrrad oder Fahrradergometer fahren – mittlere Intensität.
3. Nach der Einheit führst du acht Faszienübungen aus – je 30 Sekunden halten.
4. Zum Abschluss dehnst du deine Muskulatur: zehn Übungen und den Stretch je 8 Sekunden halten.

Trainingsauswirkungen

- Hilft, die Anstrengung schnellstmöglich zu verarbeiten
- Das Leistungsoptimum wird proaktiv wiederhergestellt
- Ideal, um den Kopf freizubekommen

ZEIT FÜR AKTIVE ERHOLUNG

Du hast zwei Möglichkeiten, um deine Muskulatur aktiv zu regenerieren:

1. 1.000 Meter Freistil-Schwimmen mit niedriger Intensität
2. 60 Minuten auf dem Fahrradergometer mit mittlerer Intensität

COOL-DOWN

Für die Ausführung der folgenden Faszienübungen gilt:

Jede Übung für 30 Sekunden ausführen (bei den wechselseitigen Übungen je 30 Sekunden pro Seite)

1. Massage der oberen Rückenmuskulatur (Seite 120)
2. Massage der unteren Rückenmuskulatur (Seite 121)
3. Massage der Gesäßmuskulatur (Seite 122)
4. Massage der hinteren Oberschenkelmuskulatur (Seite 123)
5. Massage der äußeren Oberschenkelmuskulatur (Seite 124)
6. Massage der inneren Oberschenkelmuskulatur (Seite 125)
7. Massage der vorderen Oberschenkelmuskulatur (Seite 126)
8. Massage der Wadenmuskulatur (Seite 127)

DEHNEN

Nachdem du die intensive Einheit absolviert hast, steht noch ein kurzes Stretching für dich auf dem Programm. Halte jede Übung für 8 Sekunden in der Dehnung, ehe du bei einseitigen Übungen die Seite wechselst. Bei beidseitigen Übungen begibst du dich nach den 8 Sekunden direkt zum nächsten Stretch.

1. Dehnung der Adduktorenmuskulatur (Seite 120)
2. Dehnung der vorderen Oberschenkelmuskulatur (Seite 119)
3. Dehnung der hinteren Oberschenkelmuskulatur (Seite 118)
4. Dehnung der Wadenmuskulatur (Seite 117)
5. Dehnung der Gesäßmuskulatur (Seite 112)
6. Dehnung der Hüftbeugemuskulatur (Seite 113)
7. Dehnung der unteren Rückenmuskulatur (Seite 115)
8. Dehnung der Nackenmuskulatur (Seite 114)
9. Dehnung der Brust- und Schultermuskulatur (Seite 111)
10. Dehnung der Trizepsmuskulatur (Seite 116)

TRAININGSPLAN „REST DAY“: LOCKERUNG DER MUSKULATUR

Heute steht keine Trainingseinheit auf dem Programm, deine Muskeln haben stattdessen ein wenig Erholung verdient.
Vorgabe: Zuerst absolvierst du eine lockere Faszienmassage, ehe du deine Muskulatur ausgiebig dehnst.

Für die Ausführung der folgenden Faszienübungen gilt:

Jede Übung für 30 Sekunden ausführen (bei den wechselseitigen Übungen je 30 Sekunden pro Seite).

1. Massage der oberen Rückenmuskulatur (Seite 120)
2. Massage der unteren Rückenmuskulatur (Seite 121)
3. Massage der Gesäßmuskulatur (Seite 122)
4. Massage der hinteren Oberschenkelmuskulatur (Seite 123)
5. Massage der äußeren Oberschenkelmuskulatur (Seite 124)
6. Massage der inneren Oberschenkelmuskulatur (Seite 125)
7. Massage der vorderen Oberschenkelmuskulatur (Seite 126)
8. Massage der Wadenmuskulatur (Seite 127)

DEHNEN

Für die Ausführung der folgenden Dehnübungen gilt:

Halte jede Übung für 8 Sekunden in der Dehnung, ehe du bei einseitigen Übungen die Seite wechselst. Bei beidseitigen Übungen begibst du dich nach den 8 Sekunden direkt zum nächsten Stretch.

1. Dehnung der Adduktorenmuskulatur (Seite 110)
2. Dehnung der vorderen Oberschenkelmuskulatur (Seite 119)
3. Dehnung der hinteren Oberschenkelmuskulatur (Seite 118)
4. Dehnung der Wadenmuskulatur (Seite 117)
5. Dehnung der Gesäßmuskulatur (Seite 112)
6. Dehnung der Hüftbeugemuskulatur (Seite 113)
7. Dehnung der unteren Rückenmuskulatur (Seite 115)
8. Dehnung der Nackenmuskulatur (Seite 114)
9. Dehnung der Brust- und Schultermuskulatur (Seite 111)
10. Dehnung der Trizepsmuskulatur (Seite 116)

FASZIENMASSAGE

Die Faszien umspannen alle Muskeln, Bänder, Sehnen sowie die „eigentlichen Faszien" in der Gestalt von flächigen, festen Bindegewebsschichten. Dieses körperweite Netzwerk hält den Körper sozusagen als Ganzes zusammen. Es schützt den Körper und wirkt bei Bewegungen wie ein elastischer Stoßdämpfer. Durch intensives Training oder eine länger andauernde Ruhigstellung werden die Faszien dehydriert. Die Folge: Sie sind nicht mehr so elastisch, verkleben und der Körper wird verletzungsanfälliger. Durch die gezielte Massage mit einer Faszienrolle wird die Durchblutung angeregt und die Regeneration beschleunigt – die Muskelverklebungen und die Muskelverspannungen lösen sich. Zusätzlich werden die sogenannten Triggerpunkte (verhärtete Stellen in der Muskulatur, die bei gezieltem Druck extrem schmerzhaft sind) gezielt bearbeitet und nachhaltig von den Schmerzen befreit.

DEHNEN

Bei deinen Workouts wird die Muskelspannung deutlich erhöht und es besteht die Gefahr, dass sich deine Muskeln langfristig verkürzen können. Die Folge: Deine Beweglichkeit leidet und flinke, spritzige Bewegungen werden spürbar behäbiger. Beweglichkeitstraining – und genau das ist Dehnen – beugt diesem Effekt vor. Ich rate dir, diesen Punkt unbedingt zu beachten und die Übungen mit aller Sorgfalt auszuführen. Der beste Zeitpunkt für deine Stretching-Einheiten: entweder direkt nach dem Work-out oder an einem Tag, an dem keine Krafteinheit auf dem Programm steht.

DIE BESTIMMUNG DEINER MAXIMALKRAFT

Der Begriff „Maximalkraft" beschreibt das Gewicht, das du genau einmal bewegen kannst. Damit du in den Work-outs nicht unnötig Kraft und Zeit verschwendest, solltest du im Vorfeld für die jeweiligen Übungen dein optimales Gewicht bestimmen.

Um deine Bestleistung diesbezüglich zu messen, wählst du nach dem Aufwärmen ein Gewicht, mit dem du mehrere Wiederholungen technisch sauber und korrekt ausführen kannst. Je niedriger die maximale Anzahl, desto genauer ist die Bestimmung deines Limits. Anschließend orientierst du dich an der folgenden Tabelle, um so die genaue Einteilung zu treffen.

BESTIMMUNG DER MAXIMALKRAFT

Wiederholungen	% der Maximalkraft
1	100 %
2	95 %
3–4	90 %
5–6	85 %
7–8	80 %
9–10	75 %
11–13	70 %
14–16	65 %
17–20	60 %

Mehr kann ich dir nun wirklich nicht mit auf deinen Weg geben – es wird Zeit für den Plan!

WOCHE 1 BIS WOCHE 4 – TRAIN HARD, BUT SMART!

Tag 1	Tag 2	Tag 3	Tag 4	Tag 5	Tag 6	Tag 7
PLAN A	PLAN B	PLAN C	REST DAY	PLAN A	PLAN B	REST DAY

WOCHE 5 BIS WOCHE 8 – NO DAYS OFF!

Tag 1	Tag 2	Tag 3	Tag 4	Tag 5	Tag 6	Tag 7
PLAN D	PLAN B	PLAN C	PLAN E	PLAN B	PLAN C	PLAN E

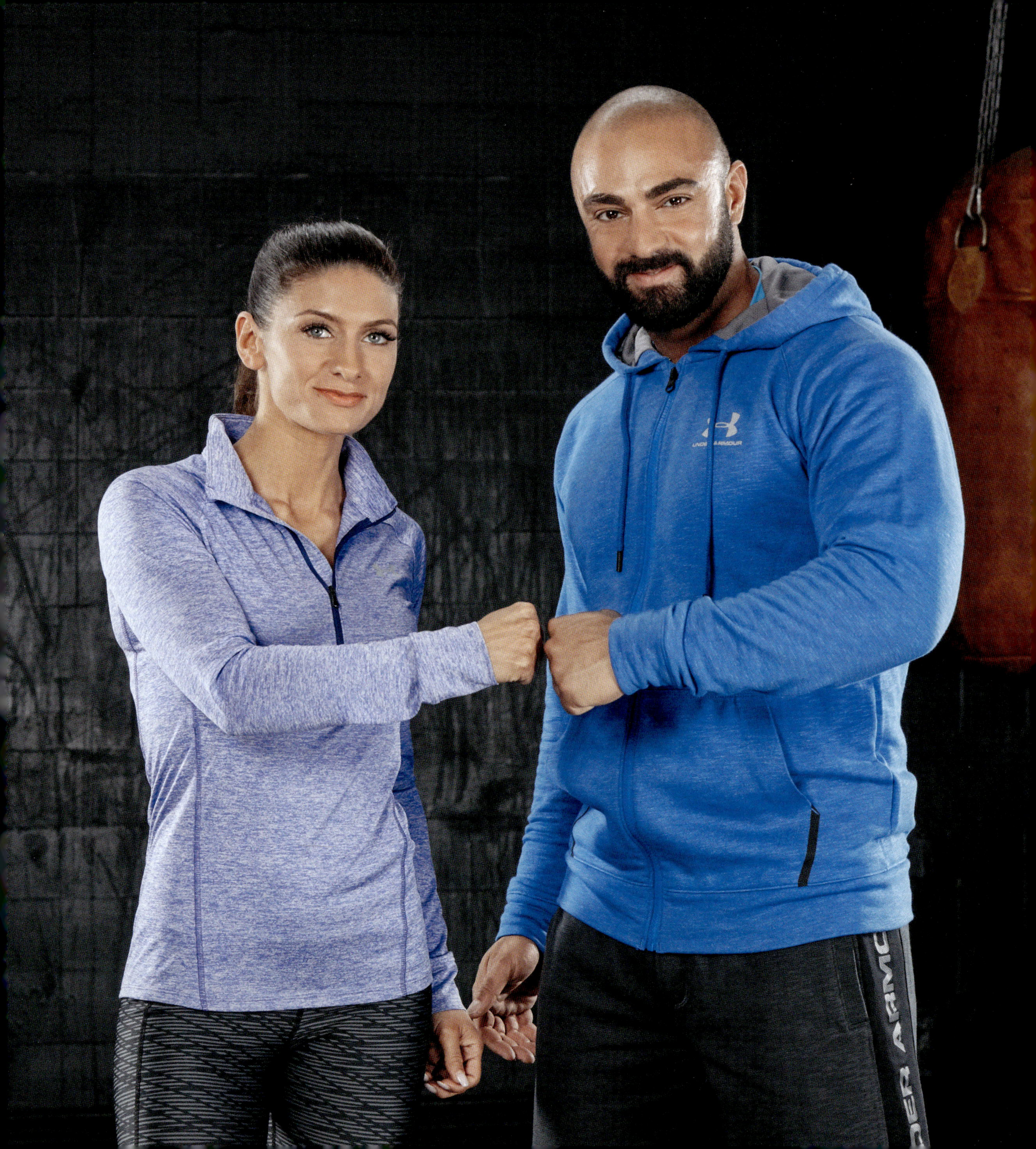

MEIN DANK AN EUCH DA DRAUSSEN

Viele von euch folgen mir schon seit Tag 1 und haben alles miterlebt, die Höhen sowie die Tiefen. Ihr seid für meinen beziehungsweise unseren Erfolg ein wichtiger Faktor, denn eure Anerkennung ist die tägliche Motivation für mich, an mir zu arbeiten. Ihr seid meine #SeyitArmy! Ich danke euch dafür.

Die meisten kennen meinen Spruch „Ein guter Lehrer bleibt immer ein fleißiger Schüler", und genau das bin ich auch. Daher kann ich euch auch immer wieder Neues beibringen und unser Stoff wird nie ausgehen! Wir sind wie eine Dampflok, die sich immer wieder Treibstoff besorgt. „Nobody can stop us!"

Ich freue mich auch über die Akzeptanz in meiner Branche. Mittlerweile halte ich Vorträge vor anderen Trainern, Professoren und Sportexperten. Dies zeigt mir, dass der ehrliche und fleißige Weg immer der richtige ist. Daher gilt auch diesen Menschen mein Dank. Vielen Dank für eure Akzeptanz.

Einen großen Dank möchte ich auch Tilo und Carola Süßkoch aussprechen, die mittlerweile zur Familie gehören und die für mich nicht nur Geschäftspartner sind. Freundschaft ist wie ein Baum. Es kommt nicht darauf an, wie hoch er ist, sondern wie tief seine Wurzeln sind. Danke euch beiden, dass ihr immer hinter mir steht und ich mich jederzeit auf euch verlassen kann.

Ich möchte mich auch bei meinen Sponsoren und Kooperationspartnern für das Vertrauen in meine Person bedanken. An Multipower für das Engagement, stets mit mir zu arbeiten und gemeinsam mit mir neue Innovationen zu entwickeln, für all euren Support mit den hochwertigsten Nahrungsergänzungsmitteln für meine Kunden und mich. Ich möchte meinen Dank an alle Mitarbeiter der besten und härtesten Sportmarke der Welt richten: Under Armour. Ihr habt vor vier Jahren an mich geglaubt und tut es noch heute. Ich danke euch für die unglaubliche Unterstützung und das kompromisslose Vertrauen in meine Arbeit!

Die wertvollsten Menschen erkennst du daran, dass sie dir am Boden einfach die Hand reichen, statt nur zu erklären, wie du aufzustehen hast – MEINE FAMILIE.

Meine Familie hat einen ganz besonderen Platz in meinem Leben. Ich danke meiner Frau Stefania für ihre unendliche Liebe. Sie hat mich fallen gesehen und sie hat mir ihre Hand entgegengestreckt. Sie hat mich bluten gesehen und hat mich zusammengeflickt. Sie hat mir ihr Vertrauen und ihr Herz geschenkt, und das werde ich bis zu meinem Lebensende bewachen.

Ich danke auch der Frau, die mir das Leben geschenkt hat und die immer ein offenes Ohr für mich hat: meiner Mutter. Sie ruft mich immer noch täglich an und erklärt mir, dass es böse Menschen da draußen gibt und ich aufpassen soll, aber sie sagt mir auch, wie stolz sie auf mich ist.

Ein Satz meiner Mutter prägt mich seit klein auf: „Bleib in Bewegung, und Gott öffnet dir Türen." Damit ist gemeint: Nur wer aktiv bleibt, wird früher oder später erfolgreich sein mit dem, was er tut.

Und vielleicht wird jetzt der eine oder andere lachen, aber ich danke auch meinem Hund Lui Baba. Er hat mir sein Herz geschenkt. Er lässt mich die Probleme des Alltags kurz vergessen. Diese Liebe und Treue, die man von seinem Hund bekommt, können nur Hundebesitzer verstehen.

Der größte Dank geht an Gott: Danke, dass du mir jeden Tag die körperliche Kraft, Gesundheit und den Verstand gibst, um meine Träume und Visionen zu leben.

Words of Fame

Seyit ist ein Fitnesstrainer mit sehr hohen Ansprüchen an seine Klienten. Er fordert alles und wenn du alles gibst, dann wirst du alles erreichen. Sein mentales Training ist einmalig und extrem authentisch.
Hans Sarpei, Ex-Fußballprofi und TV-Star

Seyit hat das Herz eines Löwen und gehört zu den besten Fitnesstrainern weltweit.
Felix Sturm, Boxchampion

Seyit ist ein zuverlässiger und super Trainer und mittlerweile sogar ein sehr guter Freund. Seine Trainingsphilosophie ist einzigartig. Er pusht dich durch seine Motivation aufs nächste Level.
Abu Azaitar, MMA-Kämpfer der UFC

Seyits Training ist sehr geil und anspruchsvoll. Ich habe selten Trainer erlebt, die so eine starke Präsenz haben. Einfach ein geiler Typ.
Dustin „Dreddy" Brown, Profitennisspieler

Seyit beherrscht sein Beruf. Er gehört für mich zur Weltspitze.
Fernanda Brandão, Tänzerin, Moderatorin, TV Star

Thank you, Stefania, for kicking my ass.
Lorena Rae, Model

Die Bücher und Trainingspläne von Coach Seyit sind so echt wie er selbst! Mit jeder Seite macht er Lust auf Sport und nimmt den Leser mit auf die Reise in Richtung des nächsten Level! Die Bücher von Seyit haben mich auf Reisen begleitet und waren immer das Extra-Fünkchen Motivation, mich selbst im Hotelzimmer aufzuraffen Sport zu machen!
Carsten Spengemann, TV-Star und Moderator

Die meisten Menschen scheitern nicht am Training, sondern an ihrer Einstellung. Seyit und Stefania haben erst meine Einstellung und dann mein Training verändert und damit auch mein Leben!
Ingo Kantorek, TV-Star und Schauspieler

Stefania begeistert mit Spaß und Disziplin, fördert und fordert Geist und Körper – bei ihr ist man in besten Händen, und das sieht man auch.
Sofia Tsakiridou, Model und Bloggerin

Seyit ist ein sehr starker Motivator und hat ein Top-Fachwissen.
Stephan Pütz, MMA-Kämpfer und Champion

Für mich steht Seyit für Motivation pur. Der Arschtritt sitzt und inspiriert zur besseren Version seines Selbst! Danke dir und bleib, wie du bist!
Christopher Schnell, Sänger

Seyit ist für mich der perfekte Trainer. Er ist der Beweis: Fitness und sportlicher Erfolg können nicht gekauft werden, das musst du dir verdienen.
Maren Schiller, Bloggerin

Seyit ist für uns der härteste, aber zugleich ehrlichste, authentischste und vor allem nahbarste Fitnesstrainer, den es gibt. Neben harter Arbeit darf bei ihm die Menschlichkeit nicht fehlen.
Louisa Dellert & Jan Körber, Blogger

Ich war von Anfang an von Seyits Persönlichkeit beeindruckt! Coach Seyit verkörpert wie kaum ein anderer die Message: Harte Arbeit ist Tag für Tag notwendig, wenn du erfolgreich sein möchtest! Es gibt keine Ausreden. Der Coach ist hart, aber stets fair und ein toller Mensch.
Florian Liebig, Blogger

Wer ein effektives und zielorientiertes Training bekommen will, geht zum Coach! Es ist zwar hart, aber die Ergebnisse sind es wert. Er sieht alles, Schummeln oder Aufgeben ist bei Seyit keine Option. Bester Mann!
Natalie Strauß, Radio Hamburg-Moderatorin

Sein Name ist verdient! Sein Können ist real! Seine Motivation ist auf 1000 %! Ausreden gibt es keine! Er ist wahrhaftig DER HÄRTESTE Coach und zugleich der humorvollste Deutschlands!
Lea Light, Fitnesstrainerin und Model, Instagram

Seyit habe ich verdammt viel zu verdanken. Vieles, was ich erreicht habe, habe ich durch sein Coaching geschafft. Er hat mir damals geholfen, ein ganz neues Level zu erreichen – und motiviert mich seitdem von Tag zu Tag.
Ibrahim Kovac, K-1-Weltmeister

Ich habe lange mit Seyit trainiert und er ist für mich der beste Trainer, den man sich vorstellen kann. Immer motivierend und disziplinierend.
André Borchers, Designer und Unternehmer, Instagram

Das Coaching mit Seyit ist für mich das beste Training, das ich je durchführen durfte. In meinen 29 Jahren habe ich noch keinen anderen Trainer kennengelernt, der mich sowohl sportlich als auch mental an meine Grenzen bringen kann! Ich vertraue ihm blind.

Patrick Rokohl, Boxweltmeister im Halbschwergewicht

Seyits Erfolg ist kein Produkt von Glück, es ist harte Arbeit. Wo andere noch am perfekten Plan tüfteln, schreitet er einfach zur Tat. Ein echter Macher!

Miszek Damer, Ernährungswissenschaftler und Fitnesstrainer

Die vermeintlichen Grenzen deines Körpers kennenzulernen und daran zu arbeiten, diese zu überschreiten, das sind nur zwei von vielen Fähigkeiten, die dich das Training von Seyit lehren wird. Du wirst dich wundern, was du alles erreichen kannst!

Imke Salander, Model und Leichtathletin

Es ist mir eine große Freude mitanzusehen, wie Seyit nicht nur mich, sondern jede Person, der er nah und fern begegnet, mitreißt, aufbaut und ihr ein positives Lebensgefühl vermittelt.

Dr. Bülent Ugurlu, einer der erfolgreichsten Schönheits-Chirugen und HNO-Ärtze Deutschlands

Seyit hat eine einzigartige Art zu coachen. Er ist nicht nur ein Fitnesstrainer sondern ein richtiger Coach für dein Leben, nein, er ist DER COACH!

Albon Pervizaj, Profischwergewichtsboxer

Jeder trägt eine besondere Kraft in sich und Seyit kann dir definitiv dabei helfen, dein inneres Feuer, diese besondere Kraft, anzuzünden!

Klara Fuchs, Bloggerin

Jedes Mal, wenn ich Seyit und Stefania treffe, werde ich von ihrer Motivation und ihrem Enthusiasmus, Dinge einfach anzupacken, angesteckt und versuche das Beste aus meiner eigenen Arbeit rauszuholen.

Elli Hachmann, Crossfit-Athletin und Fitnesstrainerin

Bei Seyit findest du ein extrem effektives Training, das dich deine körperlichen und mentalen Grenzen überschreiten lässt. Er gehört zur Elite in Europa.

Samuel Sanvincente, Brazilian Jijutzu Black Belt, Osteopath, Personal Trainer

Ich habe schon in jungen Jahren viel gearbeitet und früh gelernt, dass es sich am Ende auszahlt, wenn man am Anfang ein gutes Fundament legt und 110 % gibt, um am Ende ein erfolgreiches Ergebnis zu bekommen.

Elvis Salkovic, Unternehmer

Bleib dran, denn irgendwas ist immer, und dass es trotzdem weitergeht, sieht man am Beispiel von Coach Seyit.

Hans Figueroa, Yoga Master und Ausbilder

Mein Bruder? Absolutes Vorbild, seit ich auf der Welt bin, es gibt keinen anderen, zu dem ich mehr aufschaue als zu Seyit. Ob es um Sport und Motivation geht oder um Ratschläge im Leben und Alltag.

Armin Shobeiri, Student und Bruder von Seyit

Ich habe Seyit als Coach kennengelernt, der mich über den Sport hinaus motiviert hat, mehr zu leisten und fokussiert zu sein. Mittlerweile verbindet uns eine enge Freundschaft, basierend auf gleichen Werten und Vertrauen.

Konstantin Gänge, Airbus Corporate Innovation Manager und selbstständiger Innovationsberater

Der Coach hat die besondere Fähigkeit, als „härtester Trainer" für Disziplin und Ausdauer zu stehen, und gleichzeitig durch seinen Humor und durch seine Menschlichkeit Inspiration zu vermitteln. So macht es Spaß, mit ihm zu arbeiten, ohne dass die Leistung zu kurz kommt.

Hamed Farhardian, Unternehmer

Im Leistungssport ist es wichtig, seinem Trainer zu 100 % vertrauen zu können. Er muss dich und deinen Körper kennen, um ihn voll ans Limit zu bringen. Seyit hat das richtige Gespür dafür und bringt dich immer an deine persönliche Leistungsgrenze. Nur so kann man kontinuierlich, ohne Verletzungen und Übertraining wachsen.

Alex Born, Profiboxer

Wie Coach Seyit immer wieder sagt: Keine Ausreden! NO EXCUSES! Verliere niemals das Ziel und den Traum aus deinen Augen!

Stanislav Reiser, mehrfacher Bodybuilding-Champion

Das Training ist zwar anspruchsvoll, aber sehr effektiv. Von nichts kommt nichts, und ich habe mit Seyit nur positive Erfahrungen gemacht!

Amir Shahpourzadeh, Fußballprofi

Ich bin seit über 9 Jahren Fußballprofi und trainiere auf sehr hohem Niveau. Das Training mit Seyit hat mir bestätigt, dass es im Leben keine Grenzen gibt.

Ömer Sismanoglou, Fußballprofi

Seyit hat sehr viel Erfahrung als Trainer und ein unglaubliches Fachwissen, das jeden Athleten leistungsfähiger macht.

Yousef Yaqoub, mehrfacher Champion im Thaiboxen und erfolgreicher Trainer

Impressum

FSC www.fsc.org MIX Papier aus verantwortungsvollen Quellen FSC® C004592

Verlagsgruppe Random House FSC®N001967

Projektleitung: Dr. Harald Kämmerer
Satz und Layout: Christian Martin Weiß, München
Schlussredaktion: Susanne Schneider, München
Bildredaktion und Leitung der Fotoproduktion: Sabine Kestler
Haare/Make-up: Claudia Wegener-Bracht
Location: CrossFit WestGym Hamburg
Fotografie: Marco Grundt
Assistenz: Oliver Viana
Weitere Bilder: Fotolia: 34 (Hintergrundbild/kerdkanno), 37 u. re. (Mara Zemgaliete), 39 (vladstar), 41 (denis_vermenko); Istockphoto: 44 (Elina Manninen), 48 (Lilechka75); Shutterstock: 37 o. li. (Ohlha Afanasieva), 37 o. re. (alexpro9500), 37 u.li. (mamma_mia), 49 (Ekaterina Smirnova), 50 (aliasemma), 52 (GreenArt), 54 (Anna Kucherova); Südwest Verlag Archiv: 27 (Hubertus Schüler), 32 (Andreas Fischer), 42, 47 (Monika Schürle & Maria Grossmann), 45 (Michael Holz)

Für die freundliche Unterstützung der Fotoproduktion danken wir:
Airex AG (www.my-airex.com); Under Armour

Lithografie: Mohn Media Mohndruck GmbH

Umschlaggestaltung: zeichenpool, München, unter Verwendung von Bildern von Marco Gundt

Druck & Bindung: Appl, Wemding

Printed in Germany

ISBN 978-3-517-099574-5

1. Auflage 2017